骨骼肌肉相关疾病的物理治疗实践指导

Practice Guidelines for Physiotherapy in Musculoskeletal Conditions

金凤　郭琪 主编

上海交通大学出版社

SHANGHAI JIAO TONG UNIVERSITY PRESS

内容提要

本书参考大量的国内外前沿的康复实训指导手册内容,结合作者团队丰富的临床经验编写而成。本书按照关节部位划分为肩关节、肘关节、手及腕关节、髋关节、膝关节、足及踝关节、颈椎与颞颌关节、胸椎、腰椎、骨盆与骶髂关节等章节,系统归纳和梳理了骨骼及肌肉系统疾病物理治疗的评定和干预方法,注重将实用性知识和最新研究进展有机结合,以病例、习题等方式将教学内容呈现出来,检验学生对此课程内容的理解程度。

本书适合康复医生、康复治疗师、康复治疗专业学生等学习参考,也可供患者、家属、护理人员以及健康老年人学习相关知识。

图书在版编目(CIP)数据

骨骼肌肉相关疾病的物理治疗实践指导/金凤,郭琪主编. —上海:上海交通大学出版社,2025.7.
ISBN 978 - 7 - 313 - 32862 - 5

Ⅰ. R681.05;R685.05

中国国家版本馆 CIP 数据核字第 2025BW1502 号

骨骼肌肉相关疾病的物理治疗实践指导
GUGE JIROU XIANGGUAN JIBING DE WULI ZHILIAO SHIJIAN ZHIDAO

主　　编:	金　凤　郭　琪		
出版发行:	上海交通大学出版社	地　　址:	上海市番禺路 951 号
邮政编码:	200030	电　　话:	021 - 64071208
印　　制:	常熟市文化印刷有限公司	经　　销:	全国新华书店
开　　本:	787mm×1092mm　1/16	印　　张:	16
字　　数:	367 千字		
版　　次:	2025 年 7 月第 1 版	印　　次:	2025 年 7 月第 1 次印刷
书　　号:	ISBN 978 - 7 - 313 - 32862 - 5		
定　　价:	68.00 元		

编　委　会

序

骨骼肌肉相关疾病的物理治疗是康复临床的重要内容。随着康复学科专业化发展的深入，对实践教学水平的要求不断提高。物理治疗师的实践操作技能水平直接影响临床效果。面对大量的骨骼肌肉相关疾病的解剖、生理、病理等基础知识和康复评定、物理治疗技术等，亟需一本可以简洁直观、系统专业地展示骨骼肌肉物理治疗实践内容的教材和专业书籍，以促进康复治疗及临床教学水平的提高。

对于一线物理治疗师，尤其是年轻的从事物理治疗和康复治疗的临床工作者，以及对骨科相关疾病的认识、康复评定和物理治疗感兴趣的从业者来说，也需要一本规范的、简易的、图文并茂的临床实践教程作为指导。本书系统列举了康复评定和物理治疗的常见操作方法，结合案例分析和实训报告，强调实际使用时的系统性和可操作性，因而可作为很多重要著作和优秀教材的一种有效补充。

在上海市教育委员会"上海高校教师产学研践习计划"的项目资助下，上海健康医学院和上海交通大学医学院附属瑞金医院等多家机构充分研讨合作，共同撰写了《骨骼肌肉相关疾病的物理治疗实践指导》，这是一本系统性很强的临床实践教材。上海健康医学院是上海市属本科医学院校，其康复学院团队在教学、科研、临床工作中不断追求卓越；上海交通大学医学院附属瑞金医院康复团队承担着大量的康复临床工作，具有丰富的经验和很高的诊疗水平。两者均在康复医学人才培养和临床医疗服务中发挥着非常重要的作用，并共同开展了骨骼肌肉物理治疗的课程建设，为实践教学工作积累了大量的临床实践案例。本书全面归纳梳理了骨骼肌肉相关疾病的基础知识、康复评定及物理治疗方法等，以实训报告的方式，进一步检验实践操作能力，便于教学和实践工作的需要。

本书的出版对骨骼肌肉康复物理治疗人才的培养具有重要的指导意义，同时也为从业人员实践操作能力的提高以及产教融合的实施提供了科学路径。

褚立希

2025 年 2 月

目　录

第一章　绪　　论

第一节　课程简介

一、课程的性质、地位和任务

骨骼肌肉系统的物理治疗是康复物理治疗的基础理论和核心内容,是康复物理专业的必修课程。

本课程主要内容包括:肩关节、肘关节、手和腕关节、髋关节、膝关节、足和踝关节、胸椎、腰椎、骨盆与骶髂关节的康复物理治疗。

通过本课程的教学,使学生全面了解康复治疗专业人才所必需的骨科康复治疗基本知识和基本技能。掌握常用循证方法评估和治疗上、下肢以及脊柱的状况。学生将通过循证方法和临床分析病史、康复评定,综合治疗上、下肢及脊柱的问题。本门课程的目的是给学生提供必要的知识和技能来处理上、下肢肌肉骨骼问题,为学生学习相关康复专业知识和康复职业技能、提高全面素质、增强适应职业变化的能力和继续学习的能力打下一定的基础。

二、课程的教学目标

(一) 知识目标

(1) 能够运用常见上、下肢及脊柱的肌肉骨骼问题的症状和体征进行疾病的诊断。

(2) 能够运用常见上、下肢及脊柱的肌肉骨骼问题的临床评定和治疗方法,提出患者的治疗方案。

(3) 能够针对物理治疗评定(通过病历和物理检查),运用临床操作来提高诊断常见上、下肢及脊柱的肌肉骨骼问题的水平。

(4) 能够应用循证医学的方法来管理常见上、下肢及脊柱的肌肉骨骼问题。

(5) 能够设计和应用综合个性化治疗方案来治疗常见上、下肢及脊柱的肌肉骨骼问题。

(二) 能力目标

(1) 能够应用肌肉骨骼系统的功能解剖、生物力学来管理常见上、下肢及脊柱的肌肉骨骼问题。

（2）学会并理解常见上、下肢及脊柱的肌肉骨骼问题的流行病学、诱发因素、常见的病原学和临床特征。

（3）能够设计简单的常见调查报告。

（4）能够依据临床上、下肢及脊柱的症状和体征来作出诊断。

（5）能够运用辩证的分析和评估证据来支持临床决策。

（6）能够使用多学科的方法优先处理患者的主要问题和选择，设计一套有效的肌肉骨骼康复计划。

（7）能够在一个骨科或者社区设计、协调和应用一套有效的肌肉骨骼康复计划。

（三）素质目标

（1）能够与患者/客户、患者的家属或陪护、同事和其他医学或相关专业的人进行有效沟通。

（2）能够作为负责而有效的团队成员来发展个人技能。

（3）能够通过分析患者相关信息开发解决问题的策略。

（4）开发适合职业的价值观和态度。

（5）承认社会需要社区医疗服务。

（6）能够应用开发服务能力的评价指标。

（7）具有设计开发循证实践的能力。

第二节　课程内容

一、定义及研究对象

1. 定义

肌肉骨骼系统物理治疗是指运用康复物理治疗的专业知识及治疗技术,以改善有关肌肉骨骼系统损伤或疾病所致的疼痛、躯体结构异常及功能障碍,提高患者生活能力,促进患者回归家庭及社会的一门医学学科。它是康复学科的重要分支,主要研究肌肉骨骼系统功能障碍的原因、评定与治疗方法以及伤残预防等问题。本学科涉及多学科的交叉联系。基础课程包括解剖学、运动生理学、人体运动学、生物力学、病理生理学以及相关的临床各科的基本知识等。内容涉及运动治疗学、康复评定、运动治疗技术等专业基础课程。

2. 研究对象

肌肉骨骼系统物理治疗主要研究骨骼、关节、肌肉、韧带等组织的损伤与疾病的物理治疗。临床上肌肉骨骼系统疾病会产生多次复发,并造成终身的疾患。患者因为长期疼痛、功能活动的障碍,使生活自理能力下降,进而无法开展正常的社会活动,导致生活质量持续下降。在人口老龄化的趋势下,本系统的疾病对患者的家庭和社会造成了不断增长的负担。所以,本书以肌肉骨骼系统疾病的患者为主要研究对象,旨在提高此类患者的生活质量。肌肉骨骼系统物理治疗与骨科临床治疗的侧重点有所不同,骨科临床治疗是基于临床医学的治疗,而肌肉骨骼系统物理治疗则基于康复评定和物理治疗,最终帮助患者回归社会。

二、发展简史

远在古代,中国传统医学中就出现过一些康复疗法,比如针灸、气功、按摩等。《黄帝内经·素问》记载有对疾患康复的传统医学治疗手段。而代表古代西方医学发展的关键著作——希波克拉底所著的 *Corpus Hippocrates* 中就涉及了肌肉骨骼系统的很多疾病,其中使用牵引疗法治疗骨折及夹板等治疗手段均有所涉及。从古至今,大量肌肉骨骼系统疾病的患者促进了该学科的发展。

现代康复医学起源自 20 世纪,特别是第二次世界大战期间,出现大量因战争致残或者患有肌肉骨骼系统疾病的伤病员,需要康复或者重返社会。历史的发展亟需康复的助力。从早期的卧床休息逐步引入科学运动,大量物理治疗的新技术促进了康复辅具和矫形器的发展。物理治疗逐渐成为康复体系中重要的组成部分,战争也对康复专业提出了新的需求和挑战。让更多的伤残患者回归社会已经成为社会发展的重要问题。

虽然康复医学的发展显得较为年轻,但仍然历经了不同的发展阶段。20 世纪 20 年代以前为初创期,20～40 年代末是建立期,50～80 年代是成熟期,80 年代以后是发展壮大时期。过去四十多年来,由于康复医学本身不断向纵深发展,物理治疗与骨科专业的发展逐步协同。随着现代科学的发展,人机工程、现代诊断检测技术等现代科技产物得到充分利用,肌肉骨骼系统物理治疗走向了专业化、标准化和国际化的发展路径。

国内现代康复事业虽然起步较晚,但自 20 世纪 80 年代初引进后,在国家层面逐步受到关注。随着人口老龄化的进程,我国康复从业人员响应国家《"健康中国 2030"规划纲要》的政策导向,借鉴国外先进的物理治疗技术,一方面致力于物理治疗专业的建设和治疗技术的发展,另一方面,也不断优化传统康复治疗手段。海纳百川、取长补短,通过数十年的不懈努力,取得了不少令人瞩目的研究成果。随着世界物理治疗联盟(WP)的不断发展,康复物理治疗逐渐进入了专科化发展的阶段。康复治疗技术从早期的康复治疗,逐渐形成了物理治疗、作业治疗、言语治疗等完善的专业化发展体系。

三、康复评定

康复评定是康复物理治疗的基础。用来客观、准确地检查、判断患者功能障碍的程度和范围。功能评定的内容包括测试方法的理论与技术,还有如何评定和分析测出的结果。

(一)目的

检查、判断患者功能障碍的性质、部位、范围、程度;确定尚存的代偿能力和功能恢复潜力;估计功能障碍的发展、转归和预后;确定康复目标;制订出可行的康复治疗措施;判定康复治疗效果;决定康复治疗后患者回归及去向。

评定过程包括以下阶段。

(1)初期评定:在患者入院初期完成,目的是全面了解患者功能状况和障碍程度、致残原因、康复潜力,据此确定康复目标和制订康复治疗计划。

(2)中期评定:在康复疗程中期进行,目的是了解经过一段时间的康复治疗后功能的改变情况,并分析其原因,以此作为调整康复治疗计划的依据。

(3)后期评定:在物理治疗结束时进行,估计总的功能状况,从而评价物理治疗的效果,提出今后重返社会或进一步康复处理的建议。

(二)常用康复评定的方法

肌肉骨骼系统的疾病需要完善的病史和细致的体格检查。康复评定是康复物理治疗的基础,也是制订康复方案的依据。治疗方法是达到治疗目的的重要手段。

1. 视诊

(1)局部皮肤有无红肿、色素斑及静脉怒张。

(2)有无创面、伤口及窦道,以及肉芽组织与分泌物情况。

(3)有无肌肉萎缩、关节挛缩及震颤。

静态观察:从前、后、侧等不同方向,和站、坐、卧不同体位,观察患者躯干和肢体的姿势,两侧是否对称。

动态观察:患者行走及做伸展、旋转、蹲屈、站立、握拳及对掌等动作,观察躯干及肢体有无异常活动或活动障碍。

2. 触诊

(1)压痛部位的确定对诊断很重要。

（2）先令患者用手指指出疼痛部位，以作参考。

（3）检查时，先从正常组织开始施压，逐渐向疼痛区中心移动。

（4）触诊的力度应先轻后重，禁忌使用暴力或猛然用力。

（5）应反复核实压痛点的准确部位，观察压痛的深浅度，有无放射痛。

3. 软组织触诊

（1）注意局部皮肤的温度、湿度、张力及弹性。

（2）有无肿胀及肿胀程度和性质。

（3）有无瘢痕、瘢痕成熟程度，与深部组织有无粘连。

（4）有无包块，注意其部位、大小、硬度及移动度，有无波动感，与周围组织的关系。

（5）有无异常活动及摩擦感。

（6）肌力及肌张力有无改变。

4. 叩诊

（1）有局部叩击痛者，常提示病变部位深。

（2）沿肢体纵轴叩击有疼痛者，常提示有骨质损伤或炎性改变。

（3）棘突部位的叩击痛，常提示脊柱的损伤或结核性病变。

5. 听诊

（1）肢体活动时出现的响声，如腱鞘炎、半月板损伤、弹响髋等。

（2）骨折时，以听诊器检查骨传导音的改变，并进行双侧比较，可听见伤侧的骨传导音减弱。

6. 量诊

（1）肢体长度测量：检查时应使两侧肢体处于对称位置，利用骨性标志，测量肢体的长度，然后两侧比较。常用肢体长度测量方法如下：

① 躯干：脊柱中立位，自枕外隆突至尾骨尖。

② 上肢：自肩峰至桡骨茎突或中指指尖。

③ 上臂：自肩峰至肱骨外上髁，或自肱骨大结节至肱骨外上髁。

④ 前臂：自肱骨外上髁至桡骨茎突，或自尺骨鹰嘴至尺骨茎突。

⑤ 下肢：自髂前上棘经髌骨中线至内踝下缘，或自脐至内踝下缘。

⑥ 大腿：自髂前上棘至髌骨上缘，或股骨大转子至膝关节外侧间隙。

⑦ 小腿：自腓骨头顶点至外踝下缘，或膝关节内侧间隙至内踝下缘。

（2）肢体周径测量：检查时选两侧肢体相对应的同一平面，用皮尺测量后对照。常用的测量部位如下。①上臂：肩峰下 10 cm。②前臂：尺骨鹰嘴下 10 cm。③大腿：髌骨上缘 10 cm。④小腿：髌骨下缘 10 cm。

7. 单项检查

（1）关节活动范围测定：关节活动范围（range of motion，ROM）是指关节的远端骨朝向或离开近端骨的运动过程中，远端骨所达到的新位置与开始位置之间的夹角，即远端骨所移动的度数。

ROM 有各种不同的测量和记录方法，如使用量角器测量、线测法、可展性金属线测量、图解描记法、电子测角仪等，其中，量角器使用最为普遍。

ROM 测量记录通常采用中立位 0°法,这是美国矫形外科学会(1992 年)推荐的关节测量和记录方法。中立位 0°法将关节的中立位设置为 0°,以此计算关节向各个方向活动的度数并记录。

(2) 肌力评定:肌力是指肌肉收缩的力量。肌力评定是肌肉功能评定的重要方法,尤其是对肌肉骨骼系统疾病患者的功能评定十分重要。同时,肌力评定也是评定康复物理治疗疗效的重要指标之一。

肌力评定方法包括徒手肌力评定和器械肌力评定。在器械肌力评定方面,需要使用等长测力仪、等张测力仪或等速测力仪等,根据需要选用不同的测试仪器。

(3) 感觉检查:感觉是人脑对大小、形状、颜色、坚实度、湿度、味道、气味、声音等直接作用于感受器的客观事物的反应。感觉功能评定可分为浅感觉检查、深感觉检查、复合感觉检查。

(4) 步态分析:物理治疗师评定患者的一般步态,如步幅、步频、步宽,以及行走时站立相和摆动相步态。

(5) 综合性评定:综合性评定针对不同的疾病或残疾制订不同的综合评定标准,对复杂的、有目的的活动做出有参考价值的评估,例如全髋关节置换术后采用的 Harris 标准和 Charnley 标准、全膝关节置换术后采用的 HSS 膝关节评分系统等。

8. 特殊检查法

根据不同关节的划分,详见后面各章节。

(三) 常用康复治疗方法

1. 关节活动技术

关节活动技术的目的是增加或维持关节活动范围,提高肢体运动能力。其方法有:主动运动、主动助力运动、被动运动。

持续被动活动是使用专用器械对关节进行较长时间的缓慢被动运动的训练方法。训练前可根据患者情况预先设定关节活动范围、运动速度及持续被动运动时间等参数,使关节在一定活动范围内进行缓慢被动运动。其特点有:

(1) 与一般被动运动相比,其作用时间长,同时运动缓慢、稳定、可控且更为安全、舒适。

(2) 与主动运动相比,持续被动活动不引起肌肉疲劳,可长时间持续进行,同时关节受力小,可在关节损伤或炎症时早期应用且不引起损害。

2. 软组织牵伸技术

牵伸是指拉长挛缩或短缩软组织的治疗方法。其目的主要为改善或重新获得关节周围软组织的伸展性,降低肌张力,增加或恢复关节的活动范围,防止发生不可逆的组织挛缩,预防或降低肌肉、肌腱的损伤。根据牵伸力量的来源、牵伸方式和持续时间,可以把牵伸分为手法牵伸、器械牵伸和自我牵伸 3 种。

3. 肌力训练技术

肌力训练是根据超量负荷的原理,通过肌肉的主动收缩来改善或增强肌肉的力量。方法有非抗阻力运动和抗阻力运动。非抗阻力运动包括主动运动和主动助力运动,抗阻力运动包括等张性(向心性、离心性)、等长性、等速性抗阻力运动。

4. 关节松动技术

关节松动技术是物理治疗师在关节活动允许范围内完成的手法操作技术,属于被动运动范畴,用于治疗关节功能障碍如疼痛、活动受限或僵硬,具有针对性强、见效快、患者痛苦小、容易接受等特点。手法分级以澳大利亚麦特兰德的 4 级分法比较完善,应用较广。Ⅰ、Ⅱ级用于治疗因疼痛引起的关节活动受限,Ⅲ级用于治疗关节疼痛并伴有僵硬,Ⅳ级用于治疗因周围组织粘连、挛缩而引起的关节活动受限。

5. 牵引技术

牵引是利用力学中作用力与反作用力的原理,通过徒手、机械或电动牵引装置,对身体某一部位或关节施加牵拉力,使关节发生一定的分离,周围软组织得到适当的牵伸,从而达到复位、固定,减轻神经根压迫,纠正关节畸形的一种物理治疗方法。

根据牵引作用的部位可分为脊柱牵引和四肢关节牵引,脊柱牵引又分为颈椎牵引和腰椎牵引;根据牵引的动力可分为手法牵引、机械牵引、电动牵引;根据牵引持续的时间可分为间歇牵引和持续牵引;根据牵引的体位可分为坐位牵引、卧位牵引和直立位牵引。

6. 本体感觉训练技术

本体感觉是包含关节运动觉和位置觉的一种特殊感觉形式,主要包括:关节位置的静态感知能力,关节运动的感知能力(关节运动或加速度的感知)及反射回应和肌张力调节回路的传出活动能力。关节本体感觉及肢体协调性的训练应贯穿整个康复过程。

7. 站立与步行训练技术

站立训练指恢复独立站立能力或者辅助站立能力的锻炼方法。良好的站立是行走的基础,因此,在行走训练之前必须进行站立训练。步行训练是指恢复独立或者辅助下行走能力的锻炼方法。

第三节　复习题

一、试题

(一) 选择题

1. 有关肩关节周围炎的关节松动术的治疗作用,以下正确的是( )
　A. 针对关节活动受限　　　　　　B. 松动后可以减轻关节疼痛
　C. 术后早期活动,避免粘连　　　D. 可增加关节活动度
　E. 以上都正确

2. 心电运动试验在功能评定中的应用不包括评定( )
　A. 运动神经功能　　　　　　　　B. 体力活动能力
　C. 残疾程度　　　　　　　　　　D. 康复治疗效果
　E. 心功能

3. 对枕头的要求,正确的是( )
　A. 枕头的高度是自己颈椎长度的 3 倍　　B. 枕芯越软越好
　C. 枕头的高度是自己拳头的 1.5 倍　　　D. 枕头的高度以 5 cm 为宜
　E. 有颈椎管狭窄者,枕头应该高些

4. 在蜂窝织炎的早期,首选的物理治疗是( )
　A. 超短波　　　　　　　　　　　B. 直流电药物离子导入
　C. 热敷　　　　　　　　　　　　D. 红外线
　E. 紫外线

5. 下列哪种情况下的烧伤,不需预防性加压?( )
　A. 深二度烧伤　　　　　　　　　B. 三度烧伤
　C. 伤后 6 d 愈合的浅二度烧伤　　D. 伤后 12 d 愈合的浅二度烧伤
　E. 伤后 20 d 愈合的浅二度烧伤

6. 本体感觉神经肌肉易化(PNF)技术治疗脑卒中偏瘫的重点是( )
　A. 增强肌力
　B. 通过螺旋模式运动改善平衡协调功能
　C. 通过最大阻抗,快速牵伸与螺旋对角模式易化正常运动
　D. 加大关节活动范围
　E. 通过对角模式运动,加大肢体活动范围

7. 对残疾的表述包括如下,但除外( )
　A. 由于伤、病、发育缺陷或精神因素　　B. 明显的身心功能障碍
　C. 不能正常地生活、工作和学习　　　　D. 残损、残疾、残障
　E. 心理变态而与社会不相容

8. 烧伤后多少天愈合的伤口应预防性加压?( )

A. 10 d 内 B. 11～20 d

C. 21～30 d D. 31～40 d

E. 6 周

9. 人工全髋关节置术后功能训练时应注意( )

A. 尽量增加运动量 B. 减少运动量

C. 控制运动量 D. 尽量增强肌力训练

E. 尽量减少肌力训练

10. 脑血管意外患者上肢不符合抗痉挛位置的姿势是( )

A. 上肢伸直 B. 肩胛骨内收

C. 肩关节外展 D. 手指伸开

E. 拇指外展

11. 急性扭伤早期进行大剂量超短波治疗可能产生的反应是( )

A. 制止出血 B. 加速渗出水肿吸收

C. 肿痛加重 D. 加速组织修复

E. 防止感染

12. 浆液性软骨膜炎的临床表现不正确的是( )

A. 不红 B. 无明显疼痛

C. 液体培养无细菌生长 D. 有灼热感

E. 无发痒感

13. 下列哪种活动可培养患者合群性?( )

A. 听音乐 B. 戏剧表演

C. 除草 D. 钓鱼

E. 园艺

14. 关节置换术后髋关节容易脱位的体位是( )

A. 外展位 B. 伸展位

C. 屈曲内收、内旋位 D. 中立位

E. 屈曲外旋位

15. 有关肥厚性瘢痕的特征,下列说法错误的是( )

A. 肥厚性瘢痕以胶原过度沉积为其病理特征

B. 肥厚性瘢痕往往越过损伤范围,高出周围皮肤

C. 肥厚性瘢痕有自行缓解的趋势

D. 肥厚性瘢痕的发病机制还不清楚

E. 以上都对

16. 肩关节周围炎的主要症状是( )

A. 肩关节疼痛和活动障碍 B. 颈肩部疼痛

C. 上肢麻木 D. 偏头痛

E. 步态不稳

17. 关于骨性关节炎康复治疗运动疗法的目的,下列不正确的是(　　)

A. 对抗肌萎缩　　　　　　　　B. 增加关节活动度

C. 促进骨刺脱落　　　　　　　D. 减少关节肿胀

E. 减轻骨质疏松

18. 以下运动疗法的适应证包括(　　)

A. 脑卒中后　　　　　　　　　B. 大叶肺炎急性期

C. 心律失常　　　　　　　　　D. 血友病

E. 栓塞性静脉炎

19. 一般来说,脑卒中偏瘫患者首先出现的肢体功能为(　　)

A. 上肢功能　　　　　　　　　B. 上、下肢功能

C. 下肢功能　　　　　　　　　D. 手功能

E. 日常生活活动动作

20. 康复医学的概念是(　　)

A. 医学的一个分支

B. 应用医学手段促进病、伤、残者康复的学科

C. 是物理治疗与康复的同义语

D. 研究有关功能障碍的预防、评定和治疗问题的学科

E. 以上都是

21. 辅助主动运动主要适用于肌力几级的患者?(　　)

A. 0 级　　　　　　　　　　　B. 1 级

C. 2 级　　　　　　　　　　　D. 3 级

E. 4 级

22. 肩关节周围炎的最常见病因是(　　)

A. 结核　　　　　　　　　　　B. 风湿

C. 损伤　　　　　　　　　　　D. 细菌感染

E. 类风湿

23. 有关骨关节炎运动疗法,下列哪一项不正确?(　　)

A. 强调等长收缩肌力练习　　　B. 注意维持正确姿势

C. 鼓励负荷运动　　　　　　　D. 避免过度负荷运动

E. 保持关节正常活动度

24. 步行周期中摆动相末期主要任务是下肢向前运动减速,准备足着地的姿势,参与的肌肉不包括(　　)

A. 腘绳肌　　　　　　　　　　B. 臀大肌

C. 胫前肌　　　　　　　　　　D. 股四头肌

E. 腓肠肌

25. 癌症患者进行躯体功能康复,包括几方面的内容(　　)

A. 1　　　　　　　　　　　　B. 2

C. 3　　　　　　　　　　　　D. 4

E. 5

26. 冠心病Ⅲ期康复最常用的运动方式不包括(　　)

A. 步行 B. 登山

C. 作业治疗 D. 游泳

E. 骑车

27. 正锐波的特征不包括(　　)

A. 时限＞10 ms

B. 双相电位

C. 单根肌纤维放电

D. 在神经切断后,正锐波多在纤颤电位出现之前便可观察到

E. 单相电位

28. 肌力训练的作用不包括(　　)

A. 防止制动后的肌萎缩 B. 促进外周神经损伤后的肌力恢复

C. 帮助维持肌病患者的肌肉舒缩功能 D. 明显地改善糖代谢水平

E. 增强腹肌和盆底肌训练防止内脏下垂

29. 关于脑卒中急性期患者的抗痉挛体位,下列说法错误的是(　　)

A. 仰卧位易出现异常反射活动

B. 取健侧卧位时,患侧肩胛带充分前伸

C. 手中握圆筒状毛巾,预防掌指关节、指间关节发生屈曲挛缩

D. 足底不放任何支撑物

E. 目的是预防或减轻以后易出现的痉挛模式

30. 脑性瘫痪的作业疗法不包括(　　)

A. 制作辅助器 B. 日常生活能力训练

C. 心理治疗 D. 精细功能训练

E. 生活环境设施改建

31. 关于急性肌纤维组织炎的康复治疗,以下哪一项不正确?(　　)

A. 颈背肌训练 B. 定期注射皮质激素

C. 纠正不良姿势 D. 手法治疗

E. 中频电疗

32. 左膝关节部位软组织损伤,采用超声波治疗,最好的是下列哪项操作方法?(　　)

A. 接触法 B. 固定法

C. 移动法 D. 水下法

E. 水袋法

33. 挛缩的康复治疗,不包括(　　)

A. 体位保持 B. 物理因子治疗

C. 矫形器的应用 D. 运动治疗

E. 高压氧治疗

34. 脑外伤患者康复治疗方案不包括(　　)

A. 认知障碍康复训练

B. 神经肌肉促进技术

C. 物理因子对症治疗、轮椅训练、辅助器具应用

D. 言语、吞咽功能训练康复治疗

E. 疾病的诊断

35. 下肢深静脉血栓形成的治疗目的不包括（　　）

A. 消炎 　　　　　　　　　　　　B. 抗感染

C. 止痛 　　　　　　　　　　　　D. 消肿

E. 促进侧支循环

36. 肌肉肌腱完全断裂，缝合术后何时可以开始负重运动（　　）

A. 3 周 　　　　　　　　　　　　B. 4 周

C. 6 周 　　　　　　　　　　　　D. 3 个月

E. 6 个月

37. 胆囊炎引起的肩痛属于（　　）

A. 放射痛 　　　　　　　　　　　B. 牵涉痛

C. 幻觉痛 　　　　　　　　　　　D. 中枢性痛

E. 内脏痛

38. 腕部尺神经、正中神经损伤后，手应置于（　　）

A. 休息位 　　　　　　　　　　　B. 功能位

C. 保护位 　　　　　　　　　　　D. 伸展位

E. 屈曲位

39. 类风湿关节炎急性期可用夹板将手固定于（　　）

A. 休息位 　　　　　　　　　　　B. 功能位

C. 保护位 　　　　　　　　　　　D. 伸展位

E. 屈曲位

40. 腰椎间盘突出症导致的下肢痛属于（　　）

A. 放射痛 　　　　　　　　　　　B. 牵涉痛

C. 幻觉痛 　　　　　　　　　　　D. 中枢性痛

E. 内脏痛

（二）名词解释

1. 康复评定

2. 日常生活活动（ADL）

3. 物理治疗（PT）

4. 骨关节炎（OA）

5. 步行周期

6. 平衡功能

7. 肌张力

8. 徒手肌力检查（MMT）

9. 运动疗法

10. 协调功能

（三）简答题

1. 简述 ICF 的两大组成部分以及 ICF 为哪三大探索提供了理论框架。

2. 简述肌肉的收缩与做功。

3. 简述 Wolff 定律所呈现的现象。

4. 简述骨骼肌的组成。

5. 简述骨折后期康复的治疗重点。

6. 简述直腿抬高试验及其意义。

7. 简述什么是关节松动技术。

8. 简述 RICE 原则。

9. 简述肩袖组成及肩袖损伤原因。

10. 特发性脊柱侧凸的治疗方案选择。

二、参考答案

（一）选择题

1～5 CACEC 6～10 CEBCB 11～15 CEBCB 16～20 ACACE
21～25 CCCED 26～30 CEDCC 31～35 BEEEB 36～40 DBBBA

（二）名词解释

1. 康复评定：客观准确地评定功能障碍的原因、性质、部位、范围、严重程度、发展趋势、预后和转归，为制订有效的康复治疗计划打下牢固的科学基础，并对结果作出合理解释的过程。

2. 日常生活活动（ADL）：指人们在日常生活中，为了照料自己的衣、食、住、行，保持个人卫生整洁和进行独立的社区活动所必需的一系列的基本活动，是人们为了维持生存及适应生存环境而每天必须反复进行的、最基本的、最具有共性的活动。

3. 物理治疗（PT）：是指应用天然的或人工的物理因子如电、光、声、磁、热、冷等作用于人体，以治疗疾病的方法。

4. 骨关节炎（OA）：是一种非对称性、非炎症性、无全身征象的疾病，也称退行性关节病、骨性关节病或增生性关节炎。

5. 步行周期：人在行走时从一侧足跟着地，到此侧足跟再次着地为止，被称为一个步行周期，相当于支撑相与摆动相之和。

6. 平衡功能：是指人体所处的一种稳定状态以及不论在何种位置，当运动或受到外力作用时，能自动地调整并维持姿势的能力。一般可分为静态平衡与动态平衡两类。

7. 肌张力：是指肌肉组织在松弛状态下的紧张度，这种紧张度来自肌肉组织静息状态下非随意、持续、微小的收缩。

8. 徒手肌力检查（MMT）：根据受检肌肉或肌群的功能，让患者处于不同的受检位置，嘱患者在减重、抗重力或抗阻力的状态下作一定的动作,并使动作达到最大的活动范围。根据肌肉活动能力及抗阻力的情况,按肌力分级标准来评定级别。

9. 运动疗法:是根据疾病的特点和患者的功能状况,借助治疗器械、治疗者的手法操作以及患者自身的参与,通过主动和被动运动的方式来改善人体局部或整体的功能,提高身体素质,满足日常生活需求的一种治疗方法。

10. 协调功能:是指个体完成平稳、准确、有控制的运动的能力,运动的质量应包括按照一定的方向和节奏,采用适当的力量和速度,达到准确的目标等几个方面。

(三) 简答题

1. 答:

ICF 由两大部分组成,第一部分是功能和残疾,包括身体功能和身体结构;第二部分是背景性因素,主要指环境因素。

ICF 为从生物、心理和社会角度认识损伤所造成的影响提供了一种理论模式。它为身体健康状态、个体活动和个体的社会功能的探索提供了理论框架。

2. 答:

肌肉的收缩形式有:等张收缩、等长收缩、等速收缩。

肌肉收缩速度与肌肉的负荷有关,低负荷肌肉的收缩速度快于高负荷肌肉。肌肉收缩过程中,随着收缩速度的减小,肌肉的收缩力逐渐增大。

3. 答:

骨骼的功能是承受活动期间骨组织的机械应变。骨骼具有适应这些功能需要的能力,这一现象在一个世纪前就被认识到,现在称为 Wolff 定律(伍尔夫定律)。

骨骼有重建能力,通过改变其大小、形状和结构来适应外界的力学要求。这种骨能够随着应力的作用水平而获得或丢失松质骨和(或)皮质骨的现象称为 Wolff 定律,说明机械应力能够影响和调节骨的重建活动。

4. 答:

骨骼肌由肌肉细胞、神经血管网及细胞外结缔组织基质构成。骨骼肌的基本组成成分是肌纤维。肌纤维是由许多细胞融合而成的多核细胞复合体,肌纤维束由结缔组织包绕而成,这种结构使肌束中的纤维同步收缩。包绕肌肉周围的结缔组织称为肌外膜,肌外膜宽松地包绕在肌肉表面,因此肌肉的长度可以变化。肌肉的两端是肌腱,跨过一个或多个关节与骨骼相连。肌纤维产生的最大收缩力通常与其横截面积成正比。

5. 答:

(1) 消除残存的肿胀。

(2) 软化和松解纤维瘢痕组织。

(3) 增加关节 ROM。

(4) 恢复正常的肌力和耐力。

(5) 恢复手功能协调和灵巧性。

6. 答:

患者平卧,检查者一手握患者足跟,保持对侧腿伸直位,一般能将足跟抬高 90°左右,而无腘窝部疼痛。如有腰椎间盘突出，并压迫一侧坐骨神经根时，直腿抬高 30°～60°可引起放射性疼痛，并向足部反射。此时，为增加坐骨神经牵拉强度，可被动使踝关节背伸，如有腰椎间盘突出，坐骨神经的窜痛将明显加剧，此方法又称为直腿抬高加强实验（Lasegue 征）。

7. 答：

关节松动技术是治疗者在关节活动允许范围内完成的手法操作技术，属于被动运动范畴，用于治疗关节功能障碍如疼痛、活动受限或僵硬，具有针对性强、见效快、患者痛苦小、容易接受等特点。手法分级以澳大利亚麦特兰德的 4 级分法比较完善，应用较广。

8. 答：

局部休息、冰敷、加压包扎及抬高患肢。损伤后尽快局部外垫棉花，弹力绷带加压包扎，然后冰敷 30 分钟，这样的初期处理可以止痛、止血，防止肿胀，十分重要而有效。

9. 答：

肩袖又称腱袖或旋转袖，由肩胛下肌（肱骨内旋）、冈上肌（肱骨 90°范围内外展）、冈下肌及小圆肌（肱骨外旋）等肌腱组成。肩袖损伤统指肩袖肌腱的损伤及继发的肩峰下滑囊炎，其中冈上肌腱在肩外展外旋时易受肩峰碾压而受损、变性及断裂。

10. 答：

（1）Cobb 角在 10°以下的脊柱侧凸，可密切随访，同时进行姿势训练和矫正体操。

（2）Cobb 角 10°～20°的脊柱侧凸，除上述方法外，加用侧方电刺激。

（3）Cobb 角 20°～45°的脊柱侧凸，佩戴侧凸矫形器是主要的治疗方法，同时行矫正体操或侧方电刺激。

（4）Cobb 角 45°以上的脊柱侧凸，或曲度稍小但旋转畸形严重的患者，应手术矫正，术后再佩戴矫形器。

第二章 肩 关 节

第一节 教学大纲

一、教学要求

(一) 知识要求

(1) 掌握肩关节问题的病理生理学机制及评估。

(2) 掌握肩关节的康复评定。

(3) 了解肩关节的临床诊断。

(4) 掌握肩关节的健康管理。

(5) 掌握肩关节的物理治疗。

(二) 能力要求

(1) 熟悉肩关节的康复评定。

(2) 了解肩关节的病理学机制。

(3) 学会肩关节的物理治疗。

(三) 素养要求

(1) 培养学生关心、爱护、体贴患者的意识。

(2) 具有良好的沟通能力和团队精神。

二、教学内容

(一) 概述

肩关节问题的病理生理学机制。

(二) 康复评定

(1) 肩关节的康复评定。

(2) 肩关节的临床诊断。

(三) 康复治疗

(1) 肩关节的健康管理。

（2）肩关节的物理治疗。

三、教学重点与难点

重点：肩关节的康复评定及健康管理。

难点：肩关节的物理治疗。

第二节　理论内容

一、相关解剖位置

（一）关节

肩关节由肩肱关节、第二肩关节（三角肌下关节、肩峰下关节、肱盂关节）、肩锁关节、喙突锁骨间关节、肩胛胸廓关节和胸锁关节6个关节所共同组成。

1. 肩肱关节

由肩胛骨的关节盂与肱骨头连接而成的球窝关节。肱骨头的面积远大于关节盂的面积，且韧带薄弱、关节囊松弛，因此，肩肱关节是人体中运动范围最大、最灵活的关节。

2. 第二肩关节

喙突肩峰弓与肩峰下滑液囊之间的功能关节。其构成有大结节、腱板、肩峰下滑液囊、肩峰、喙肩韧带、喙突。喙突肩峰弓有防止肱骨头向上方移动及滑轮的作用。肩峰下滑液囊的功能是缓冲压力。

3. 肩锁关节

由肩峰与锁骨远端部所构成的半关节，借关节囊、肩锁韧带、三角肌、斜方肌腱附着部和喙锁韧带（锥状韧带及斜方韧带）等组织连接而成。

4. 喙突锁骨间关节

喙突锁骨间关节也称为第二肩锁关节，支持肩锁关节。由喙锁骨韧带来保持肩锁关节，支撑肩胛骨，产生锁骨与肩胛骨间的运动传导。

5. 肩胛胸廓关节

肩胛骨与胸壁之间并无关节，但在功能上可视为肩胛骨与胸廓结合的功能关节。

6. 胸锁关节

由胸骨与锁骨的近端部所构成的鞍状关节，关节内有关节盘。由锁骨内端、胸骨柄的锁骨切迹与第一肋骨间所形成，被关节囊及韧带围绕固定。

（二）韧带

1. 喙肩韧带

喙肩韧带是肩关节上部的屏障，以广阔的基底起于喙突外缘，逐渐变窄。

2. 盂肱韧带

盂肱韧带为关节囊前壁的增厚部。起于肱骨解剖颈的前下部，向上、内止于关节盂上结节和关节盂唇。分为盂肱上、中、下三个韧带。

3. 喙肱韧带

喙肱韧带起于肩胛骨喙突的外缘，向前下部发出，在冈上肌与肩胛下肌之间与关节囊同止于肱骨大小结节，桥架于结节间沟之上，为悬吊肱骨头的韧带。

4. 喙锁韧带

喙锁韧带为联系锁骨与肩胛骨喙突的韧带，起于喙突，向后上部伸展，止于锁骨外端下缘,分为斜方韧带及锥状韧带。

(三) 肌肉

1. 肩胛骨的运动与肌肉

上提:斜方肌上部、菱形肌、肩胛提肌。

下降:斜方肌下部、胸小肌、锁骨下肌、背阔肌、胸大肌。

内收:菱形肌、斜方肌,肩胛提肌。

外展:前锯肌、胸小肌、胸大肌。

上方旋转:前锯肌、斜方肌上部及下部。

下方旋转:菱形肌、胸小肌、肩胛提肌。

2. 肩关节运动与肌肉

屈曲:肱二头肌、三角肌前部、胸大肌锁骨部、喙肱肌。

伸展:三角肌后部、背阔肌、大圆肌。

外展:冈上肌、三角肌中部。

内收:胸大肌、背阔肌、大圆肌。

外旋:冈下肌、小圆肌。

内旋:胸大肌、肩胛下肌、大圆肌、背阔肌。

内收、外展及内外旋的复合运动由多组肌肉共同完成。

二、生物力学

肩关节是一个典型的球窝关节,肩部关节的运动比较复杂,各关节既有单独运动,又有相互间的协同运动,肩部关节有内收、外展、前屈、后伸、内外旋转诸运动,以及由这些运动综合而成的环转运动。肩部各关节在运动时形成一个完整的统一体。

三、康复物理治疗评定

(一) 主观评估

主观评估在进行肩关节康复的物理治疗评定中占据重要地位,该环节专注于收集患者的病史和症状信息。以下列出了关于肩关节主观评估的主要内容。

1. 病史收集

(1) 主诉:了解患者最主观的症状,比如疼痛程度、肿胀状况,以及肩关节的稳定性。

(2) 疼痛描述:对疼痛的性质、位置、强度、频率以及持续时间进行详细了解。

(3) 发病史:询问患者症状出现的起始时间、可能的诱因,以及其与活动强度或受伤状况的关联程度。

(4) 既往病史:收集患者过去是否有肩关节损伤、手术或相关疾病的信息。

2. 症状评估

(1) 视诊:主要观察肩关节有无肌肉萎缩、肿胀、畸形、肢体位置等,应该裸露肩关节进行检查,避免漏诊。

(2) 触诊:寻找肩关节压痛点是触诊的第一步,应该熟知肩关节的常见压痛点,了解疼痛的性质,争取获得患者的信任,压痛点主要在肩峰前下方、肩锁关节、喙突、肱二头肌腱沟等处。除此之外,应该结合动诊,触摸肩关节活动时有无磨砾感及弹响。

(3) 活动度诊断:活动度诊断需要检查肩关节主动及被动活动,常规检查肩关节前屈与后伸、内收与外展、内旋与外旋。

很多肩关节疾病常常会出现活动受限,如主动不行,被动很好,就要考虑巨大肩袖损伤或者神经损伤;而主动不行,被动也不行,就先考虑冻结肩等。当然,疾病的诊断还需要结合很多因素,这只是分析而已,疾病的诊断不可能仅凭活动度来诊断。

(4) 量诊:在活动度诊断的基础上,需要测量肩关节的活动度,它可以直截了当地判断肩关节的活动是否正常,受限的程度,治疗前后的角度对比也能够作为判断治疗是否有效的一个指标。肩关节的前屈与后伸以实际角度为准,例如肩关节前屈90°,后伸45°。肩关节内收与外展也以实际角度为准,例如肩关节内收45°,外展120°。肩关节的外旋也与实际角度为准,例如肩关节外展60°。肩关节内旋则与以上的不同,是以拇指指尖能够触碰到的脊柱棘突为准,例如如果能够触碰到第一腰椎棘突,记录为肩关节内旋L1。

肩关节属于球窝关节,且具有在矢状面/额状面/水平面三个平面的运动。是全身最为灵活的关节之一。正常的主动关节活动角度为:前屈180°(见图2-1),后伸60°(见图2-2),外展180°,内外旋90°。

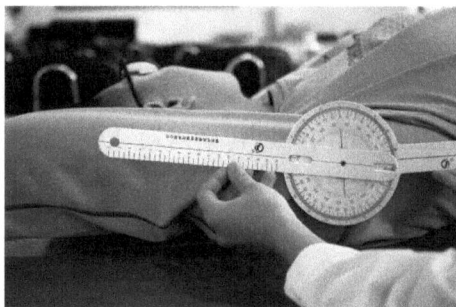

图2-1 肩关节前屈活动度　　　　图2-2 肩关节后伸活动度

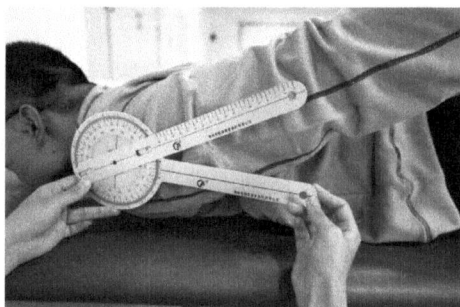

(二) 客观评估

1. 常见评定方法

(1) 肩峰撞击体征。

① 前屈上举试验(Neer test):见图2-3。检查者立于患者背后,一手固定肩胛骨,另一手保持肩关节内旋位,使患肢拇指尖向下,然后使患肩前屈过顶,如果诱发疼痛则为阳性,原理是内旋时肱骨大结节以及肩袖肌腱与肩峰前下缘发生撞击。

② 前屈内旋试验(Hawkins test):见图2-4。检查者立于患者侧后方,使患肩关节内收位前屈90°,肘关节屈曲90°,前臂保持水平,检查者用力使患侧前臂向下致肩关节内旋,出现疼痛为阳性,原理是内旋时肱骨大结节和冈上肌肌腱从后外方向前内撞击喙肩弓。

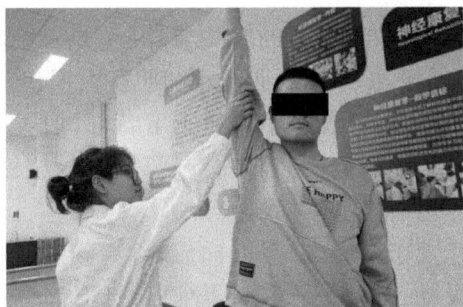

图2-3 前屈上举试验

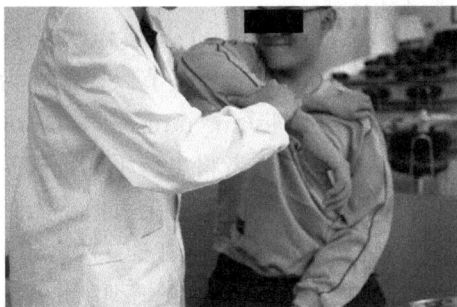

图2-4 前屈内旋试验

③ Yocum 试验:是 Hawkins 征的补充,患者手臂置于对侧肩关节,肘关节被检查者抬起,出现疼痛为阳性。

④ 喙突撞击试验(coracoid impingement test):检查喙突的撞击,方法与 Hawkins 征相同,但疼痛发生在喙突处。

(2)肩袖损伤的评估。

① 坠臂试验(arm drop test):也称坠落征1。被动抬高患臂至外展上举 90°～100°范围,撤除支持,患臂不能自主支撑而发生臂坠落和疼痛即为阳性,提示冈上肌损伤及巨大肩袖撕裂。

② 空罐试验(jobe/empty can test):见图2-5。肩关节水平位内收 30°,冠状位外展 80°～90°,肩内旋,前臂旋前使拇指指尖向下,双侧同时对抗上抬,检查者于腕部施以向下压力,患者觉疼痛、无力为阳性,提示冈上肌损伤。

③ 外旋试验(external rotation test):双上臂紧贴胸壁,肘关节屈曲 90°,做外旋动作,不能者为阳性,提示冈下肌、小圆肌损伤。

④ 外旋抗阻试验(external rotation resistence strength test):患者肩处于内收位,屈

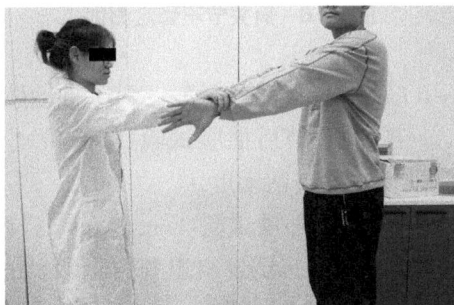

图2-5 空罐试验

肘 90°,肘部处于体侧并夹紧。嘱患者抗阻力将双肩外旋,使双手远离体侧,若出现肩部疼痛则为阳性,也提示冈下肌、小圆肌损伤。

⑤ 外旋衰减试验(external rotation lag test):患者肘关节屈曲 90°,肩关节在肩胛骨平面外展 20°,检查者一手固定肘关节,另一手使肩关节外旋达最大程度,然后放松嘱患者自行保持最大外旋,外旋度数逐渐减少为阳性,提示冈下肌、小圆肌损伤。

⑥ 坠落试验(drop test):也称为坠落征2,与坠落征1不同,患者取坐位,肩关节在肩胛骨平面外展 90°、屈肘 90°,检查者使肩关节外旋达最大程度,然后放松,嘱患者自行保持该位置,患者无力保持,手从上方坠落,致肩内旋位为阳性,提示冈下肌、小圆肌损伤。

⑦ Patte 试验:肩关节外展 90°,肘关节屈曲 90°,抗阻力外旋,不行者为阳性,提示冈下

肌、小圆肌损伤。

⑧ 吹号征(bugle sign)：正常做吹号姿势时需要一定程度的肩关节外旋，如果主动外旋肌力丧失，则需要外展肩关节以代偿即为阳性表现，提示冈下肌及小圆肌巨大损伤。

⑨ 内旋衰减试验(the internal rotation lag sign)：患者将手背置于下背部，肘关节屈曲90°，手心向后，检查者将患者手和前臂向后拉离背部至最大肩内旋度数，然后放松，嘱患者自行保持最大内旋，患肩无力保持为阳性，提示肩胛下肌损伤。

⑩ 背后推离试验(lift-off test)：患者将手背置于下背部，手心向后，然后嘱患者将手抬离背部，必要时可以适当给予阻力，不能完成动作为阳性，提示肩胛下肌下部分肌束损伤。

（3）肩关节不稳定测试。

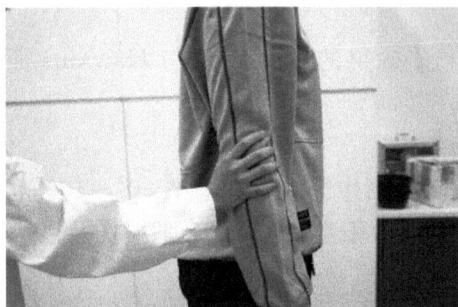

图2-6 肩关节不稳定测试

① 凹陷征(sulcus sign)：见图2-6。患者坐位，牵引患肢向下，观察并触摸肩峰下方是否出现凹陷。

② 肩关节前抽屉试验(anterior drawer test)：一只手固定肩峰，一只手推动肱骨头向前来检查活动度。

③ 肩关节前抽屉试验(仰卧位)[anterior drawer test(supine)]：两手抱住肱骨头向前提升来检查活动度。

④ 肩关节后抽屉试验(posterior drawer test)：一只手固定肩峰，一只手推动肱骨头向后来检查活动度。

⑤ 肩关节后抽屉试验(仰卧位)[posterior drawer test(supine)]：两手抱住肱骨头向后推动来检查活动度。

⑥ 过度外展试验(Gagey test)：检查者一手把持患肢置于90°外展，另一只手制造一个上肢向下的力，诱发出患者的恐惧表情或抵抗为阳性。

⑦ 恐惧试验(Crank test)：见图2-7。将患肢外展90°并外旋，一手握住患者腕部使肩关节内旋，另一只手顶住肘关节使肱骨头向前，感觉前盂唇有摩擦音为阳性。

⑧ 肩关节前脱位恐惧试验(anterior apprehension test)：患者肩关节外展90°，检查者外旋肩关节，同时压肱骨头向前，旋转至终点之前患者出现恐惧表情、有要脱出感为阳性。

⑨ 肩关节前脱位恐惧试验(仰卧位)[anterior apprehension test(supine)]：见图2-8。患者肩关节外展90°，检查者用力外旋肩关节，使肱骨头向前，患者出现恐惧表情有要脱出感为阳性。

⑩ 肩关节后脱位恐惧试验(仰卧位)[posterior apprehension test(supine)]：患者肩关节前屈90°，肘关节屈曲90°，检查者一手保护肩关节后方，另一只手抵住肘关节用力推肱骨头向后，

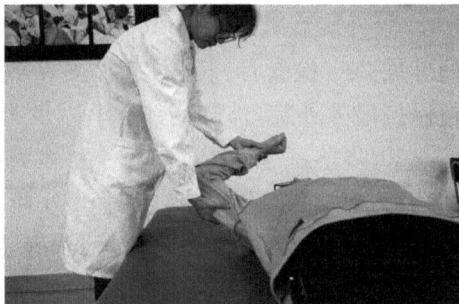

图2-7 恐惧测试

患者出现恐惧表情、有要脱出感为阳性。

⑪ 加载-移动试验（traction drive posterior stability test）：平卧位，肩关节置于检查床边缘，肱骨头在床边以外，患肢外展90°，肘关节屈曲90°。检查者一手握紧患者手腕，另一推压肱骨头向后，患者出现恐惧表情或疼痛为阳性。

⑫ 急冲试验（jerk test）：检查肩关节后方不稳定的特异性试验，患肩前屈，内旋，屈肘90°，检查者沿上臂轴线施加向后的外力，之后伸展肩关

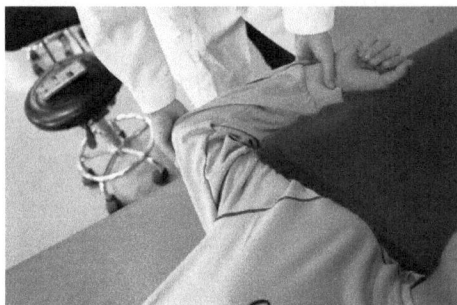

图 2-8　前脱位恐惧测试

节超过肩胛骨平面，若存在后方不稳定，则在肩关节外展的过程中可触及或听到肱骨头复位时跨越肩胛盂后缘回到肩胛盂的弹响，通常伴有疼痛。

（4）上盂唇（SLAP）损伤检查。

① 曲柄-挤压旋转试验（Crank test）：患肩外展上举160°，肘关节屈曲约90°。检查者一手做肱骨的旋转运动，另一手向肱骨轴向施力，当患者产生疼痛和弹响为阳性。

② 动态挤压试验（O'Brien test）：患肢直臂前屈90°，拇指向下内收至胸前同时抗阻向上，可出现关节前方疼痛。手掌向上做同样检查疼痛消失为阳性。

③ 复位试验（dynamic Labral Shear test）：使患者上肢从处于外展90°逐渐外旋至极限位置。在这种情况下，如果出现疼痛，则检查者用手压住肱骨近端施以向后的外力，此时若患者感觉疼痛缓解为阳性。

④ 肱二头肌负荷Ⅰ试验（biceps load Ⅰ/Kim Ⅰ test）：让患者前臂旋后，肩关节外展90°，肘关节屈曲90°，旋转前臂并抗阻力屈曲肘关节，疼痛提示肱二头肌长头腱病变或上盂唇损伤。

⑤ 仰卧抗阻屈曲试验（extension against resistance test）：患者仰卧位，上肢前屈上举，检查者用手压住患侧肘关节以远的前臂位置，使患者下压患肢，而检查者给予对抗阻力，如果引出位于肩关节深部或后方的疼痛且同样动作健侧无痛则为阳性。

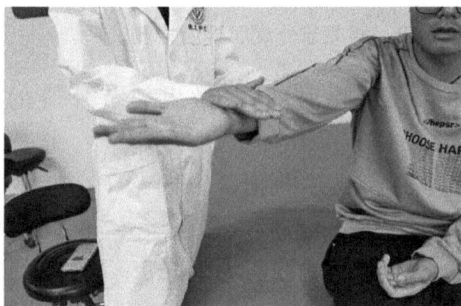

图 2-9　肱二头肌张力测试

⑥ 肱二头肌张力试验（speed test）：见图2-9。前臂旋后，肘部伸直，患臂前屈90°，检查者施加一定阻力，嘱患者继续前屈臂部，可出现肱二头肌长头腱沟处疼痛。

⑦ Mimori试验：肩关节外展90°～100°，患者进行最大限度的旋前和旋后，患者旋前或旋后时感到疼痛为阳性。

（5）肱二头肌长头腱损伤的体征。

① 叶加森试验（Yergason test）：见图2-10。患者屈肘90°，医者一手扶住患者肘部，一手扶住腕部，嘱患者用力屈肘、外展、外旋，医者给予阻力，如出现肱二头肌腱滑出，或结节间沟处产生疼痛为阳性征，前者为肱二头肌长头腱滑脱，后者为肱二头肌长头肌腱炎。

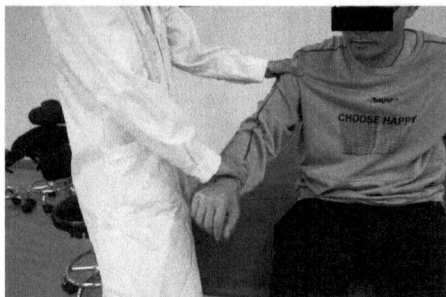

图2-10 叶加森试验

② 勒丁顿征(Ludington test):患者双手抱头,手指交叉。检查者要求患者紧张,松弛二头肌并用手触摸感觉肌腱。二头肌长头破裂后,检查者不能触摸到肌腱为阳性。

③ 肱二头肌腱半脱位试验(snap test/biceps subluxation test):患者坐位,肩关节外展90°,肘关节屈曲90°,检查者手触大结节处,通过旋转肱骨头检查肌腱是否有滑脱。

2. 其他特殊检查

(1)肩关节内旋肌群肌力测试(subscapularis):见图2-11。

患者体位:站立位,被检查的一侧肩关节内旋,患者将手背碰触腰部棘突。

检查者体位:站立位,检查者的手放在被检查者的手部并向内给予一定的阻力,观察患者是否可以抬起手背。

阳性:患者手背碰触腰部棘突,提示肩关节内旋肌群肌力下降;或患者疼痛,提示内旋肌群撕裂。

(2)肩关节外旋肌群肌力测试(infraspinatus/teres minor):见图2-12。

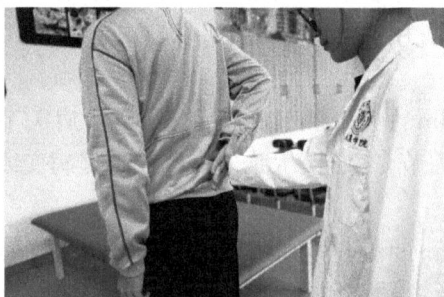

图2-11 内旋肌肌力测试

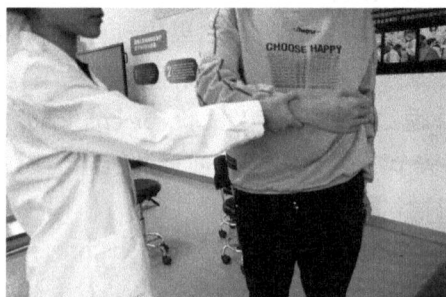

图2-12 肩关节外旋肌群肌力测试

患者体位:站立位,被检查一侧肩关节贴于身体两侧,屈肘90°。做肩关节外旋的动作。

检查者体位:站立位,检查者的手放在被检查者的手腕部并向相反方向给予一定的阻力。

阳性:患者肩关节无法保持中立位或内旋,提示肩关节外旋肌群肌力下降。

(3)水平内收测试(cross body adduction):见图2-13。

患者体位:坐位,肩关节前屈90°,水平内收至最大再末端加压。

检查者体位:被动加压 AC 关节。

阳性:肩关节上部或 AC 关节附近出现疼痛。

(4)肩关节外展疼痛弧检测(Painful arc):见图2-14。患者站位时外展肩关节,末端10°左右出现疼痛大多与 AC 关节有关。

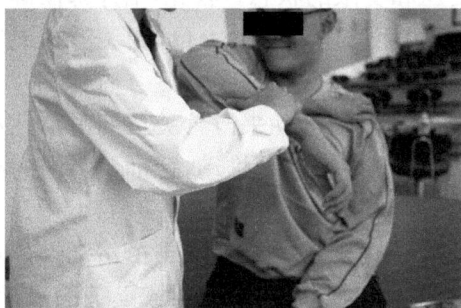

图 2-13　水平内收测试

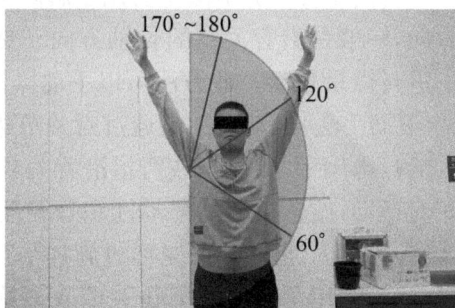

图 2-14　疼痛弧

（5）主动加压测试（O'brien's test）：见图 2-15。

患者体位：站立位，肩前屈 90°，内收 10°，完全内旋位（拇指向下）。

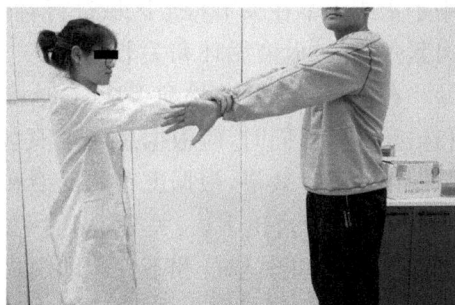

检查者体位：治疗师双手放在腕关节处给予垂直地面的压力，患者对抗不要将手臂下沉。第二种测试方法为肩关节完全外旋位（拇指向上），同样给予垂直地面的压力，患者对抗。

阳性：第一个测试疼痛，但第二个时候就减轻或者完全不痛。这样则提示有 SLAP 的损伤或撕裂。

图 2-15　主动加压测试

3. 感觉和神经评估

通过检查患者的触觉、疼痛感觉和神经反射情况，以评估可能的神经损伤或压迫情况。这些评估可帮助识别是否存在神经系统问题，从而影响肩关节的功能和感觉。

四、康复物理治疗干预

（一）手法治疗

手法治疗是肩关节康复过程中的重要组成部分，它通过对肩关节及其周围软组织的人手操作，来改善关节功能、缓解疼痛、增加关节活动范围，进而促进康复进程。手法治疗主要分为关节手法、软组织手法和肌肉内手法 3 大类。

1. 关节手法

关节手法的主要目的是改善肩关节的稳定性和活动范围。此类手法可以帮助改善关节运动的顺畅度，减轻关节疼痛，并提高关节的运动能力。

（1）关节松动手法。

关节松动手法是一种常用的物理治疗方法，目的是增加关节的活动范围，改善关节的运动功能，并减轻关节疼痛。肩关节的关节松动手法包括：肩关节分离牵引（向下）、肩关节尾端滑动、肩关节向后滑动、肩胛骨上旋（包含肩胛胸壁关节松动和前锯肌牵伸）、肩锁关节松动。以下是关节松动手法的几种常见方法及其具体操作：

① 牵引手法：牵引手法主要用于解除关节受压和受限的状态。首先，治疗师需确定施压的方向，一般是沿着关节的长轴方向。然后，轻柔而均匀地施加力量，让关节在无痛的状态下进行微量移动。此方法可以手动操作，也可以使用机械牵引设备。

② 滚动手法：滚动手法是通过对关节进行旋转和滚动运动来改善关节的滑动性和松解感。治疗师用手掌、掌指或拇指沿着关节的运动轨迹进行滚动推动，帮助关节内的结构进行相对运动，改善关节的滑动性和舒展性。

③ 滑动手法：滑动手法是通过施加平行于关节面的推力，以改善关节的滑动性。具体操作是，治疗师用手指或手掌在关节表面施加适度的压力，并进行前后或上下的滑动，以促进关节内结构的滑动，减少粘连和黏着，增加关节的运动范围。

④ 挤压手法：挤压手法主要是通过施加压力，以改善关节的舒展性和松解感。治疗师用手指或手掌在关节特定区域进行轻微的挤压，以促进关节软组织的舒张和松解，减少肌肉紧张，促进血液循环和关节润滑。

在进行以上关节松动手法时，治疗师应该掌握正确的操作技巧，以确保患者的舒适度和治疗效果。同时，应根据患者的具体状况和康复目标，个性化选择和组合手法。同时，定期评估治疗效果，根据患者的反馈和康复进展进行调整，以实现最佳的康复效果。

（2）关节矫正手法：关节矫正手法通过运用不同的推动、牵引和旋转手法，对膝关节进行微调，以纠正其错位和不良运动模式，从而恢复关节的正常对齐和功能。

2. 软组织手法

软组织手法主要针对膝关节周围的肌肉、筋膜和其他软组织结构，通过一系列的手法技巧，旨在改善肌肉的紧张度、柔韧性，提高血液循环，以促进康复。

（1）按摩手法：这是一种常见的软组织手法，通常包括推、揉、捏和振动等多种技术。康复师通过在肌肉和软组织上施加压力和摩擦，以达到放松肌肉、改善血液循环和减少疼痛的目的。按摩手法有助于减轻肌肉紧张，促进肌肉恢复和功能改善。

（2）横向推拿手法：横向推拿手法是通过在肌肉纤维方向上施加横向压力，以减轻肌肉紧张和疼痛。治疗师通常会使用手掌、指尖或拇指等部位，沿着肌肉纤维的方向施加持续、适度的横向压力，有助于改善肌肉的舒展性和松弛感。

（3）触发点释放：触发点是肌肉中的一个高度紧张和敏感的区域，常常会引起疼痛和肌肉功能受限。触发点释放手法是通过在触发点上施加持续的压力，以放松这个区域并缓解疼痛。治疗师通常会使用手指或特殊的工具对触发点施压，持续一段时间（通常 30～60 秒），直到感觉到触发点的紧张和敏感性有所减轻。

（4）肌筋膜放松技术：肌筋膜放松技术主要用于改善肌筋膜的柔韧性和滑动性。康复师会在肌筋膜上施加适度的压力和拉力，以改善肌筋膜的韧性、柔韧性和滑动性。此技术可以帮助减轻肌肉紧张，提高肌筋膜的运动功能，促进康复。

在进行软组织手法时，治疗师应该根据患者的具体情况，选择合适的手法和技巧，并注意手法的力度、时间和频率，以保证患者的舒适度和治疗效果。同时，应定期评估治疗效果，根据患者的反馈和康复进展进行调整，以实现最佳的康复效果。

3. 肌肉内手法

干针（dry needling）也称为肌肉内手法，它是一种新兴的物理治疗技术。干针通过使用特制的细针(通常为针灸针)刺入肌肉的特定部位(通常是触诊到的肌肉紧张点,而非传统医学中的穴位),以缓解疼痛、放松紧张的肌肉和改善功能。虽然操作相对简单,但需要精确的定位和正确的操作技巧。因此,对解剖学知识和技术操作能力有一定要求。同时,干针操作需要严格的无菌操作,因此也可以提高学生的临床操作规范意识。

在进行手法治疗时,物理治疗师应全面考虑患者的病情、康复阶段和康复目标,选择合适的手法和施压技巧。同时,定期进行治疗效果的评估,根据患者的反馈和康复进展调整治疗方案,以实现最佳的康复效果。

(二)运动治疗

运动治疗是膝关节康复中至关重要的一部分,旨在通过特定的运动和活动来促进康复和功能恢复。下面列举了几种常见的运动治疗方法。

1. 肌肉强化训练

通过特定的肌肉锻炼和强化练习来增强肩关节周围的肌肉力量。这包括针对关键肌群的锻炼。治疗师会根据患者的情况和康复目标制订个性化的肌肉强化计划,并逐渐增加训练强度和难度,以提高肌肉力量和耐力。

2. 关节运动训练

通过主动运动和被动运动来恢复肩关节的正常运动范围。这包括肩关节的屈曲和伸展练习,以及内外旋和外展运动等。物理治疗师会指导患者正确进行关节运动,并根据康复阶段逐渐增加运动幅度和频率,以提高关节的灵活性和稳定性。

(1)"摆动"运动:身体前屈,躯干与地面平行,手臂自然下垂,首先做前后方向摆动,完成肩关节的前屈、后伸运动,待适应无疼痛后增加左右摆动,完成肩关节的外展、内收运动,最后增加环转运动,一般每个方向 20~30 次为 1 组,疼痛明显时在健手的保护下完成摆动动作。

(2)"耸肩"运动:双臂自然下垂身体两侧,双肩向上耸起,于最高位置保持 5 秒,放松为 1 次,反复进行,每次 5 分钟,每日 2~3 次,如有疼痛可用健手托住患侧肘部保护。

(3)"扩胸"运动:双臂自然下垂身体两侧,双肩向后做扩胸运动,于最大位置保持 5 秒,放松为 1 次,反复进行,每次 5 分钟,每日 2~3 次,如有疼痛可用健手托住患侧肘部保护。

(4)"含胸"运动:双臂自然下垂身体两侧,双肩向前做含胸运动,于最大位置保持 5 秒,放松为 1 次,反复进行,每次 5 分钟,每日 2~3 次,如有疼痛可用健手托住患侧肘部保护。

3. 功能性活动训练

根据患者的康复目标和日常需求,进行特定的功能性活动训练。这可以包括爬墙运动、侧平举前后划圈、徒手侧平举、肩部前后划圈、肩胛骨前伸后缩、徒手推举等活动的模拟训练。治疗师会根据患者的进展和能力调整活动的难度和要求,以逐步恢复正常的日常功能和运动能力。

(三)物理因子治疗

在疼痛发作时,可采用冷敷缓解疼痛和肌肉痉挛。而在无痛期间,可以使用热敷促进血液循环和组织修复。在康复物理治疗干预的教学内容中,物理因子治疗是至关重要的一环,利用各种物理因子来促进康复,缓解疼痛,改善功能。以下是一些主要的物理因子治疗技术。

1. 热疗

热敷:使用热水袋、热湿敷布、热毛巾等工具,增加局部温度,以促进血液循环、代谢,从而缓解疼痛和肌肉紧张。

热疗设备:如热包、热蜡疗法、热气罩等,提供持续而深层的热疗效果,促进组织恢复和舒缓疼痛。

2. 冷疗

冰敷:使用冰袋、冷湿敷布、冷水浸泡等,通过降低局部温度来减少炎症反应和肿胀,并减轻疼痛。

冷疗设备:如冷包、冷气喷雾、冷压机等,提供更持久和定量的冷疗效果,有助于控制炎症和肿胀。

3. 电疗

(1)低频电疗:主要包括 TENS(经皮电神经刺激疗法)和 EMS(电肌肉刺激疗法)。这些疗法利用低频电流通过皮肤刺激肌肉和神经,以减轻疼痛,改善肌肉萎缩,增强肌肉收缩。

(2)中频电疗:可以产生深层的热效应,以及通过改变电流频率和强度来达到不同的治疗效果,如疼痛控制,肌肉刺激,以及增加局部血液循环,如交流电疗法(IFC)。

(3)高频电疗:主要包括短波治疗和微波治疗。这些疗法利用高频电磁场产生的热效应和生物物理效应,促进组织修复,缓解疼痛,增加血液循环。

每种电疗方法都有其特定的适应证和禁忌证,因此在选择和应用这些电疗方法时,必须考虑患者的具体情况和需要,遵循正确的操作方法和注意事项,以确保治疗的安全性和有效性。

4. 超声疗法

超声治疗:利用超声波的机械和热效应,促进组织修复,增加血液循环,缓解疼痛和肌肉紧张。治疗师使用特定频率和强度的超声波对患者进行治疗。

5. 冲击波治疗

冲击波治疗是一种机械振动波的物理治疗方法,通过高能量的机械波在治疗区域产生冲击波的效果。冲击波传递到组织中,产生机械力和生物效应,以促进膝关节的康复和治疗。康复专业人员使用专门的冲击波治疗设备,根据患者的具体情况和康复目标调整治疗参数,如波形、频率、能量密度和治疗区域等,以达到最佳的治疗效果。冲击波治疗的优势在于其非侵入性和无药物的特点,它可以刺激组织的修复和再生,促进血液循环,减轻炎症反应,缓解疼痛,并改善功能。

冲击波治疗在肩关节康复中被广泛应用,并已显示出对疼痛缓解、组织修复和功能恢复的积极影响。冲击波治疗应视为康复治疗计划的一部分,治疗师根据患者的具体情况和康复目标来确定是否适合使用冲击波治疗,并制订个性化的治疗方案。在治疗过程中,冲击波治疗会产生机械力和压力波,刺激细胞的修复和再生过程,从而促进肩关节的恢复和康复。

6. 光疗

光疗是一种物理治疗方法,利用特定的光源刺激组织修复、促进康复和缓解疼痛。在肩关节康复中,常见的光疗方法包括激光治疗和红外线治疗。激光治疗利用激光光束的能量照射受治疗区域,以促进细胞修复和血液循环,减轻疼痛和肌肉紧张。激光治疗通常由康复专业人员进行操作,他们会根据患者的具体情况和治疗目标来调整激光的参数。红外线治疗是利用红外线的热效应来促进组织修复和舒缓疼痛。红外线能够穿透皮肤达到深层组织,提供局部热疗效果,促进血液循环和新陈代谢。红外线治疗通常通过红外线灯或设备进行,由康复专业人员进行操作。光疗在肩关节康复中被广泛应用,并已经显示出对疼痛缓解、组织修复和功能恢复的积极影响。治疗师会根据患者的具体情况和康复目标选择适当的光疗方法,并进行个性化的治疗方案。

7. 水疗

热水疗法:通过在温水中进行运动和康复活动,可以减轻关节压力、增加肌肉柔韧性、促进血液循环和放松身心。

冷水疗法:利用冷水中的压力和温度效应,有助于控制炎症反应和肿胀,促进康复进程。

在实施上述物理因子治疗时,治疗师会根据患者的具体情况和治疗目标选择适当的治疗方法,并根据患者的反应和进展进行调整,以确保治疗的安全和有效性。这些物理因子治疗应视为康复治疗计划的一部分,有助于提高患者的生活质量,减轻痛苦,提高活动能力。

五、肩关节术后康复宣教

针对不同的手术方式有开放手术、小切口修补及关节镜下修补等。术后及时分阶段康复参与:

第一阶段,术后0～3周(最大限度保护):吊环制动,保护手术修复部位,减轻疼痛/炎症反应;改善近端及远端肌力和活动度,主动辅助/被动练习(由治疗师进行被动活动)。

第二阶段,术后3～7周(中度保护):减少炎症反应;改善前屈和外旋活动度,改善肩胛周围肌力和稳定性;改善肩肱运动节律和神经肌肉控制;减少肩袖抑制。

第三阶段,术后7～13周(早期功能跟肌力增强练习):消除/减轻疼痛和炎症反应;恢复全部被动活动范围,提高力量和柔韧性,恢复低强度日常生活活动。

第四阶段,术后14～19周(后期肌力强化练习):使肩带肌和肩关节肌肉力量增强至5级,改善神经肌肉控制,在全关节活动范围内使肩肱节律恢复正常。

第三节　复习题

一、试题

(一) 选择题

1. 肩周炎的主要临床表现为（　　　）

A. 肩关节疼痛，以钝痛为主；肩关节活动受限，以内收、前屈、外旋和内旋受限为主

B. 肩关节疼痛，以钝痛为主；肩关节活动受限，以外展、前屈、外旋和内旋受限为主

C. 肩关节疼痛，以刺痛为主；肩关节活动受限，以内收、前屈、外旋和内旋受限为主

D. 肩关节疼痛，以刺痛为主；肩关节活动受限，以外展、前屈、外旋和内旋受限为主

E. 肩关节疼痛，以钝痛为主；肩关节活动受限，以内收、后伸、外旋和内旋受限为主

2. 有关肩关节脱位的叙述，错误的是（　　　）

A. 前脱位占多数

B. 触诊肩峰下空虚

C. 出现方肩畸形

D. 肩关节复位后若较为稳定，可用颈肩吊带包扎固定于胸侧

E. 若肩关节复位后肱骨头不稳定，可用肩人字石膏，或支具固定，2 周后可去除外固定，开始练习肩关节活动

3. 肩关节属于（　　　）

A. 多轴球窝关节　　　　　　　　B. 联合关节

C. 滑车关节　　　　　　　　　　D. 圆柱关节

E. 鞍状关节

4. Dugas 阳性体征，一般提示脱位关节是（　　　）

A. 肘关节　　　　　　　　　　　B. 腕关节

C. 肩关节　　　　　　　　　　　D. 髋关节

E. 膝关节

5. 下列关于自由上肢肌肉的描述不当的是（　　　）

A. 形成肩关节屈动作的肌肉有喙肱肌、三角肌前部纤维、胸大肌锁骨部和肱二头肌短头

B. 形成肩关节伸动作的肌肉有背阔肌、三角肌后部纤维和肱三头肌长头

C. 形成肘关节屈动作的肌肉有肱肌、肱二头肌和肱桡肌

D. 形成肩关节旋外动作的肌肉有冈上肌和大圆肌

E. 形成肘关节伸动作的肌肉主要有肱三头肌

6. 属于肩关节松动的手法是（　　　）

A. 分离牵引、后伸摆动、侧屈摆动

B. 分离牵引、按压棘突、水平内收摆动

C. 分离牵引、松动肩胛骨、侧屈摆动

D. 分离牵引、内收内旋摆动、外展外旋摆动

E. 分离牵引、外展摆动、水平内收摆动

7. 在肩关节外展试验中，下列描述不正确的是（　　）

A. 刚刚开始外展就疼痛，可见于肱骨骨折、肩胛骨颈部骨折、锁骨骨折、肩关节半脱位、肩关节炎

B. 主动外展范围小于 40°，被动外展范围大于 40°，患者不可自己继续完成主动外展，则为冈上肌完全断裂

C. 外展至 60°～120°范围内出现疼痛，小于或大于此范围无疼痛，可能为冈上肌损伤或炎症、肩峰下滑囊炎、肩袖撕裂

D. 被动外展超过 90°时，肩峰处疼痛，即可有肩峰骨折

E. 外展过程中有疼痛，但上举时疼痛反而减轻或不痛，可能为三角肌下滑囊炎或肩峰下滑囊炎

8. 肩周炎发病时肩关节哪一组功能活动受限最为明显，并且出现三角肌萎缩和斜方肌痉挛？（　　）

A. 肩关节以内收、外旋、前屈受限最明显

B. 肩关节以内收、上举、后伸受限最明显

C. 肩关节以外展、外旋、后伸受限最明显

D. 肩关节以外展、内旋、前屈受限最明显

E. 肩关节以外展、上举、后伸受限最明显

9. 肩周炎有自愈倾向，一般病程在多长时间内？（　　）

A. 3 个月　　　　　　　　　　　B. 6 个月

C. 2 年　　　　　　　　　　　　D. 3 年

E. 1 年

10. 有关肩旋转肌群修复手术之后急性期物理治疗，相较而言，下列何者最重要？（　　）

A. 增加肩部被动活动度　　　　　B. 训练肩部功能性使用

C. 增加肩部主动活动度　　　　　D. 维持肩部完全不动 8 周，确保安全缝合

E. 高强度活动

11. 肩关节周围炎可出现的阳性体征是（　　）

A. 直尺试验阳性　　　　　　　　B. 搭肩试验阳性

C "疼痛弧"征阳性　　　　　　　D. 耸肩试验阳性

E. 臂丛牵拉试验阳性

12. 重型肩周炎患者肩臂肌肉萎缩，尤以何肌肉为明显？（　　）

A. 三角肌　　　　　　　　　　　B. 冈上肌

C. 胸大肌　　　　　　　　　　　D. 背阔肌

E. 肱二头肌

13. 患者陶某，女，50 岁，右肩痛，右上肢上举、外展受限 8 个月，无肩周红、肿、热等表

现,疼痛可向颈、耳、前臂及手放射。最可能的诊断是(　　　)

A. 肩关节骨肿瘤 　　　　　　　　　　B. 肩关节结核

C. 颈椎病 　　　　　　　　　　　　　D. 类风湿关节炎

E. 肩周炎

14. 某体操教练在保护队员从高处落下时,突然感到肩部有撕裂或听到尖锐的撕裂声,肩痛明显,并向上臂前面放射。查体:结节间沟处肿胀、压痛。不能屈肘,患侧肱二头肌肌腹位置下移。此时应考虑(　　　)

A. 肱二头肌长头肌肌腱炎 　　　　　　B. 肱二头肌长头肌腱断裂

C. 肱二头肌挫伤 　　　　　　　　　　D. 肩袖肌腱损伤

E. 肱三头肌肌腱断裂

15. 肩外展疼痛主要损伤的肌腱是(　　　)

A. 冈下肌肌腱 　　　　　　　　　　　B. 肩胛下肌肌腱

C. 冈上肌肌腱 　　　　　　　　　　　D. 小圆肌肌腱

E. 肱二头肌长头肌肌腱

16. 关于肩袖肌腱损伤的病因错误的是(　　　)

A. 肩部慢性撞击性损伤 　　　　　　　B. 摔倒时肘半屈位手撑地

C. 运动时过度转肩或外展 　　　　　　D. 摔倒时上肢伸展撑地

E. 肩部手法治疗力量过大

17. 适用于肩袖肌腱损伤的检查是(　　　)

A. 密尔斯(Mills)征阳性 　　　　　　B. 抗阻旋前腕关节掌屈屈肘痛阳性

C. 叶加森(Yergason)征阳性 　　　　D. 抗重力伸时试验阳性

E. 60°~120°疼痛弧征阳性

18. 肌筋膜触发点是(　　　)

A. 敏感小点 　　　　　　　　　　　　B. 活化部位

C. 局部压痛点

D. 由两部分组成:敏感小点(有局部抽搐反应)和活化部位(终板噪声)

E. 肌腱联合部位

19. 肩周炎是指(　　　)

A. 肩关节肌肉组织的慢性炎症

B. 又称肩关节组织炎,这是肩周肌肉、肌腱、滑囊和关节囊等软组织的慢性炎症

C. 肩关节退行性改变所致的一组关节疾病

D. 肩关节的风湿性疾病

E. 肩部外伤的后遗症

20. 肩周炎的临床分期依次大致可分为(　　　)

A. 疼痛期、冻结期和终末期 　　　　　B. 冻结期、疼痛期和恢复期

C. 疼痛期、冻结期和恢复期 　　　　　D. 肿胀期、疼痛期和恢复期

E. 肿胀期、冻结期和恢复期

21. 肩袖撕裂修补术后 1 天可进行(　　　)

A. "摆动"练习   B. "张手握拳"练习

C. "耸肩"练习   D. "扩胸"练习

E. "含胸"练习

22. 适用于肱三头肌肌腱损伤的检查是(　　　)

A. 密尔斯(Mills)征阳性   B. 抗阻旋前腕关节掌屈屈肘痛阳性

C. 抗重力伸时试验阳性   D. 叶加森(Yergason)征阳性

E. 60°~120°疼痛弧征阳性

23. 肌腱损伤急性期(伤后 24 小时)的处理,不包括(　　　)

A. 防护支持带或矫形器具固定患部   B. 外敷伤科用药

C. 热敷   D. 抬高患部

E. 避免过度负荷运动

24. 运动员轻度肌腱损伤患者的基本康复原则,不包括(　　　)

A. 早期诊断、早期治疗、早期康复   B. 循序渐进

C. 因人而异、个别对待   D. 全面训练

E. 停止训练

25. 轻度和中度肌腱损伤的治疗不采用(　　　)

A. 按摩疗法   B. 手术治疗

C. 理疗   D. 功能训练

E. 消炎、镇痛药物

26. 肩周炎最突出的症状是(　　　)

A. 活动受限   B. 局部肿胀

C. 疼痛   D. 局部压痛

E. 关节畸形

27. 肩周炎急性期的治疗首选(　　　)

A. 推拿等物理治疗   B. 功能锻炼

C. 针刺治疗   D. 运动疗法

E. 固定和局封或口服非甾体消炎药镇痛治疗

28. 肩关节的功能锻炼有(　　　)

A. 手指爬墙、俯卧撑、抱颈、旋肩、展翅

B. 手指爬墙、背动作、抱颈、旋肩、展翅

C. 手指爬墙、引体向上、抱颈、旋肩、展翅

D. 手指爬墙、背动作、抱颈、旋肩、力量训练

E. 手指爬墙、牵引、力量训练

29. 触发点的诊断依据有(　　　)(X 型题)

A. 反复和慢性过用受累肌肉而引起的肌痛病史

B. 肌肉确认的酸痛点和痛点处可触及张力带及其上的收缩性结节

C. 肌电图(EMG)上可录到触发点处的自发性电位

D. B 超检查

E. 压力和针刺触发点可引发酸胀痛和牵涉痛

30. 常用的触发点治疗方法有( )（X型题）

A. 操作治疗

B. 其他如治疗用锻炼操等方法以及复合疗法

C. 理疗

D. 针刺疗法

E. 手术治疗

31. 肩周炎俗称( )（X型题）

A. "漏肩风"   B. "冻结肩"

C. "凝肩"   D. "方肩"

E. "五十肩"

32. 肩周炎临床表现( )（X型题）

A. 疼痛是肩周炎最突出的症状

B. 疼痛范围可较为广泛,有时还可沿上臂后侧放射至肘部

C. 肩关节功能性活动受限是肩周炎的又一特征

D. 肩周炎是自限性疾病

E. 通常急性发作

33. 肩周炎的康复治疗方法有( )（X型题）

A. 急性期采取一些固定和镇痛的措施,以解除病人疼痛

B. 慢性期可行运动疗法,关节松动手术结合针灸、推拿进行治疗

C. 经长期保守治疗无效,可行手术治疗

D. 急性期运动疗法

E. 针刺或 SET 疗法,治疗顽固性肩周炎的新方法

（二）名词解释

1. 肩袖

2. 疼痛弧

3. 肩周炎

4. 叶加森（Yergason）征

5. 肩肱节律

（三）简答题

1. 简述上交叉综合征的特点。

2. 肩周炎终末期或慢性期康复治疗的主要方法有哪些?

3. 简述运动损伤的分期治疗原则（简述不同阶段的治疗思路）。

（四）案例分析题

患者刘某,在术后14天就诊,绑着悬带。视诊显示前部切口愈合良好,轻触诊时发现无损伤。与健侧相比,患肢冈下肌和冈上肌中度萎缩。患者站立手臂自然放松时,可见右侧的肩胛骨上抬。

活动度:因为术后早期的相关症状很剧烈,所以未对其肩关节主动活动度进行评估。被动活动度评估结果如下:肩关节屈曲,90°;外展,60°;外旋,—10°;内旋,50°;肘关节和腕关节的活动度均在正常范围内。

盂肱关节的附属运动测试:由于患者症状剧烈和手术时间问题,没有评此项运动。

肌力测试:此时不允许抗阻测试(手腕、手和手指的运动除外),而上述关节的肌力都在正常范围内。

特殊测试:左肩加载移位试验显示向前下平移了1°,同时也注意到左、右肘关节和掌指关节活动过度。

压痛:盂肱关节前方走行处、右上斜方肌肌腹和肩胛下肌肌腱附着处出现局部压痛。

问题:

1. 根据病例指出患者肩关节不稳定的方向及存在的康复问题。

2. 为患者制订康复计划。

二、参考答案

(一) 选择题

1～5 BEACD 6～10 EBCEA 11～15 DAEBC 16～20 BEDBC

21～25 BCCEB 26～28 CEB 29～33 ABCE、ABCD、ABCE、ABCD、ABCE

(二) 名词解释

1. 肩袖由冈上肌、冈下肌、小圆肌、肩胛下肌的肌腱组成。这些肌腱的运动导致肩关节旋内、旋外和上举活动,但更重要的是,这些肌腱将肱骨头稳定于肩胛盂上,对维持肩关节的稳定和肩关节活动起着极其重要的作用。

2. 疼痛弧是指患肩外展未到60°时疼痛较轻,被动外展至60°～120°范围时,疼痛较重,当上举超过120°时,疼痛又减轻,且可自动继续上举。因而对60°～120°这个范围称为"疼痛弧",疼痛弧试验阳性,提示肩袖损伤。

3. 又称肩关节组织炎,泛指肩周肌肉、肌腱、滑囊和关节囊等软组织的慢性炎症的总称。

4. 肱二头肌长头肌腱紧张试验:患肢肘关节屈曲90°,前臂置于旋前位,让患者抗阻力屈肘及前臂旋后,若肱二头肌长头腱处出现剧烈疼痛者为阳性。

5. 在手臂上举至180°过程中,盂肱关节和肩胛胸廓关节发生的节律性变化。肩肱节律是指盂肱关节的外展与肩带的上旋,正常的肩肱节律两者运动的幅度应当是2:1,由于总的幅度是180°,因此,盂肱关节的运动角度为12°,肩带上旋60°。

(三) 简答题

1. 答:

姿势变化:包括头部前伸的姿势、颈椎前凸和胸椎后凸畸形(圆肩畸形)、肩部上提和前突,以及肩胛的旋转或外展和翼展。肌肉失衡包括:上斜方肌和肩胛提肌的紧绷与胸大肌和胸小肌的紧张相互关联。颈屈肌无力和菱形肌无力,及斜方肌中、下部无力形成交叉。

2. 答:

目标:继续增加关节活动度为主,增强肌力,恢复上肢的运动功能。可以采用运动疗法等。

(1) 关节活动度训练:运动至感到疼痛处保持 2～3 分钟,待疼痛减轻后继续加大角度,至最大角度为 1 次,每组 3～5 次,每日 1～2 次。

(2) 强化肌力训练:运动至最高位置保持 10 秒为 1 次,力量增强后肘关节伸直位练习,同时手握一定荷进行,每组 20～30 次,组间休息 30 秒,4 组连续练习,每日 2～3 次。

(3) 关节松动术。

3. 答:

①急性期应用"RICE"常规(Rest、Ice、Compression、Elevation)治疗。即局部休息,冰敷,加压包扎及抬高患肢。②稳定期的治疗重点是血肿及渗出液的吸收。可使用物理治疗、按摩、中药外敷等方法促进创伤恢复。予支具保护、局部制动至创伤愈合。③恢复期:渐进进行损伤肢体肌力、关节活动度、平衡及协调性、柔韧性的训练,辅以物理治疗,促进瘢痕软化,防止瘢痕挛缩。

(四) 案例分析题

1. 评估结果:

肩关节不稳定的主要方向是前方和下方后,并且该患者存在后关节囊紧绷,这可能增加了前关节囊的负担。因此,可确定后关节囊松动术适用于降低肩关节前下部的压力,并且不会威胁到后方稳定性。

2. 康复治疗:

(1) 初始治疗:2～4 周。

指导患者在不做物理治疗或在独立进行关节活动度训练时,继续使用悬带 2 周以保护前部肩关节。在术后前 6 周,外旋活动限制在 30°。术后 3 周开始进行肩袖的亚极量等长收缩,同时进行肱二头肌、肱三头肌、前臂和腕部肌肉的徒手抗阻训练。徒手抗阻训练也适用于肩胛骨后缩肌,要注意支撑和保护盂肱关节。

(2) 治疗:4～6 周。

术后 4 周去除悬带后,开始进展到针对关节活动度的前屈和外旋训练以及肌肉控制训练,但是为了避免牵拉修复处,外旋训练应缓慢进行。软组织松动、肩胛胸壁关节松动和盂肱后关节囊松动应同时进行。为了保护正在愈合的下节囊,要避免向前下方滑动关节。开始在不同的运动平面进行患侧肩关节的节律稳定训练,以提高肩袖和肩胛肌肉的本体感觉、协同收缩和运动觉。

(3) 治疗:6～12 周。

开始针对肩袖、肩胛骨旋转肌和三角肌进行等张肌力训练。为了促进阶段性的循环康复和增强周围动态稳定结构的耐力,采用低阻力和高重复的训练模式。这个阶段的目的是继续改善关节活动度,从而逐渐获得关节末端活动。

(4) 治疗:12～20 周。

此时,患者的肌力训练计划升级为增强式训练,开始使用治疗性的球类,包括使用篮球进行胸前传球,然后进展至使用 2.25 kg 的健身球做胸前和头顶传球。患者正在使用弹力带进行渐进性抗阻训练,在肩胛平面锻炼外旋肌,在外展 90°时锻炼内旋肌。开始运用本体感觉神经肌肉促进技术模式以提高患者肩胛肱骨旋转肌和三角肌的功能及协同行为模式。

(5) 治疗:20~28 周。

术后 20 周,患者能够进行全范围前屈 175°,外展 170°,外旋 90°和内旋 70°,患者并未表现出任何松弛的迹象或不稳定症状,并且进展至专项运动训练,为重返篮球场做准备。

第三章 肘 关 节

第一节 教学大纲

一、教学要求

（一）知识要求

（1）掌握肘关节问题的病理生理学机制及评估。

（2）掌握肘关节的康复评定。

（3）了解肘关节的临床诊断。

（4）掌握肘关节的健康管理。

（5）掌握肘关节的物理治疗。

（二）能力要求

（1）熟悉肘关节的康复评定。

（2）了解肘关节的病理学机制。

（3）学会肘关节的物理治疗。

（三）素养要求

（1）培养学生关心、爱护、体贴患者的意识。

（2）具有良好的沟通能力和团队精神。

二、教学内容

（一）概述

肘关节问题的病理生理学机制。

（二）康复评定

（1）肘关节的康复评定。

（2）肘关节的临床诊断。

（三）康复治疗

（1）肘关节的健康管理。

（2）肘关节的物理治疗。

三、教学重点与难点

重点：肘关节的康复评定及健康管理。

难点：肘关节的物理治疗。

第二节　理论内容

一、相关解剖位置

(一) 关节

肘关节是一个复合关节,由肱骨、尺骨、桡骨、肘部关节囊和周围韧带共同组成。肘关节不是一个关节,它包括了肱尺关节、肱桡关节和桡尺近端关节。肱骨下端先后略扁,左右较宽,末端有两个关节面:内侧呈滑车状,称肱骨滑车,与尺骨相关节;外侧呈半球形,称肱骨小头,与桡骨相关节。滑车上方有鹰嘴窝,伸肘时容纳尺骨鹰嘴。下端内外侧的突起分别组成了内上髁和外上髁,均为重要的骨性标志。内上髁的后下方有一浅沟,称为尺神经沟。尺骨位于前臂内侧,属长骨,可分为两端一体。上端粗大,前面有滑车切迹,与肱骨滑车相关节。滑车切迹后上方的突起称鹰嘴,前下方有尺骨粗隆。桡骨位于前臂的外侧,属长骨,分两端一体。桡骨上端细小、呈圆盘状的骨性结构称桡骨头,头的周围有环状关节面,与尺骨的桡切迹相关节。桡骨下端粗大,内侧有尺切迹,与尺骨相关节,外侧有桡骨茎突。

1. 肱尺关节

肱尺关节是由肱骨滑车与尺骨滑车切迹构成的滑车关节,只有一个运动轴,可以完成屈伸运动,也是肘关节稳定的主要骨性结构。

2. 肱桡关节

由肱骨小头与桡骨头凹构成,就外形来说,肱桡关节为一球窝关节,但受肱尺关节的限制,其运动只能跟随肱尺关节的屈伸和参与桡尺关节的旋转。

3. 桡尺近侧关节

由桡骨的环状关节面与尺骨的桡切记构成车轴关节,只能做旋转运动。桡骨头被包在一个由环状韧带和尺骨桡切迹组成的圆环内,环状韧带为圆环的 $3/4$,切迹为 $1/4$。其稳定结构除了环状韧带外,还有方形韧带和近端骨间膜。

4. 肘关节囊

上述三个关节包在一个关节囊内,关节囊纤维层的前后部较薄而松弛,两侧则较厚。前方关节囊上方起自肱骨内上髁的前面,桡骨窝及喙突窝的上方,向下止于尺骨冠状突的前面和桡骨环状韧带,两侧有桡尺侧副韧带。后方关节囊上方起自桡骨小头后上方,肱骨滑车侧缘及内上髁后方;向下止于鹰嘴上缘、外侧缘、桡骨环状韧带和尺骨桡切迹后面。

(二) 韧带

韧带包括内侧副韧带复合体和外侧副韧带复合体,均是肘关节的主要韧带稳定结构。

(1)内侧副韧带由前束、后束和横束组成。后束和横束是关节囊的增厚,而前束是一个坚韧的、可识别的结构,起源于内上髁前下方,止于冠突基底部结节上,是抵抗肘部外翻应力最重要的结构。

（2）外侧副韧带复合体由桡侧副韧带、环状韧带和外侧尺副韧带组成。后者起源于外上髁，止于尺骨近端的旋后肌脊。环状韧带起源于尺骨的桡骨切迹前缘，止于尺骨的桡骨切迹后缘。

（三）肌肉

1. 屈肘功能

肱二头肌、肱肌、肱桡肌、旋前圆肌、桡侧腕屈肌。

2. 伸肘功能

肱三头肌、肘肌。

3. 旋转功能

旋前圆肌、旋前方肌、肱二头肌、旋后肌。

二、生物力学

肘关节作为上肢运动链系统的杠杆，其活动度在很大程度上控制了手部活动的空间范围，同时作为前臂的支点，其稳定性和力量决定了前臂承载能力。

（一）运动学

肘关节运动有两个自由度：屈伸运动和前臂旋转。

（1）屈伸运动：正常肘部屈伸范围为 $0°\sim140°$，日常生活需要的活动范围为 $30°\sim130°$。与下肢关节不同，肘关节运动极限程度的损失通常仅会导致最小的功能障碍。

（2）前臂旋转：桡骨保持以肱骨小头为中心绕尺骨的旋转，允许前臂旋前 $75°$ 或旋后 $85°$ 的活动，而日常活动仅需旋前旋后各 $50°$。在某种程度上，减少的旋前和旋后可分别通过内外旋转肩部获得代偿。

（二）关节稳定性

肘关节是肌肉-骨骼系统对合度最高的关节之一，因此关节本身有内源性稳定，软组织限制和骨关节面对稳定的贡献几乎相等。肘部稳定可分为静态稳定结构和动态稳定结构。其中三个主要的静态稳定结构是肱尺关节、内侧副韧带前束和外侧副韧带复合体。跨肘部肌肉提供动态稳定。

（三）关节力量

肘部伸直并处于中立位时，轴向负荷在关节的应力分布：肱尺关节约 40%，肱桡关节为 60%。然而，外翻时，只有 12% 的轴向负荷通过尺骨近端传递。内翻时，93% 的轴向力通过肱尺关节传递。

三、生理及病理机制

（一）骨折与脱位

大多数肘部骨折是由鹰嘴受到的直接暴力或间接暴力导致，间接暴力引起的骨折常见于手撑地的跌倒伤。少部分高位投掷运动员可出现应力性骨折。肘关节脱位占肘关节损伤的 10%～25%，常由前臂外展位坠地导致，如摔倒后手掌撑地。

(二) 肱骨内/外上髁炎

俗称网球肘，其发病机制为反复性的前臂和腕关节活动，尤其是牵拉屈伸。其病理基础为肌腱组织的退行性变，是一种肌腱病变而非常规意义上的炎症反应。病变组织由幼稚无序的胶原纤维构成，同时有分化不成熟的成纤维细胞及血管、肉芽组织长入，取代正常腱性组织。

(三) 肘关节内/外侧副韧带损伤

内侧副韧带损伤可以为一次急性创伤导致，也可由运动员长期疲劳导致。反复的投掷动作可以导致一系列累及内侧副韧带的病变，从变薄、部分损伤到完全断裂。外侧副韧带的损伤常由外伤后肘关节外侧旋转不稳定所致。大部分患者是由直接的肘关节脱位或是摔倒时前臂旋后、肘关节受到外翻和轴向应力导致韧带损伤。

四、康复物理治疗评定

(一) 主观评估

主观评估是康复评定的基础。主观评估主要是患者提供的资料，包括患者主诉、一般情况（例如年龄、职业等）、疾病发生发展情况、当前症状、个人病史、家族病史等。主观资料的获得主要通过临床问诊，临床问诊实质是资料的搜集、思考、质疑并整合患者提供的相关信息，以得出康复评估和治疗方案的临床推理过程。

(二) 客观评估

1. 活动度测量

利用万能角度测量仪或手持测量器，评估关节的功能和活动能力。①屈伸活动度：以肘关节伸直为 0°计算，上臂固定，前臂做屈伸肘活动，用量角器测量肘关节屈伸最大角度。②旋转活动度：肘关节屈曲 90°，紧贴体侧，双手掌心为相对 0°，肘关节固定后做旋转活动，并记录最大角度。

肘关节正常的主动关节活动角度为：伸直 0°（见图 3-1），屈曲 150°（见图 3-2），旋前 80°（见图 3-3），旋后 80°（见图 3-4）。

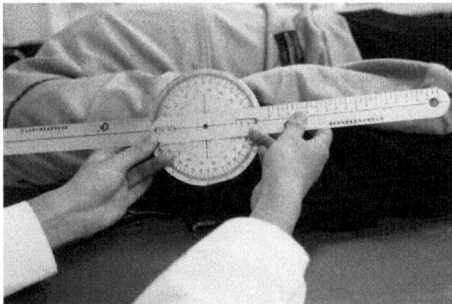

图 3-1 肘关节伸直

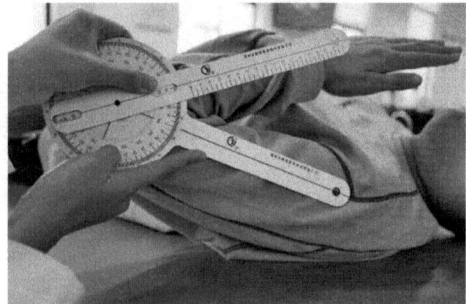

图 3-2 肘关节屈曲

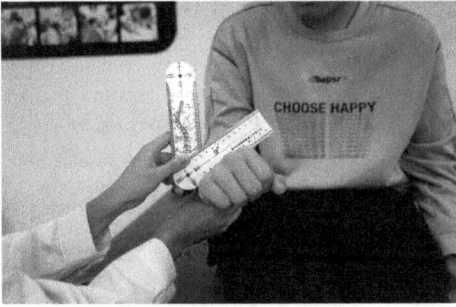

图 3-3　肘关节外旋

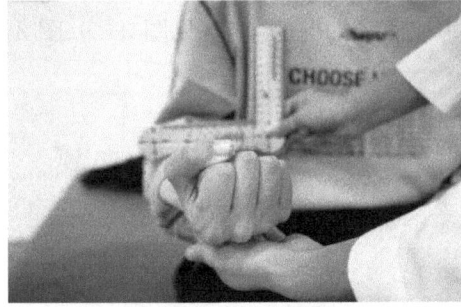

图 3-4　肘关节内旋

腕关节正常的主动关节活动角度为:屈曲 80°(见图 3-5),后伸 70°(见图 3-6),尺偏 30°(见图 3-7),桡偏 20°(见图 3-8)。

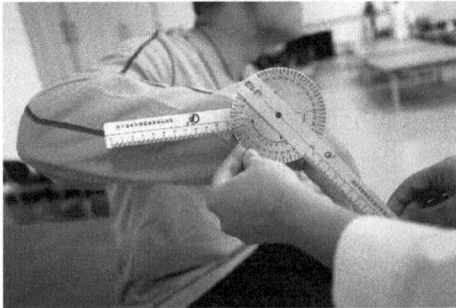

图 3-5　腕关节屈曲

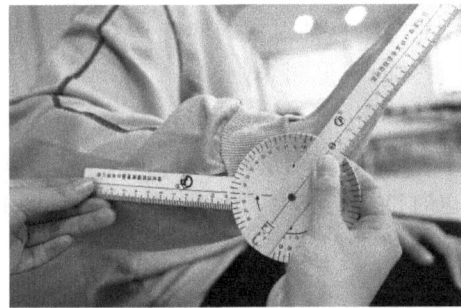

图 3-6　腕关节后伸

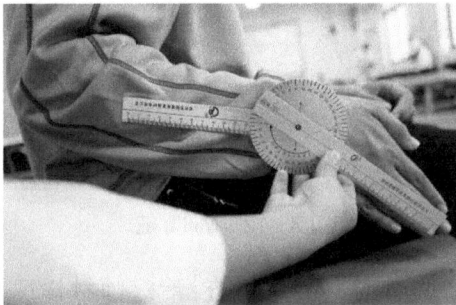

图 3-7　腕关节尺偏

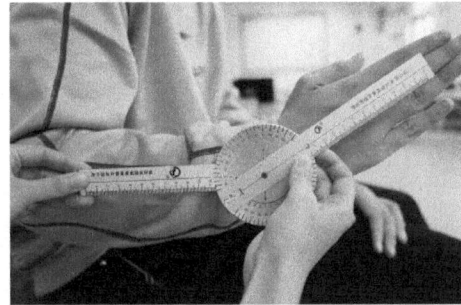

图 3-8　腕关节桡偏

2. 肌力评估

采用徒手肌力评估。主要为屈肘肌群与伸肘肌群肌力评估。

3. 其他的特殊检查

(1)内翻/外翻加压试验:用来检查肘内翻和外翻的不稳定。治疗师的一只手固定住患者的上臂,另一只手抓住患者的手腕。治疗师用手把患者的肘部固定在轻度屈曲位(20°~30°),触诊韧带时检查者对患者的前臂远端施加内翻或内收的力来检查外侧副韧带(内翻稳定性)。正常情况下,施加力时治疗师可以感觉到韧带紧张,治疗师在肱骨完全内旋情况下做内翻加压检查。与未加压的肘部进行比较,治疗师应该注意到任何松弛、活动度减小或疼痛情况的改变(见图 3-9、图 3-10)。

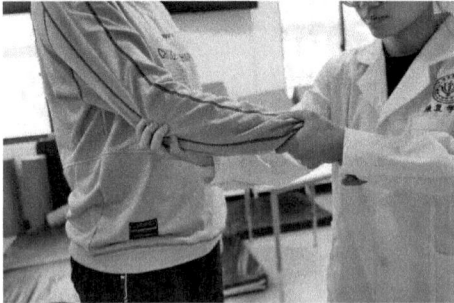

图 3-9　内翻加压试验

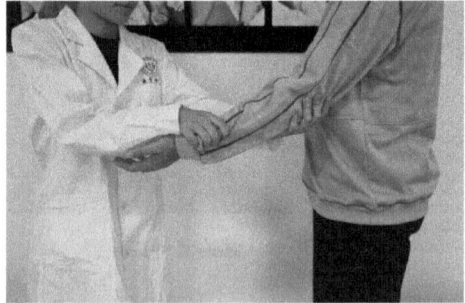

图 3-10　外翻加压试验

(2) Cozen 试验:治疗师拇指放在患者外上部来固定患者肘部。患者握拳,前臂旋前且桡偏做与治疗师对抗的伸腕运动。肱骨外上髁部突然的剧烈疼痛为阳性体征,触诊可以确定疼痛点(见图 3-11)。

(3) Mill's 征:治疗师拇指放在患者外上髁部来固定患者肘部。触诊时,治疗师被动旋前患者的前臂,完全屈腕,且伸肘(见图 3-12)。肱骨外上部的疼痛为阳性体征。这种运动也对桡神经产生了压力,当桡神经上存在压力时产生的症状同网球肘十分相似。电反应诊断的研究有助于区分这两种情况。

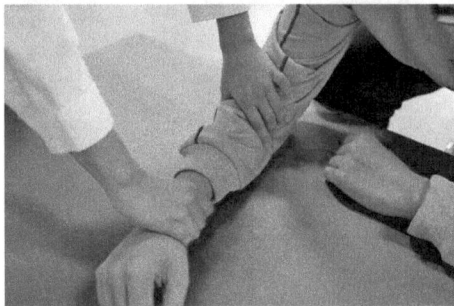

图 3-11　Cozen 试验

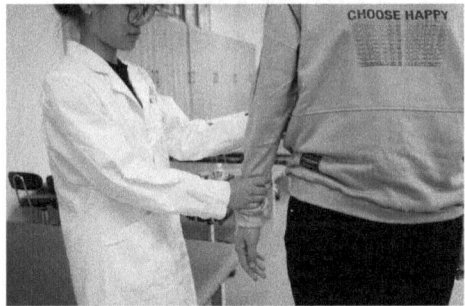

图 3-12　Mill's 征

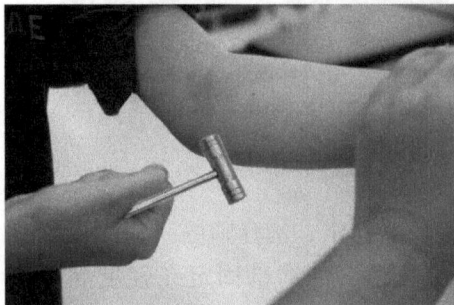

图 3-13　Tinel 征

(4) 肱骨内上髁炎检查:治疗师触诊患者的内上髁时,被动旋后患者的前臂,完全伸腕,且伸肘。肱骨内上髁部的疼痛为阳性体征。

(5) Tinel 征:轻敲在鹰嘴和内上髁之间的沟中走行的尺神经区域,在尺神经走行的区域会出现刺痛感这一阳性体征(见图 3-13)。这个测试可以指出感觉神经纤维再生的区域。出现感觉异常的最远端的那一点表示神经纤维再生区域的界限。

五、康复物理治疗干预

（一）手法治疗

对损伤部位局部及附近的肢体进行手法治疗，帮助消肿和缓解肌肉痉挛，为功能锻炼做准备。手法治疗主要以软组织松解手法及关节松动手法为主。

（二）运动治疗

运动疗法是物理治疗中重要的一个环节。常见的运动治疗方法包括关节活动训练、肌肉力量训练及功能活动训练。肘关节活动训练包括屈伸和内外旋，训练应从被动活动开始，逐步过渡至主-被动活动，再到主动活动训练。肌肉力量训练主要包含等长和等张收缩训练。等张收缩又有向心和离心收缩。应通过评估后选择适合患者该阶段使用的训练方法。

（三）支具的应用

支具可分为静态型、动态型及功能型 3 种。前两种以支具的形态及对伤病的作用为分类准则，而功能型支具主要用来帮助患者处理日常生活活动。支具主要用于预防和矫正畸形、辅助或替代瘫痪肌、保护疼痛部位同时防止粘连。

（四）物理因子治疗

物理因子治疗是物理治疗过程中十分重要的组成部分。常用的包括热疗、电疗、超声波治疗、激光治疗等。而对于肱骨内外上髁炎，体外冲击波的应用也十分有效。

第三节 复习题

一、试题

(一) 选择题

1. 下列有关肘关节的说法正确的是(　　)

A. 由肱骨下端和尺骨上端构成

B. 由肱尺关节、肱桡关节和桡尺近侧关节构成

C. 由肱骨下端和桡骨上端构成

D. 3 组关节分别包被在 3 个关节囊内

2. 肘关节屈伸功能运动弧角度为(　　)

A. 0°～130°　　　　B. 15°～130°　　　　C. 30°～130°　　　　D. 15°～115°

3. 肘关节(　　)屈曲挛缩对前伸功能缺失最小

A. 0°～30°　　　　B. 30°～60°　　　　C. 60°～90°　　　　D. 90°～120°

4. 远端尺桡关节主要进行(　　)活动

A. 屈伸　　　　B. 旋前　　　　C. 内外翻　　　　D. 旋前、旋后

5. 扯肘症是指(　　)

A. 远端桡尺关节脱位　　　　B. 近端桡尺关节脱位

C. 肱尺关节脱位　　　　D. 以上全错

6. 肘关节旋转功能弧为(　　)

A. 75°旋前～85°旋后　　　　B. 50°旋前～80°旋后

C. 80°旋前～50°旋后　　　　D. 85°旋前～75°旋后

7. 构成肘关节的骨骼有(　　)

A. 股骨、胫骨、腓骨　　　　B. 肱骨、尺骨、桡骨

C. 肱骨、肩胛骨、尺骨　　　　D. 肱骨、鹰嘴、桡骨

8. 石膏固定时如何预防前臂旋前挛缩(　　)

A. 前臂完全旋前位　　　　B. 前臂完全旋后位

C. 前臂部分旋后位　　　　D. 前臂部分旋前位

9. 伸肘动作难以完成时,可使用肩部肌肉代替(　　)瘫痪

A. 肱三头肌　　　　B. 肱桡肌　　　　C. 肱二头肌　　　　D. 三角肌

10. 屈肘(　　)时肱二头肌做功效能最佳

A. 15°　　　　B. 30°　　　　C. 90°　　　　D. 60°

11. 有关肌腱功能的说法错误的是(　　)

A. 释放弹性力量　　　　B. 传递由肌肉到骨骼的拉伸载荷

C. 储存弹性力量　　　　D. 以上全错

12. 肌腱损伤的原因有（   ）

A. 拉伸超载   B. 拉伸欠载   C. 压缩超载   D. 以上全错

13. 肌腱病理模型中，肌腱病变共有几个阶段？（   ）

A. 2   B. 4   C. 5   D. 3

14. 肱骨外上髁炎的特殊检查不包含（   ）

A. Mill's 试验   B. Maudsley's 试验

C. 肘康复压力试验   D. Cozens's 试验

15. 孟氏骨折是（   ）

A. 桡骨上 1/3 骨折合并桡骨头脱位   B. 尺骨上 1/3 骨折合并桡骨头脱位

C. 桡骨上 1/3 骨折合并尺骨头脱位   D. 尺骨上 1/3 骨折合并尺骨头脱位

16. 正常肘关节在运动中保持稳定依赖于（   ）

A. 骨性关节面的完整及匹配的结合   B. 关节囊与韧带的完整

C. 肌肉系统的动力平衡   D. 以上均正确

17. 常见的肘关节不稳不包含（   ）

A. 前方不稳   B. 外翻不稳   C. 内翻不稳   D. 后方不稳

18. 有关肘关节的描述错误的是（   ）

A. 肱尺关节由肱骨滑车和尺骨滑车切迹构成

B. 肘关节囊前、后壁薄弱而松弛

C. 肱桡关节由肱骨小头和桡骨头环状关节面构成

D. 关节囊两侧有韧带增厚

19. 关于肘关节的描述正确的是（   ）

A. 桡骨环状韧带附着于尺骨的桡切迹前后缘

B. 由肱骨和尺骨构成

C. 由肱骨和桡骨构成

D. 关节囊前后有韧带加强

20. 肘关节常见的损伤不包含（   ）

A. 网球肘   B. 腱鞘炎   C. 高尔夫球肘   D. 以上都是

（二）名词解释

1. 高尔夫球肘

2. 前臂骨间膜

3. TFCC

4. 网球肘

5. 密尔试验

（三）简答题

1. 简述肘关节的构成、结构特点和运动形式。

2. 简述肘关节在运动中保持稳定的因素。

3. 简述肌腱受损的原因。

（四）案例分析题

患者曹某，男，45 岁，家政服务员。

主诉：左肘疼痛 1 个月余，加重 1 周。1 个月前过度劳累后出现左肘外侧困痛，提物或拧衣服时疼痛加重，休息后缓解，未治疗，今为求治疗来诊。发病以来，无发热及心慌、胸闷等不适，饮食、睡眠正常，二便正常。VAS 评分 5 分。

既往史：体健，否认外伤史及颈椎病病史。

主要检查：左肘无肿胀、畸形，肱骨外上髁处压痛（＋＋），屈腕、向前旋肘时左肘外侧疼痛明显，Mill's 征（＋），余未见明显异常。

问题：

1. 患者最可能的临床诊断及依据？
2. 该疾病的病理分期常分为哪三个阶段？
3. 康复治疗原则及康复治疗方法？

二、参考答案

（一）选择题

1～5　BCADB　6～10　ABDBC　11～15　DDDCB　16～20　DACAB

（二）名词解释

1. 高尔夫球肘

肱骨内上髁炎又称高尔夫球肘。肱骨内上髁是前臂屈肌及旋前圆肌肌腱附着处。经常用力屈肘屈腕及前臂旋前时，尺侧屈腕肌处于紧张收缩状态，从而易使其肌腱的附着点发生急性扭伤或慢性劳损。做投掷动作，或跌倒时手掌撑地，肘关节伸直而前臂过度外翻，可使前臂屈肌及旋前圆肌腱附着点部分撕裂。

2. 前臂骨间膜

前臂骨间膜（orthopaedics）是从桡骨斜向至尺骨的腱性纤维组织，由中间 1/3 的腱性部分和两端的膜性部分构成。

3. TFCC

三角纤维软骨复合体（triangular fibrocartilage complex，TFCC）是腕关节尺侧的一组重要结构，包括关节盘、半月板同系物、掌侧和背侧远尺桡韧带、尺侧伸腕肌腱鞘深层、尺侧关节囊、尺月韧带和尺三角韧带。掌侧和背侧远尺桡韧带包括浅层和深层纤维，二层在桡骨附着处汇合。TFCC 复杂的解剖和多重的功能，使其易于遭受外伤和出现退变。

4. 网球肘

网球肘（肱骨外上髁炎）是肘关节外侧前臂伸肌起点处肌腱发炎疼痛。疼痛的产生是由于前臂伸肌重复用力引起的慢性撕拉伤造成的。患者会在用力抓握或提举物体时感到患部疼痛。网球肘是过劳性综合征的典型例子。网球、羽毛球运动员较常见，家庭主妇、砖瓦工、木工等长期反复用力做肘部活动者，也易患此病。

5. 密尔试验

密尔试验（Mill's test）：患肘屈曲，然后屈腕屈指，前臂旋前，再被动使肘缓缓伸直的检查方法。如肱骨外上髁处出现疼痛为阳性。主要用于检查网球肘。

(三) 简答题

1. 答：

肘关节是由肱骨下端与桡、尺骨上端构成的复合关节,它包括三个关节:肱尺关节、肱桡关节和桡尺近侧关节。特点:上述三个关节包在同一个关节囊内,囊的前、后壁薄弱,两侧有桡侧副韧带和尺侧附韧带加强。在桡骨环状关节面周围有桡骨环状韧带,其两端附于尺骨桡切迹的前、后缘,与尺骨桡切迹共同构成一个上口大、下口小的骨纤维环容纳桡骨头,防止桡骨头脱出。运动:肘关节的运动以肱尺关节为主,主要作屈、伸运动。桡尺近侧关节与桡尺远侧关节联合可是前臂旋前和旋后。

2. 答：

(1) 骨性关节面的完整及匹配的结合。

(2) 关节囊与韧带的完整。

(3) 肌肉系统的动力平衡。

3. 答：

拉伸超载(tensile overload),拉伸欠载(tensile underload/stress shielding),压缩超载(compressive overload)。肌腱既不喜欢过多的负载,也不喜欢过少的负载,更不喜欢压缩的力。当有这些压力时,肌腱细胞会丢失水分,胶原纤维受到破坏,最终导致肌腱减少承重和抗拉力。

(四) 案例分析题

1. 患者最可能的临床诊断及依据？

肱骨外上髁炎。提物或拧衣服时疼痛加重,休息后缓解,无外伤史。肱骨外上髁处压痛(＋＋),屈腕、向前旋肘时左肘外侧疼痛明显,Mill 征(＋)。

2. 该疾病的病理分期常分为哪三个阶段？

肌腱病变的 3 个阶段：

(1) 急性反应期(reactive tendinopathy)。

(2) 修复失败期(tendon dysrepair)。

(3) 退化性肌腱病变(degenerative tendinopathy)。

3. 康复治疗原则及康复治疗方法？

(1) 康复训练原则：

① 减载(reduce compression)。

② 力量(等长-等张-储能-释放)(strength)。

③ 控制(motor control)。

④ 动态链(kinetic chain)-个性化。

⑤ 宣教(education)。

(2) 康复训练的阶段：

① 等长收缩肌肉锻炼(isometric exercise)。

② 等张收缩肌肉锻炼(isotonic exercise)。

③ 储能锻炼(energy storage exercise)。

④ 具体运动项目的能量储存和释放锻炼。

(3) 治疗方法：

① 运动疗法(力量、拉伸、协调)。

② 理疗(TENS、ESWT、UT)。

③ 手法治疗(关节松动＋肌肉放松＋扳机点)。

④ 贴扎(钻石贴)。

⑤ 护具。

⑥ 宣教＋纠正错误运动姿势。

⑦ 医生(封闭＋PRP＋手术等)。

第四章 手及腕关节

第一节 教学大纲

一、教学要求

(一) 知识要求

(1) 掌握手及腕关节问题的病理生理学机制及评估。

(2) 掌握手及腕关节的康复评定。

(3) 了解手及腕关节的临床诊断。

(4) 掌握手及腕关节的健康管理。

(5) 掌握手及腕关节的物理治疗。

(二) 能力要求

(1) 熟悉手及腕关节的康复评定。

(2) 了解手及腕关节的病理学机制。

(3) 学会手及腕关节的物理治疗。

(三) 素养要求

(1) 培养学生关心、爱护、体贴患者的意识。

(2) 具有良好的沟通能力和团队精神。

二、教学内容

(一) 概述

手及腕关节问题的病理生理学机制。

(二) 康复评定

(1) 手及腕关节的康复评定。

(2) 手及腕关节的临床诊断。

(三) 康复治疗

(1) 手及腕关节的健康管理。

（2）手及腕关节的物理治疗。

三、教学重点与难点

重点：手及腕关节的康复评定及健康管理。

难点：手及腕关节的物理治疗。

第二节　理论内容

一、相关解剖位置

（一）体表标志

腕骨（carpal bones）为短骨，共有 8 块，位于手骨的近侧部，分为两列，每列各 4 块，均以其形状命名。其包括：与桡骨相连的近侧列的舟骨、月骨、三角骨、豌豆骨，以及与掌骨相连的远侧列的大多角骨、小多角骨、头状骨、钩骨（口诀：舟月三角豆，大小头状钩）。

（1）腕关节位于前臂远端，不像前臂近端有丰富的肌群围绕而不易摸清，但尺骨的全程皆浅在皮下至腕关节处，尺骨与桡骨远端均可清楚地触摸清楚，例如桡骨和尺骨远端的茎突，桡侧茎突尖端平面超出尺侧茎突平面 0.8～1 cm。此外，桡侧茎突和桡骨远端掌侧呈现一钝性骨凹陷，常为检验桡骨远端骨折复位后是否完整的标志；桡骨下端背侧面有一隆起，可清楚地触及，即为腕背结节（Lister 结节），拇长伸肌腱即自其尺侧绕过。

（2）肌肉强壮者，在前臂用力（握拳）时，可清楚看到腕部的多个肌腱立起。从尺侧起始，第一个立起的肌腱为尺侧腕屈肌腱，次为指浅屈肌腱，中间为掌长肌腱，桡侧为桡侧腕屈肌腱，后两者间稍下方即为正中神经。腕背桡侧在拇指用力伸直与外展时，可见尺侧立起的肌腱为拇长伸肌腱，桡侧为拇长展肌腱及拇短伸肌腱，这些肌腱所围成的凹陷处，称为"鼻烟壶"。其基底为腕舟骨的位置，上有桡动脉、桡神经浅支经过。

（3）腕关节掌面可见两条腕横纹。远侧一条相当于腕横韧带的近侧缘，近侧一条相当于桡腕关节平面处。

（4）腕关节掌面桡侧远端碗横纹处，可摸到腕舟骨结节；大多角骨的骨嵴就紧靠着腕舟骨结节的远端；顺着尺侧腕屈肌腱向腕尺侧远端可摸到豌豆骨；自豌豆骨稍下向桡侧一指处，相当于第 4 掌骨尺侧缘之直线上，即为钩骨沟。

（5）手掌两侧有肌肉高起处为大鱼际肌（桡侧）及小鱼际肌（尺侧），中央三角形凹陷处即为掌心。手内侧皮肤较厚而无毛。手背皮肤与之相反，松而薄，易滑动，有毛。

（6）手掌纹和指横纹与关节的关系：手掌纹的分布，标志着手部关节屈曲活动的皱纹痕迹。手掌纹有 3 条，即远侧、中间和近侧掌纹。远侧掌纹便于第 3～5 掌指关节屈曲；远侧与中间掌纹便于第 2～5 掌指关节屈曲；唯有斜居于大鱼际尺侧的近侧掌纹，仅为了大拇指的对掌屈曲。其远侧掌纹位置正相当于屈肌腱腱鞘及尺侧黏液囊的远端。

（7）手指掌侧指横纹的分布，也标志着手指关节屈曲时的皱纹痕迹。一般来说，在指掌侧，近侧指横纹的位置并不代表掌指关节的关节线处，而其真正的掌指关节线被指蹼所掩盖，在指蹼与远侧掌横纹之间，可以摸触及掌指关节，故近侧指横纹应位于掌指关节的远侧，中间指横纹的位置正相当于近侧指间关节，而远侧指横纹则在远侧指间关节的近侧。

（8）在手背侧，掌指关节的关节线相当于指拐之远侧处，屈曲时，其关节线约在指拐远侧 1.25 cm 处。近侧指间关节的关节线,约居于近侧指骨头远侧 0.60 cm 处。而远侧指间关节的关节线,约在中间指骨头远侧 0.30 cm 处。

(9) 当掌指关节屈曲时,在手掌所显示的横纹沟,即为掌浅弓之所在部位。掌深弓的标志位置,在掌浅弓近侧 2.0 cm 处,其中心相当于掌凹陷的尖端。

(10) 自手掌远端掌横纹的桡侧尽头处,至腕尺侧钩骨沟做一连线,该连线与近侧拇指斜掌纹的交点,即相当于正中神经在手掌部发出至大鱼际肌群的运动神经支行径。此线称为卡普兰(Kaplan)线。

(二) 关节

(1) 腕关节,应包括桡腕关节、远侧尺桡关节、腕间关节(即两排腕骨之间)及腕掌关节(远排腕骨与掌骨基底之间)。重要的是以桡腕关节及远侧尺桡关节,前者主要为伸屈活动,是由桡骨下端关节面、尺骨侧关节盘(三角纤维软骨)关节面及近排 4 块腕骨(即舟骨、月骨、三角骨及豌豆骨)所组成,尤其以舟骨及月骨与桡骨下端的关系更为密切;三角骨与桡骨下端及尺侧关节盘(三角纤维软骨)接触,几乎不占重要位置。远侧尺桡关节主要为旋转活动。

(2) 由 5 个掌骨、14 个指骨组成。掌骨远端与指骨组成掌指关节,其近端与腕骨组成掌腕关节。指骨间互成指间关节。除拇指只有一个指间关节外,其他指均为两个指间关节。

(3) 远侧尺关节主要功能为旋转活动。当该关节发生前后方向半脱位时,对旋转活动无明显阻碍,但若发生近、远端方向脱位(如 Colles 骨折后遗症),则其旋转活动明显障碍。

(三) 腕关节的韧带

1. 固有韧带
腕骨间韧带,连接一个腕骨和其他腕骨间的韧带。

2. 外部韧带
连接腕骨与掌骨、桡骨、尺骨的韧带。

3. 掌侧
腕掌侧韧带、腕横韧带(屈肌支持带)、桡腕掌侧韧带、桡尺掌侧韧带、尺腕掌侧韧带、豌豆骨-掌骨韧带、豌豆骨-钩骨韧带、腕掌掌侧韧带、掌骨掌侧韧带、头骨小多角骨韧带、头钩韧带、大小多角骨韧带、三角骨钩骨韧带、舟骨大小多角骨韧带、三角骨头骨韧带、舟头韧带、月三角韧带、舟月韧带、豌豆骨钩骨韧带、桡舟韧带、尺三角韧带、长桡月韧带、尺头状韧带、短桡月韧带、尺月韧带、掌尺韧带。

4. 背侧
伸肌支持带、尺腕背侧韧带、桡腕背侧韧带、桡尺背侧韧带、腕掌背侧韧带、掌骨背侧韧带、腕间背侧韧带、桡腕背侧韧带、头骨小多角骨韧带、头钩韧带、大小多角骨韧带、月三角韧带、舟月韧带。

(四) 腕关节尺侧复合体
三角纤维软骨复合体的组成结构:三角纤维软骨、尺月韧带、尺三角韧带、半月板同系物、尺侧副韧带、掌和背桡尺韧带、尺侧伸肌腱鞘。

(五) 肌肉

1. 手部固有肌

(1) 中间群：蚓状肌、骨间掌侧肌、骨间背侧肌。

(2) 外侧群：拇短展肌、拇短屈肌、拇对掌肌、拇收肌。

(3) 内侧群：小指展肌、小指短屈肌、小指对掌肌。

2. 手部肌腱

(1) 指屈肌腱：拇长屈肌腱（1 条）、指浅屈肌腱（4 条）、指深屈肌腱（4 条）。

(2) 指伸肌腱：拇长伸肌腱（1 条）、拇短伸肌腱（1 条）、拇长展肌腱（1 条）、指伸肌腱（4 条）、示指固有伸肌腱（1 条）、小指固有伸肌腱（1 条）。

(3) 侧副韧带：骨间肌侧束。

(4) 屈肌腱手指部：指深屈肌腱（止于远节指骨基底部）、指浅屈肌腱（止于中节指骨基底部）、长腱组与短腱组、指间关节掌侧韧带（盘）、掌骨深横韧带。

3. 手滑膜鞘

屈指肌总腱鞘：在手掌侧的腕管内有两个滑膜鞘：指深屈肌和指浅屈肌共同通过一个滑膜鞘，即拇长屈肌腱鞘；拇长屈肌独自通过带点的一个滑膜鞘，即桡侧腕屈肌腱鞘；在手指掌侧还有 4 个指腱鞘。在手背侧伸肌支持带的深面有伸肌滑膜鞘（包括尺侧腕伸肌腱鞘、小指伸肌腱鞘、指伸肌腱鞘和拇长展肌腱鞘与拇短伸肌腱鞘），内有伸肌腱通过。滑膜鞘内含少量滑液，减少肌腱之间、肌腱与骨面之间的摩擦，起润滑和保护作用。

(六) 神经

1. 正中神经

通过旋前圆肌两头之间后，发出前骨间神经，支配下列肌肉：拇长屈肌，其功能是使拇指末节屈曲；第 1、2 指深屈肌，其功能是使示指、中指末节指骨屈曲；旋前方肌，其功能是使前臂旋前。

在腕管的远端，正中神经支配：拇短展肌，其功能是使拇指掌部外展；拇对掌肌，其功能是使拇指掌部向对侧；拇短屈肌浅头，其功能是使拇指近端指节屈曲；第 1、2 蚓状肌，其功能是屈曲示指、中指的近端指节和伸直其远端 2 个指节。

2. 尺神经

在前臂的肌支支配：尺侧腕屈肌（向尺侧屈腕），第 3、4 指深屈肌（第 4、5 手指末节指骨屈曲），掌短肌（手尺侧近端的皮肤肌肉），小指展肌（小指外展），小指对掌肌（小指对掌），小指屈肌（小指屈曲），第 3、4 蚓状肌（第 4、5 指掌指关节屈曲及近端指间关节伸直），骨间肌（掌指关节屈曲及近端指间关节伸直），拇收肌（拇指掌部内收），拇短屈肌深侧头（拇指第 1 指节屈曲）。

3. 桡神经

支配：肱三头肌、肱桡肌、桡侧腕长短伸肌、旋后肌、伸指总肌、尺侧腕伸肌及示指、小指固有伸肌。

(七) 手臂的动脉

手臂上的动脉起自腋动脉，腋动脉是锁骨下动脉的延续，穿行在腋窝之内，到背阔肌的下缘就变为肱动脉。腋动脉的分支分布于腋窝及其周围的结构内,而肱动脉沿着上臂的内侧下行,到肘关节的前面分为桡动脉和尺动脉,桡动脉和尺动脉分别沿着前臂的桡侧和尺侧下降,到手掌以后两个动脉的末端和分支,在手掌吻合成双层的动脉弓样结构,也叫掌深弓和掌浅弓。

二、生物力学

(1) 腕关节的活动平面有三个:①屈曲/伸展;②桡侧偏/尺侧偏;③旋前/旋后。

(2) 支撑手腕运动的肌腱单位起自肘关节,并插入手掌。这些肌腱分为屈肌、伸肌和旋肌。腕部主要的屈肌为桡侧腕屈肌和尺侧腕屈肌。主要的伸肌为桡侧腕长伸肌和桡侧腕短伸肌。桡侧主要的旋肌为拇长伸肌,尺侧为尺伸肌。屈肌肌腱由屈肌支持带支撑,后者从大多角骨和舟状骨向外延伸到豌豆骨和钩骨的钩突。屈肌支持带避免了屈肌肌腱在负荷下过于弓形弯曲,它将屈肌肌腱的力量增加有 5 倍之多。

(3) 各腕骨间的关节囊、腕骨与掌骨间的关节囊,都是相互毗邻并相通的,倘若一处骨有感染性疾病(如结核),则其易相互蔓延。但大多角骨与第 1 掌骨之间、三角骨与豌豆骨之间,各有其单独的潜膜囊,因此感染蔓延常可避免。

(4) 腕关节活动,有背伸、掌屈、尺桡侧偏斜及旋转等动作。腕关节的伸屈活动,主要在桡腕关节。在掌屈时,由于还有腕横关节(腕骨间)参与,故可增加掌屈的幅度(约 10°);同时腕关节的尺侧偏斜操作也大于桡侧偏斜,此与桡骨茎突远端低于尺侧茎突有关。腕关节外展桡侧偏时,腕舟骨旋转向前方,月骨移向尺侧关节盘处,此时尺骨茎骨与三角骨的距离增宽;当腕关节内收尺侧偏时,腕舟骨、三角骨均向外侧移动,月骨完全在桡骨关节面上,此时三角骨即与三角纤维软骨相接触;若使腕关节呈半旋后位,腕舟骨即竖起,其纵轴与桡骨纵轴相互平行。腕关节旋前的力量较旋后时强,掌屈的力量较背伸时强,后者的力量之比约为 13:5。

(5) 手的神经支配为正中神经、桡神经和尺神经。后者分布于手部的多数小肌肉,控制手的精微动作,如弹琴、绘画、缝衣等。手部功能障碍的因素,除手本身的疾患外,还可由远处疾患的影响所致。手指的活动,受上述三支不同神经的支配,每一支神经都影响拇指的功能,因此,拇指好比是这三支神经的索引一样,拇指内收由尺神经支配,拇指外展、背伸由桡神经支配,拇指对掌由正中神经支配。

(6) 手指掌侧有指深、浅屈肌,后者在前者的浅面经过,两者相互配合的滑车式活动,使手指活动更趋灵活和谐。两腱间有长短腱纽联系,借以起固定作用,长腱纽有供给营养的作用。屈肌腱被切断时,断端收缩距离较远。

(7) 手指背侧有指总伸肌腱,从掌指关节到近侧指骨背面展开成为伸肌扩张部,以代替掌指关节的背侧韧带。此腱于近侧指节骨远端分为一个中央腱条和两个侧副腱条。前者止于中间指骨基底;后者两个侧腱与其侧缘所接受的蚓状肌与骨间肌肌腱前行相合,经过近侧及远侧指间关节背面,而止于远侧指骨基底。伸肌腱被切断时,断端不像屈肌腱被切断时那样明显收缩。

三、常见疾病

（1）腕关节损伤，如舟骨骨折、月骨脱位、月骨周围脱位、经舟骨骨折月骨周围脱位等；远侧尺桡关节松弛性半脱位；桡、尺骨远端骨折和掌骨基底骨折，前者如 Colles 骨折、尺骨茎突骨折、桡骨远端骨骺损伤；尺骨远端三角纤维软骨损伤。

（2）手腕背侧或掌侧腱鞘囊肿；手背部伸肌肌腱腱鞘炎（粘连性或狭窄性），如桡侧茎突狭窄性腱鞘炎；腕部退行性关节炎、创伤性关节炎、Sudeck 骨萎缩；腕骨无菌性坏死；腕骨周围神经（正中神经、尺神经）嵌压症。

（3）关节炎症性疾患，如风湿性、类风湿性、病灶性、绝经期性、结核性关节炎。

四、康复物理治疗评定

（一）主观评估

主观评估在手及腕关节康复的物理治疗评定中占据重要地位，该环节专注于收集患者的病史和症状信息。以下列出了关于腕关节主观评估的主要内容。

1. 病史收集

获得详细的病史往往有助于缩小对一些潜在病因的鉴别诊断。诊断腕关节疼痛通常是一个挑战，在某种程度上是由于腕关节（骨骼、软组织、关节外和关节内病因）中发现的大量结构以及其复杂的生物力学特点。

在病史采集的第一步中，患者应该能够表达任何与他（她）的症状有关的细节。该步骤在临床期间使患者对适当的环境产生同感，并增强患者对未来诊断和治疗步骤的依从性。之后，医生应该按照有序的顺序书写病历，收集最具临床相关性的事实，如疼痛特征、其他症状和诱发因素的存在。既往病史：收集患者过去是否有膝关节损伤、手术或相关疾病的信息。

2. 症状评估

一些疼痛特征是值得记录的，如疼痛的质量（痉挛、迟钝、疼痛、尖锐、刺痛、严重或弥漫）、频率、持续时间、强度、辐射以及可能引起疼痛的运动。神经损伤通常表现为与烧灼感相关的剧烈疼痛。另一方面，一种深度的、持续的、钻心的疼痛主要伴随着骨折。韧带损伤引起的疼痛通常是间歇性的，并且容易在运动中引起。

此外，症状的位置有利于指导诊断。局部疼痛的存在可能指向韧带断裂，而神经压迫（由于腕管综合征）常常伴有弥漫性不适。

（二）客观评估

1. 常见评定方法

（1）治疗师应进行系统的身体检查，首先要对上肢进行全面的视诊。

腕关节处明显的肿胀、瘀斑或皮肤变化可提供主要的线索以便了解受伤机制。腕关节的严重畸形通常表明了一个明显的病理过程，可能是由于先前的骨折脱位、软组织和（或）关节肿胀。桡骨远端骨折通常是导致这种畸形的原因，表现为腕关节的桡偏，以及腕骨在桡骨上的移位。桡骨远端的错位可能导致外在的腕骨不稳定和腕关节疼痛。桡尺远侧关节的破坏也会产生腕关节畸形。

检查后，治疗师应首先触诊腕关节的非疼痛部位，然后继续触诊最大的压痛部位。这个顺序是至关重要的，因为一旦引发疼痛（不适），患者可能会变得忧虑，阻止进一步触诊。解剖学知识，尤其是表体解剖学知识可以在腕关节检查时有很大帮助。

所有腕部结构都应触诊并与对侧进行比较。根据患者的病史和疼痛程度，对腕关节进行系统的周向触诊。治疗师通常从桡背侧角开始，到尺背侧，然后到掌侧面。疼痛和压痛部位暗示着潜在结构的病理，临床上应该考虑腕关节结构错综复杂的三维特征。

应测试腕关节的主动和被动运动范围以及握力，并与对侧腕关节进行比较。我们通常用测角仪测量屈曲、伸展、桡偏、尺偏、旋前和旋后。除了在极端运动范围内存在疼痛之外，腕关节之间的运动范围的差异会带来重要的信息来缩小鉴别诊断的范围。评估神经血管状态也很重要，特别着重于正中神经、桡神经和尺神经的完整性，以及双手血液循环（Allen 试验）。

常规触诊可能不足以再现患者的症状，因此，需要进行激发试验来确定引起疼痛的特定解剖结构。这些激发试验应用外力作用于特定的解剖结构，进而引发预期的临床反应。阳性试验与特定腕关节病理诊断密切相关。虽然这些动作的特异性并不总是很高，但在一个具有挑战性的动作中的阳性发现与患者的临床数据（病史、其余检查和无创成像）相结合，几乎总能得出决定性的诊断。

（2）腕关节力量评估。

关节力量评估主要有两种方式：一是在拮抗肌被拉长的情况下测试原动肌的力量是否达标，二是在舒适的中立位测试原动肌力量是否达标。原动肌力量在第一种方式下表现不佳时，就需要采用第二种方式进行测试。不过，考虑到掌部较短，伸腕与屈腕的幅度不一，仅针对腕关节进行第一种形式的测试，其测试步骤如下：

将肘关节放到坚固且高度合适的桌面上，让腕关节刚好置于桌面以外，伸肘，掌心朝上，测试者一手将被测者手腕固定，另一手握被测者掌骨，测试者与被测者同时发力，并进行主观力量评估。然后，被测者将掌心朝下，测试者采用相同方法对其伸腕力量进行主观评价。如果发现屈腕力量与伸腕力量有明显差别，请针对力量较小的一侧进行强化训练。

2. 腕部的其他特殊检查

（1）舟骨移位试验：见图 4-1 和图 4-2，提供了舟月稳定性和舟骨周围滑膜炎的定性评估与对侧无症状腕关节的比较。

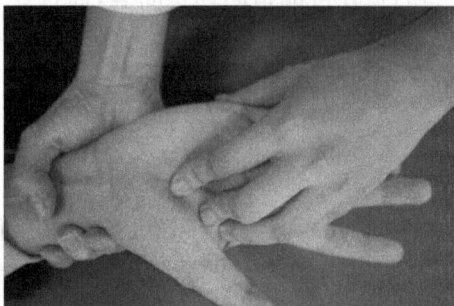

图 4-1　舟骨移位试验(1)

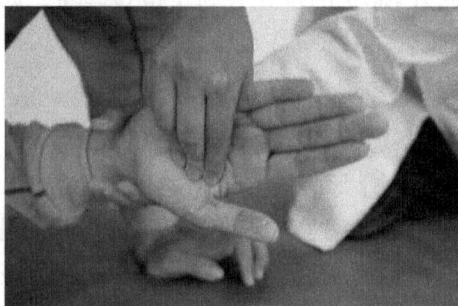

图 4-2　舟骨移位试验(2)

基本上,该试验旨在当腕关节桡偏时,引起位于桡骨背侧缘的舟骨近极的半脱位。这个动作是通过从尺侧的角度抓住患者的手,将医生的拇指放在舟骨远极的掌侧面上。通过将腕关节从尺侧桡偏,检查者向舟骨远极施加压力,从而防止舟骨正常弯曲。对于伴有韧带松弛或不稳定的患者,拇指压力和邻近腕骨正常运动的联合应力可能会导致舟骨从窝中跳出,并到达桡骨背侧缘。通过减少对拇指施加的压力,舟骨通常恢复到正常的位置。舟骨单侧运动过度引起的疼痛实际上是对舟月关节不稳定的诊断。

(2)豆三角关节剪切试验:提供了对豆三角关节的定性评估。检查者的拇指放置在豌豆骨上,同时在三角骨区域施加背向压力并且做圆周磨削运动。该动作引起的疼痛与关节的不稳定性和(或)退行性是一致的。为了避免疼痛重叠,在评估月三角关节之前,做这个试验是很重要的。

(3)月三角关节挤压试验:评估月三角韧带的完整性。由于它的整体诊断准确性被认为优于其他月三角关节试验,所以是目前我们的第一选择。通过支撑手腕,将三角骨从尺骨向桡骨与月骨相对的方向推进,如果有疼痛感,则试验被认为是阳性的。阳性的试验可能表明月三角韧带撕裂或不稳定。

(4)月三角关节冲击试验:检测月三角韧带损伤。用一只手的拇指和示指捏着月骨,同时用另一只手的拇指和示指将三角骨和豌豆骨向背侧和掌侧移动。关节的疼痛和过度的可移动性暗示月三角韧带撕裂。

(5)尺腕关节压力试验:被认为是关节内尺腕关节障碍的筛选试验。该试验是通过在被动旋前旋后与腕关节处于最大尺偏时将轴向应力施加到腕关节上进行的。

(6)钢琴键试验:检查桡尺远侧关节的稳定性,经常显示不稳定性,即使通过影像学检查也无法检测出来。钢琴键的标志通过在乙状切迹远端的上方和下方压迫尺头且同时支撑腕关节旋前而表现出来。在施加力从尺骨远端移除后,无论何时尺骨头恢复到其正常位置,该动作的结果都是阳性的,就像钢琴键弹起一样。

(7)TFCC挤压试验:有助于识别TFCC损伤。在腕关节轴向负荷和尺偏的情况下,当引起疼痛反应并再现患者症状时,试验是阳性的。

(8)尺骨凹试验:识别TFCC的凹处撕裂(也是尺三角韧带撕裂)。检查者将其拇指按压到尺骨凹处,在尺侧腕屈肌腱和尺骨茎突的尺头与豌豆骨之间的掌侧面用前臂进行中性旋转。当再现患者症状时,试验被认为是阳性的。临床上,TFCC分裂可通过评估DRUJ的稳定性来区分尺三角韧带撕裂,因为在TFCC撕裂中,DRUJ是不稳定的,而在尺三角韧带撕裂中,DRUJ是稳定的。

(9)腕骨间关节位移试验:证实了腕骨间关节不稳定。在这个操作中,检查者在旋前和轻度屈曲时对腕关节施加轴向负荷。在这种情况下,轴向负荷使桡骨向尺骨偏移。这种操作通常会再现一种特征性的、痛苦的"沉闷声"。这一发现基于从近排屈曲到伸展平稳过渡的损失,因为该单元从桡骨向尺骨偏移。根据需要多少阻力来维持腕关节在尺偏时的半脱位,腕关节被分为5个不稳定等级。

(10)冰激凌勺试验:加重尺侧腕伸肌半脱位。腕关节首先定位于完全旋前、尺偏和伸展,然后缓慢移入旋后,同时保持尺偏并且检查者用另一只手来抵抗阻力("就像冰激凌被舀起来时")。如果症状再现,并且尺侧腕屈肌腱在尺骨远端上的断裂被可视化、听到或触诊,则认为试验为阳性。

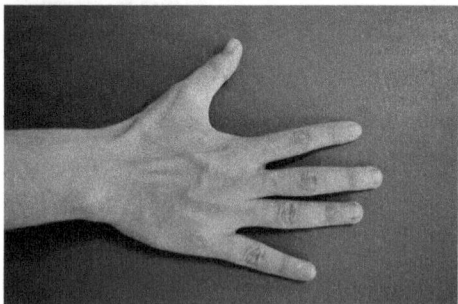

图4-3 鼻烟窝肌腱测试

3. 手部的其他特殊检查

(1)鼻烟窝肌腱测试:见图4-3,拇指外展位,暴露鼻烟窝。之后再进行肌腱的按压。

(2)腕管综合征(carpal tunnel syndrome,CPR)测试:

① 甩手测试(flick sign)后感觉明显好转(见图4-4)。

② 腕关节上下长度比例(wrist ratio index)>0.67(见图4-5)。

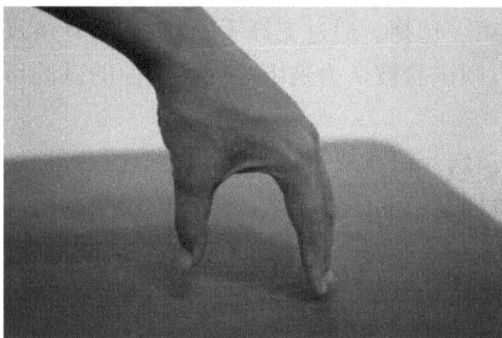

图4-4 甩手测试

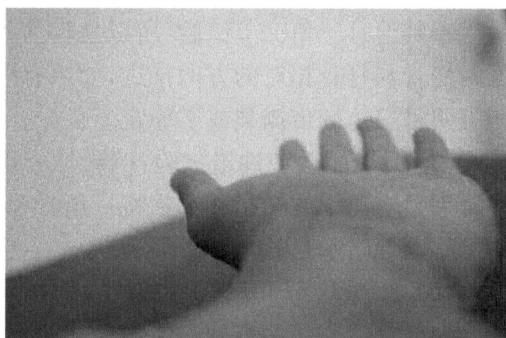

图4-5 腕关节上下长度比例

③ 症状严重性评分(SSS)>1.9(11个问题的量表)。

④ 感觉降低或丧失。

⑤ 年龄大于45周岁。

(3)握拳尺偏试验(Finkelstein test):可测试拇指的肌腱炎,总共分为3步。

① 手腕伸出床面,前臂中立位。拇指向上。利用重力作用做尺偏,观察桡骨茎突是否有疼痛。

② 治疗师抓住除拇指外的四指,做尺偏,同样观察。

③ 治疗师抓住大拇指做尺偏(见图4-6),同上。

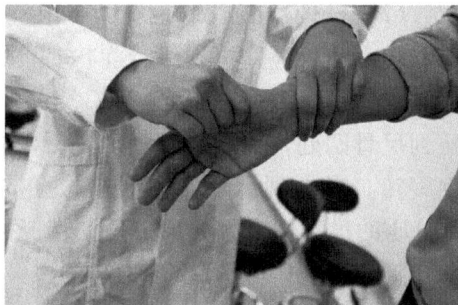

图4-6 握拳尺偏试验

五、康复物理治疗干预

(一)腕关节急性损伤处理

运动损伤后的"黄金48小时",即治疗急性运动伤害的黄金时间是伤害发生后的48小时内。目前公认 PRICE 原则作为处理急性运动损伤的黄金标准,腕关节扭伤急性期同样适用。

1. Protect－保护

损伤一旦发生,立即停止活动,保护患处,离开运动场所,必要时求助他人帮助转移,避免造成二次损伤或加重。

2. Restrict－制动

急性损伤后暂时休息,避免任何掌、腕部剧烈活动。

3. Ice－冰敷

对受伤部位施以冰敷(或使用冷冻喷雾剂),可采用间歇性冰敷疗法,即冰敷 10 min,室温下休息 10 min,再冰敷 10 min,能有效避免温度过低造成的冻伤或因缺血再灌注引起的二次损伤。冰敷至皮肤温度在 10～15℃即可,若有皮肤破损或水疱等开放性伤口,则不宜冰敷。

4. Compression－加压包扎

对受伤部位进行绷带包扎或用护腕对患处进行加压包扎处理,作用是减缓血流涌向受伤部位,避免进一步伤害。加压包扎主要是针对患处组织施加压力,包扎时松紧适度,过松容易滑脱,过紧阻碍肢体血液循环。

5. Elevation－抬高患肢

将受伤手臂抬高,腕部要高于心脏的位置(距心脏水平 30 cm 以上),促进血液回流,减缓出血与组织液的渗出量,避免因重力形成的肿胀。加压包扎和抬高患肢结合更能有效降低损伤部位的血流量。

(二)慢性损伤处理

损伤的急性期,如果没有及时介入合适的治疗,或者,腕关节长期高负荷工作、运动,会造成腕关节出现过劳损伤(over use),腕关节表现为腕关节活动受限、慢性疼痛、肿胀、僵硬。此时介入康复治疗能够有效改善上述症状。

1. 物理因子治疗

超声波治疗、超短波治疗、磁热疗、神经肌肉电刺激、贴扎治疗,能够有效缓解腕关节僵硬、肿胀、疼痛等症状。

2. 推拿治疗

腕部肌肉推拿虽然对于肌肉力量增加的效果不明显,但是能够有效维持关节的正常功能,消除肌肉组织内堆积的乳酸、蛋白质分解产物等代谢废物,减轻软组织的疲劳和不适感,同时能够刺激感觉神经末梢,提升腕部神经信号的传导速度,提升软组织的兴奋性。

3. 牵伸疗法

腕关节活动度(ROM)是影响腕关节功能的关键因素,腕关节扭伤后,软组织的纤维化、肌肉的僵硬、关节肿胀均会影响腕关节的活动,牵伸训练能够恢复腕关节周围软组织正常的延展性与弹性。腕关节共有四个生理活动范围:腕关节掌屈(0°～80°)、腕关节背伸(0°～80°)、腕关节尺偏(0°～30°)、腕关节桡偏(0°～20°),各个方向的活动都要得到充分的锻炼。

4. 腕关节松动术

通过徒手的主、被动运动来改善腕部各个小关节的运动节律,改善腕关节的活动范围,减少腕关节在活动过程中出现的不适感。

5. 运动疗法

腕关节肌力训练:损伤后由于疼痛、关节活动受限,腕关节周围肌肉常出现萎缩、肌力下降的情况,神经肌肉电刺激结合肌力训练是恢复腕关节肌肉力量的康复方案。

6. 作业治疗

手部、腕部是我们在日常生活、工作中最重要的器官。因此作业治疗对于手、腕关节的损伤尤为重要。作业治疗能够通过专向性的作业训练、感觉训练、工作环境改造等方法,帮助患者更快、更好地回归工作与生活中,提升患者工作效率与生活质量。

六、康复宣教

充分热身能够有效预防运动损伤并提升运动表现,其中热身能够在多个方面对运动损伤的预防起到帮助。

通常热身活动需要进行 5 分钟左右的有氧运动,例如慢跑、跳绳、功率自行车等,主要目的是要提高心率、体温、血液供应、呼吸频率,同时也做好运动的心理准备,让我们更专注地投入运动中。

拉伸运动能够提高软组织的延展性与弹性,并激活其中的本体感受器,提高人体的运动控制能力。如:先压住患侧手背使腕关节尽量屈曲,维持姿势不动。再扳住患侧手掌或手指使腕关节尽量背伸,维持姿势不动。注意保持患侧肘关节处在伸直位。

第三节 复习题

一、试题

(一) 选择题

1. 容易引起骨不连的骨折是(　　　)

A. 舟骨骨折　　　　　　　　　　　　B. Colle's 骨折

C. 月骨骨折　　　　　　　　　　　　D. 掌骨骨折

E. 指骨骨折

2. 常引起缺血性坏死的骨折是(　　　)

A. Colle's 骨折　　　　　　　　　　B. 舟骨骨折

C. 掌骨骨折　　　　　　　　　　　　D. 月骨骨折

E. 指骨骨折

3. 右手示指主动屈曲受限,被动活动正常,其原因是(　　　)

A. 指间关节损伤　　　　　　　　　　B. 肌腱粘连或挛缩

C. 皮肤瘢痕挛缩　　　　　　　　　　D. 屈指肌腱痉挛

E. 神经性麻痹

4. 手部骨折的复位要求是(　　　)

A. 解剖复位　　　　　　　　　　　　B. 功能复位

C. 近乎解剖复位,允许稍微成角　　　D. 近乎解剖复位,允许稍有旋转移位

E. 近乎解剖复位,对位线达 90%

5. 手外伤病人手部应固定的姿势是(　　　)

A. 保护位　　　　　　　　　　　　　B. 休息位

C. 功能位　　　　　　　　　　　　　D. 解剖位

E. 半握拳位

6. 舟骨骨折,若固定不良,最易引起的并发症是(　　　)

A. 畸形愈合　　　　　　　　　　　　B. 延迟愈合

C. 骨缺血坏死　　　　　　　　　　　D. 外伤性关节炎

E. 骨不愈合

7. 拳击运动员训练时不慎发生第 5 掌骨头骨折,造成掌骨头向掌侧移位,骨折向背侧成角,复位后,手应固定在(　　　)

A. 休息位　　　　　　　　　　　　　B. 保护位

C. 功能位　　　　　　　　　　　　　D. 伸直位

E. 工作位

8. 腕部切割伤造成桡动脉、掌长肌、桡侧腕屈肌及正中神经断裂,应如何处理(　　　)

A. 彻底清创,修复断裂组织,伤口缝合,必要时桡动脉结扎

B. 吻合桡动脉,保持手部血供

C. 桡动脉结扎,吻合正中神经

D. 吻合桡动脉,伤口缝合,后期做神经、肌腱修复术

E. 严密观察手部血供及出血情况,可仅作伤口缝合,后期进一步处理

9. 肌腱损伤修复后,极易发生粘连的部位是(　　　)

A. Ⅰ区 　　　　　　　　　　　　　　B. Ⅲ区

C. Ⅱ区 　　　　　　　　　　　　　　D. Ⅳ区

E. Ⅴ区

10. 指屈肌腱修复术后 1～4 周,动力支具使(　　　)

A. 腕处于背伸 30°,掌指关节屈 70°,指间关节伸展位

B. 腕处于掌屈 30°,掌指关节、指间关节伸展位

C. 腕处于伸展位,掌指关节屈 70°

D. 腕处于掌屈 30°,掌指关节屈 70°,指间关节伸展位

E. 腕处于伸展位,掌指关节屈 30°,指间关节屈 70°

11. 指屈肌练习时,指浅屈肌相对于骨滑动范围最大的是(　　　)

A. 全拳 　　　　　　　　　　　　　　B. 直拳

C. 半握拳 　　　　　　　　　　　　　D. 勾拳

E. 握玻璃杯状

12. 手外伤后屈肌练习的方式有(　　　)

A. 直拳 　　　　　　　　　　　　　　B. 勾拳

C. 完全握拳 　　　　　　　　　　　　D. 半握拳

E. 除半握拳以外全是

13. 手肌腱松解术后 2～3 周可以进行(　　　)

A. 轻度 ADL 练习 　　　　　　　　　B. 阻力练习

C. 木工作业 　　　　　　　　　　　　D. 抓握力量练习

E. 恢复工作

14. 肌腱损伤最难处理的部位是(　　　)

A. 腕管区 　　　　　　　　　　　　　B. 手掌部位

C. 中指指骨区 　　　　　　　　　　　D. 远节指骨区

E. 近节指骨区

15. 手灵巧性评定方法(　　　)

A. 关节活动范围的测量 　　　　　　　B. 9 孔插板测验

C. 肌力检查 　　　　　　　　　　　　D. Tinel's 征检查

E. 以上均可以

16. 手神经外伤后,感觉恢复的顺序是(　　　)

A. 痛觉、温觉、32 Hz 振动觉、256 Hz 振动觉、辨别觉

B. 痛觉、温度觉、辨别觉、移动性触觉

C. 痛觉、温度觉、辨别觉、32 Hz 振动觉

D. 痛觉、温度觉、32 Hz 振动觉、移动性触觉

E. 痛觉、辨别觉、温度觉、移动性触觉

17. 不参与构成远侧列腕骨的组织是（　　）

A. 大多角骨　　　　　　　　　　B. 小多角骨

C. 头状骨　　　　　　　　　　　D. 钩骨

E. 三角骨

18. 不参与肌腱构成的组织是（　　　）

A. 胶原纤维　　　　　　　　　　B. 腱内膜

C. 弹力纤维　　　　　　　　　　D. 腱外膜

E. 腱旁组织

19. 屈肌腱缝合后的固定问题,错误的是（　　）

A. 彻底固定 3 周后,再开始功能锻炼　B. 保护性被动活动

C. 术后早期开始主动伸指,被动屈指　D. 肌腱术后粘连与固定有关

E. 被动屈指依靠橡皮条来进行

20. 有关伸肌腱损伤的修复方案,错误的是（　　　）

A. 一期修复

B. 末节伸肌腱断裂,固定的位置是远端指间关节过伸,近端指间关节尽量屈曲

C. 末节伸肌腱断裂需固定 6 周

D. 末节伸肌腱断裂也需考虑手术治疗

E. 指伸肌腱无腱鞘,有腱周组织等,术后粘连机会少

（二）名词解释

1. 手功能位

2. 手休息位

3. 腕管

（三）简答题

1. 手骨折早期阶段康复目的是什么？简述有哪些具体措施？

2. 掌骨骨折后如何进行康复治疗？

3. 影响指屈肌腱修复术后早期活动的因素有哪些？

4. 手骨折后如何预防关节僵硬？

5. 手周围神经损伤康复治疗的作用有哪些？

（四）案例分析题

患者黄某,男,26 岁,于 2021 年 12 月,在支具保护下前来邦能康复门诊部就诊。

主诉:左腕扭伤 18 周余。2021 年 7 月骑摩托车时扭转方向,出现手腕内部剧烈疼痛,后于医院进行 MR 平扫检查,放射诊断结果显示左腕三角纤维软骨复合体损伤,选择进行石膏固定治疗后无效,前来康复就诊。患者康复目标是解除疼痛,回归生活。

问题：

1. 试述 TFCC 结构的特点及功能。

2. 试述 TFCC 损伤机制。

3. 试述患者的康复治疗方案。

二、参考答案

（一）选择题

1～5　ADEAC　6～10　EBACD　11～15　BEAEB　16～20　DECAD

（二）名词解释

1. 手功能位：手功能位是手将发挥功能时的准备体位，呈握球状。表现为腕关节背伸 20°～25°，轻度尺偏；拇指外展、外旋与其余指处于对指位，其掌指及指间关节微屈；其余手指略微分开，掌指、近指间关节半屈位，远位指间关节轻微屈曲，各手指关节的屈曲程度较一致。

2. 手处于自然静止状态下的一种半握拳姿势。即腕关节背伸 10°～15°，伴有轻度尺侧偏斜；拇指轻度外展，指尖接近或触及示指远侧指间关节的桡侧；其他各指的掌指关节和指间关节呈半屈位，示指曲度较小，越向小指越大。

3. 由屈肌支持带与腕骨沟共同构成。管内有指浅、深屈肌腱及屈肌总腱鞘、拇长屈肌腱及其腱鞘和正中神经通过。

（三）简答题

1. 答：

手骨折早期阶段康复目的：消除肿胀，控制疼痛。具体措施：抬高肢体，主动运动，物理疗法（超短波、紫外线、磁疗、超声波、石蜡疗法、水疗、按摩）。

2. 答：

掌骨骨折后康复治疗：手骨折后首先复位，然后固定。手固定的正确位置是掌指关节屈 60°～70°，指间关节屈 10°或中立位，此位的优点是指关节韧带的张力最高，可以防止关节严重挛缩。但此位置易致手内肌挛缩，故应及早进行手内肌肌腱牵伸治疗。

骨折后最重要的是防止掌指关节的僵硬，各种具体骨折的治疗中都必须包括此关节的运动治疗。

（1）固定期：

① 患手示指、中指、环指和小指进行主、被动运动。开始时以被动运动为主，进行指间关节的屈伸运动。待局部疼痛消失后，以主动活动为主，每次活动时间以局部无疲劳感为宜。

② 局部按摩，对患手软组织进行揉搓挤捏，每次以局部有明显的热感为宜。

（2）骨折愈合后：

① 拇指外展、内收、对掌及屈伸活动练习。开始时以被动活动为主，用健侧手握住拇指进行，运动幅度不宜过大，以骨折部位不感到疼痛为限。

② 1 周后以主动活动为主，运动范围逐渐加大。

③ 做关节主动运动前,先进行蜡疗(蜡浴或蜡饼的局部)和水疗。石蜡具有热、润滑和可塑性的作用,可软化僵硬的瘢痕和关节。

3. 答:

影响指屈肌腱修复术后早期活动的因素有:临床上,患指术后进行早期活动受到两种因素的制约,其一是修复部位的最大抗张强度,尤其是术后第 5 天至 2 周,此阶段肌腱处于软化状态,抗张能力显著下降;并且水肿产生的黏弹性力对屈指活动也产生限制性影响。其二是预防断裂肌腱间隙形成的修复技能,即精湛的手外科技术是获得满意结果的必要条件。

4. 答:

手骨折后关节僵硬预防:手的指骨间关节和掌指关节更容易发生强直。掌指关节发生挛缩后不容易纠正,故应避免在伸直位固定掌指关节。预防关节强直的关键在于早期处理损伤、良好的固定位置、早期功能锻炼。一旦发生手部关节强直,需作积极的治疗。包括支具装配、手的主动与被动活动及手术松解等。

5. 答:

(1) 促进周围神经轴突再生,更快、更好地长至合适的终末器官。

(2) 神经再生尚未恢复对终末器官的神经再支配之前,对瘫痪肢体的处理极为重要。康复治疗能预防瘫痪肢体关节僵硬、肌肉纤维化、挛缩及皮肤营养不良性溃疡。

(3) 一旦再生轴突与同性质的靶器官重建突触联系,就为神经功能恢复奠定了基础。但很多再生轴突并不支配原先的靶器官,如原先支配拇指感觉受体的再生感觉轴突却支配了示指的感觉受体,这将导致原先运动神经冲动的效应或感觉定位、类型发生改变,而运动和感觉康复再训练可以最大限度提高神经功能的恢复程度。

(四) 案例分析题

1. 试述 TFCC 结构的特点及功能

TFCC 是手腕关节尺侧(小拇指侧)的一个复合体结构,由一群韧带及纤维软骨组成,其结构包括:关节盘、半月板同系物、掌侧及背侧的桡尺韧带、尺月韧带、尺三角韧带、尺侧副韧带、尺侧关节囊、尺侧伸腕肌腱腱鞘。

2. 试述 TFCC 损伤机制功能

(1) 桡骨远端关节面的尺侧延伸,覆盖尺骨头。

(2) 传导尺腕关节间的轴向应力,吸收部分负荷。

(3) 形成桡骨、尺骨远端牢固的弹性连接,提供旋转稳定性。

3. 试述患者的康复治疗方案

(1) 对腕关节尺侧部提供支撑。

创伤性损伤通常发生在手腕过度伸展加上扭转的动作下,在远端尺骨处的手腕尺侧遭受外力的冲击。

(2) 退化性损伤几乎都发生在关节盘的中央部分,通常会造成不平滑的边缘,而且是由尺侧(小拇指侧)腕骨与尺骨头的撞击所造成。

(3) 受伤至受伤后 2 周。

① 固定:创伤性的 TFCC 损伤,在没有不稳定的情形下,应该在开始的 2~3 周固定。

一般而言,将手腕固定在中央位置,而且最主要的是让前臂不能有旋转动作。

②冷敷:用冰袋冷敷能减缓神经纤维的传导速度,降低疼痛并减轻发炎反应(活动训练后进行)。

(4)理疗:经皮神经电刺激疗法(TENS)、超声。

(5)受伤第2周至第4周。

①固定、冷敷。

②热敷:由于通过手腕部分的血管及动脉分支并不多,因此无法提供充分的养分,使手腕部软组织恢复缓慢。热敷可以促进血液循环,相对可以增加养分的供给(可用热毛巾、暖水袋等)。每天2~3次,每次15~20分钟,敷于患处。

③手指等长运动:目的在于减缓疼痛,为更进一步运动做准备,在手腕不动的状态下手指轻抓握网球(注意不要过度用力造成手腕移动)。而早期的肌力训练可以使促进患者之后的肌力恢复。最简单的方式是采用握弹力球的训练方式,每次保持3~10秒(网球、弹力球等)。

④主动的关节活动度:手腕多方向自主运动(屈曲、伸展、尺偏和桡偏),早期关节活动可以避免关节粘连的情形发生(在这个阶段活动在无痛的范围内进行)。

(6)受伤第4周至第6周。

①固定、冰敷、热敷。

②等张肌力训练:此时的肌力训练主要是加强手腕周围的肌群。可以手拿弹力带、小哑铃进行屈伸、桡侧偏与尺侧偏等反复性肌力训练,每次10~20次/3组,每天2~3大组(无痛情形时进行)。若用哑铃训练,治疗师在一旁给予口令指导,避免快速重力作用下损伤软骨板。

③伸展:主要针对腕部屈曲与伸展进行被动伸展。对于预防手腕伤害和受伤后期减少软组织短缩有帮助。每次10~30秒/3组,每天2~3组。

(7)受伤第6周后。

①冰敷、热敷、肌力训练、伸展。

②本体感觉训练:用腕力球(Powerball)进行训练。将一个球(篮球、足球)放在桌面上,双手放在球面上,缓慢地进行球的旋转、滚动。

第五章 髋 关 节

第一节 教学大纲

一、教学要求

（一）知识要求

（1）掌握髋关节问题的病理生理学机制及评估。

（2）掌握髋关节的康复评定。

（3）了解髋关节的临床诊断。

（4）掌握髋关节的健康管理。

（5）掌握髋关节的物理治疗。

（二）能力要求

（1）熟悉髋关节的康复评定。

（2）了解髋关节的病理学机制。

（3）学会髋关节的物理治疗。

（三）素养要求

（1）培养学生关心、爱护、体贴患者的意识。

（2）具有良好的沟通能力和团队精神。

二、教学内容

（一）概述

髋关节问题的病理生理学机制。

（二）康复评定

（1）髋关节的康复评定。

（2）髋关节的临床诊断。

（三）康复治疗

（1）髋关节的健康管理。

（2）髋关节的物理治疗。

三、教学重点与难点

重点：髋关节的康复评定及健康管理。

难点：髋关节的物理治疗。

第二节　理论内容

一、相关解剖位置

骨盆由以下 3 块骨所组成:髂骨、坐骨、耻骨。骨盆后方由楔形骶骨组成。两块髂骨与骶骨的交界处形成骶髂关节。

髂骨是骨盆上方的翼形部分,髂嵴为髂骨上缘长形可触摸到的突起,比较两侧髂嵴的高度来判断骨盆的对称性。髂嵴前端有一个尖端称为髂前上棘。在髂前上棘的下方,股直肌近端的附着处称为髂前下棘。髂嵴后方尖端称为髂后上棘。

位于髂后上棘下方的小骨突是髂后下棘,它标记出坐骨切迹的上端。坐骨切迹位于髂后下棘和坐骨棘间的一个半圆空间,坐骨神经从此处离开骨盆。髂窝位于髂骨前表面的一个光滑的凹陷处,为髂肌的近端附着处。

坐骨位于髂骨的后下方。坐骨棘为坐骨切迹下方的骨骼后方突起。四条腘绳肌有三条肌肉的近端附着处在坐骨后下方,此处突起称为坐骨结节。坐姿的时候,通常就是坐在坐骨结节上。坐骨支为坐骨结节往前延伸的部位,与其结合在一起。

耻骨由两部分组成:耻骨上支和耻骨下支。它们在前方形成耻骨嵴。两个髂骨的耻骨嵴接合处称为耻骨联合。由耻骨支和坐骨形成的大圆形开口称为闭孔,闭孔上方有闭孔膜覆盖,是闭孔外肌和闭孔内肌的近端附着处。

髋臼属于深且杯状的结构,在髋关节处包围着股骨头,呈马蹄状关节,上表面为月状面,覆盖有相当厚度的关节软骨。正常情形下髋臼是接触股骨头的唯一部位。正常来说髋臼窝并不会接触到股骨头,因此并没有覆盖关节软骨。

骶髂关节由髂骨的耳状面与骶骨的耳状面构成,关节面扁平,彼此对合非常紧密,属平面关节。

股骨由股骨头、股骨颈和股骨柄所构成。股骨头里有一处小型杯状的凹陷,称为股骨头凹,此处容纳圆韧带。股骨颈为股骨头连接到股骨柄的地方,其上方外侧边缘为大转子。小转子是骨头往后方内侧的一处尖锐突出,为髂腰肌的远端附着处。较远端处为粗线,此线微凸在骨头上,沿着股骨的后方走,此骨嵴是很多内收肌的远端附着处和两条股四头肌的近端附着处。耻骨肌线是在小转子到粗线上方的小骨嵴,也是耻骨肌远端附着处。自粗线上方外侧部分隆起的是臀肌粗隆,为臀大肌的远端附着处。

二、生物力学

髋关节由凹状的髋臼与凸状的股骨头构成,属于球窝结构,具有内在稳定性。通过髋关节头、臼软骨面相互接触传导重力,支撑人体上半身的重量及提供下肢的活动度。

髋关节是人体最大的负重关节,主要是由骨盆上的髋臼与股骨近端的股骨头以及圆韧带、软骨等一些软组织构成。股骨颈与股骨干之间的角度即颈干角(见图 5-1、图 5-2)。

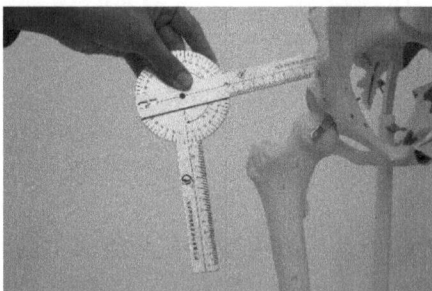

图 5-1 颈干角(1)

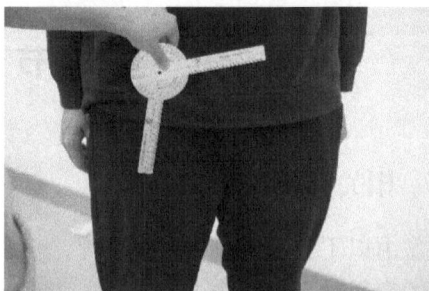

图 5-2 颈干角(2)

成人颈干角为 $110°\sim141°$。此角可以增加下肢的运动范围,并使躯干的力量传递至较宽的基底部。股骨干偏斜所致的髋外翻($\geqslant141°$)和髋内翻($\leqslant110°$)都将改变与髋关节有关的力。股骨颈长轴与股骨远端两髁横轴之间的夹角为股骨颈前倾角,通常在 $12°\sim15°$,前倾角大于 $15°$ 会使一部分股骨头失去髋臼的覆盖。股骨矩位于股骨颈干连接部的内后方,在小转子的深部,为多层致密骨构成的骨板,是股骨干后内侧骨皮质的延伸部分。股骨矩是股骨上段偏心受力的着力点,为直立负重时最大压应力部位,同时也受到弯矩和扭矩的作用,其存在增加了颈干连接部对应力的承受能力。

在正常状态下,髋关节各个方向的力保持平衡。双足对称站立时,体重平均分布到双下肢,每髋承担除下肢重量之外体重的 $1/2$。一侧下肢负重时,髋关节负担为除去一侧下肢重量的体重加上外展肌肌力。此时在负重髋关节股骨头上部一处形成类似平衡杠杆系统中的支点。为了保持身体平衡,需要外展肌紧张,发挥平衡作用。若重心远离负重髋关节,则承力增加;若重心移向负重的髋关节,则承力减少;重心全部移到负重的髋关节上,则外展肌承力为零,髋仅承受部分体重的压力。

髋关节是一个球轴承的运动结构,主要动作可分解为在三个互相垂直平面上的运动:矢状面上的屈伸、冠状面上的内收外展,以及横断面上的内外旋转。这三个平面动作的范围不同,髋关节最大幅度的活动在矢状面,前屈幅度为 $0°\sim140°$,后伸幅度为 $0°\sim15°$。在冠状面,外展幅度为 $0°\sim30°$,内收幅度为 $0°\sim25°$。在横断面,当髋关节屈曲时外旋 $0°\sim90°$,内旋 $0°\sim70°$;髋关节伸直时由于软组织的约束功能而使旋转角度较小,内外旋则分别为 $45°$。上楼梯时活动范围较大,屈伸活动范围为 $67°$,内收外展及内外旋动作分别为 $28°$ 和 $26°$。而在跑步时,矢状面上的屈伸动作范围会增加。髋关节的关节表面活动可以认为是股骨头在髋臼内的滑动。球与窝在三个平面内围绕股骨头旋转中央的转动产生关节表面的滑动。如果股骨头与髋臼不相适应,滑动将不平行于表面或不沿表面切向,而使关节软骨受到异常应力导致压缩或分离。

三、康复物理治疗干预

(一) 主观评估

主观评估在进行髋关节康复的物理治疗评定中占据重要地位,该环节专注于收集患者的病史和症状信息。

(二) 客观评估

1. 髋关节活动度检查

(1) 髋屈:见图5-3~图5-4。

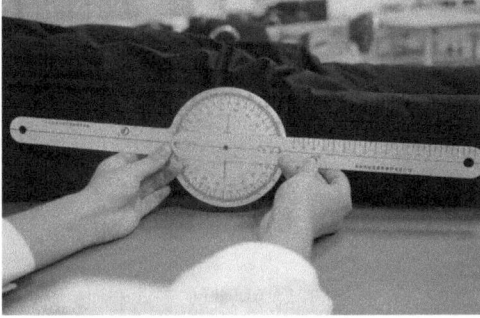

图5-3　髋屈活动度检查(1)

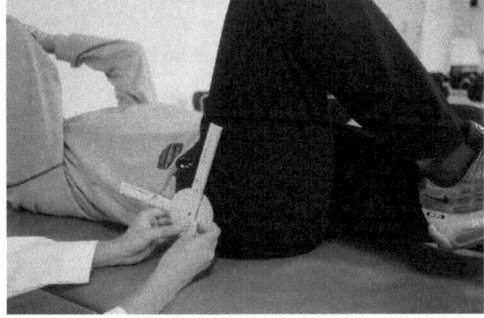

图5-4　髋屈活动度检查(2)

(2) 髋伸:见图5-5~图5-6。

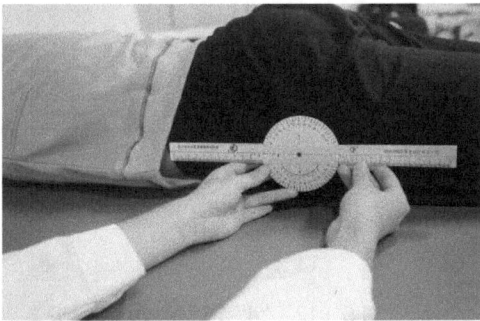

图5-5　髋伸活动度检查(3)

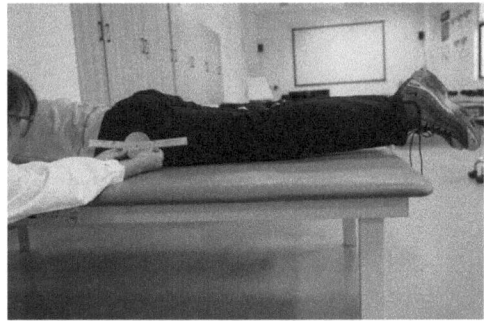

图5-6　髋伸活动度检查(4)

(3) 髋外展:见图5-7~图5-8。

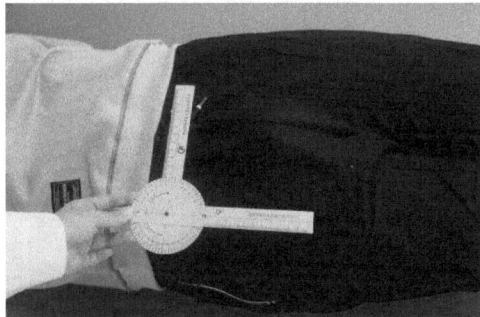

图5-7　髋外展活动度检查(1)

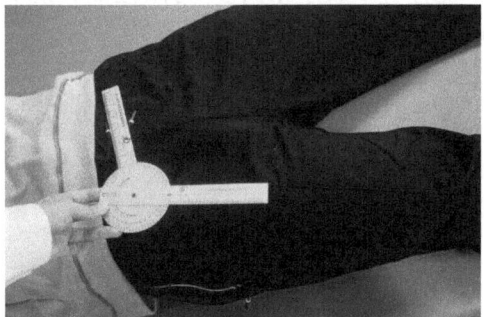

图5-8　髋外展活动度检查(2)

(4) 髋内旋:见图5-9~图5-10。

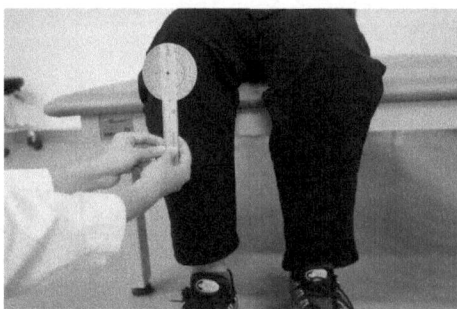

图 5-9 髋内旋活动度检查(1)

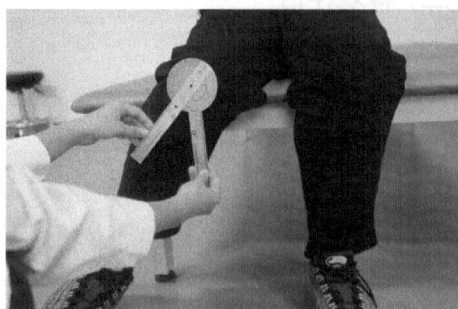

图 5-10 髋内旋活动度检查(2)

2. 其他特殊检查

(1)"4"字试验:患者仰卧位,患侧下肢屈膝屈髋,将患侧下肢外踝放于对侧膝上,作盘腿状。医生一手扶住对侧髂嵴部,另一手将患侧的膝部向外侧挤压,若骶髂关节有病变,则该处出现疼痛,为阳性征(见图 5-11、图 5-12)。

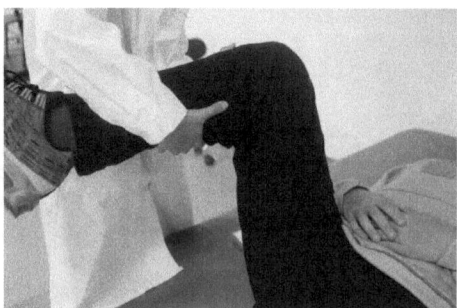

图 5-11 "4"字试验(1)

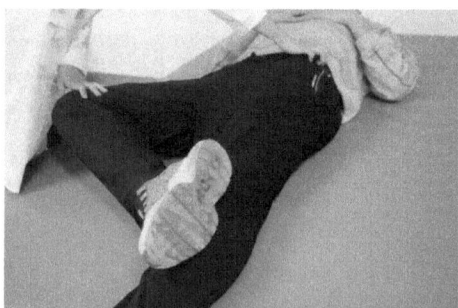

图 5-12 "4"字试验(2)

(2)托马斯试验(Thomas 征):患者仰卧,将健侧髋膝关节尽量屈曲,大腿贴近腹壁,使腰部接触床面,以消除腰前凸增加的代偿作用。再让其伸直患侧下肢,若患肢随之跷起而不能伸直平放于床面,即为阳性征。说明该髋关节有屈曲挛缩畸形,并记录其屈曲畸形角度(见图 5-13、图 5-14)。

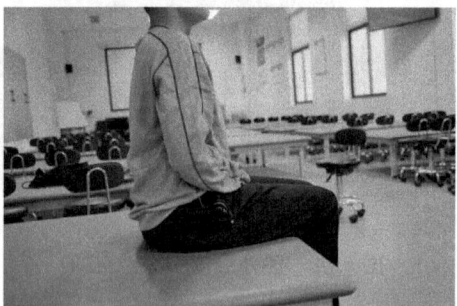

图 5-13 托马斯试验(1)

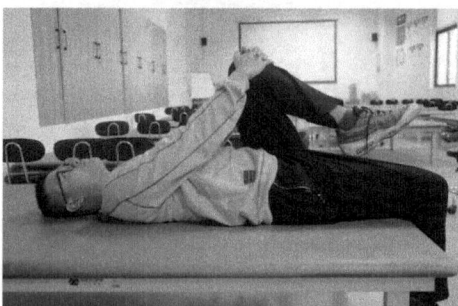

图 5-14 托马斯试验(2)

(3)髋撞击试验:髋关节由屈曲 70°加外展位开始向对侧肩的方向做屈曲内收运动,如果在活动过程中出现髋前侧的疼痛，该试验阳性。阳性表明有前撞击。

（4）大腿推力测试：患者仰卧位，屈髋屈膝伴随轻度内收，检查者一手的掌根部分放在患者的骶骨，另一只手放在膝关节上给予沿着股骨长轴的压力。重复进行 3～6 次的压力。阳性：患者感受到骶髂关节有疼痛或伴随下肢神经麻木的症状。

（5）骶髂关节分离测试：患者仰卧位平躺，检查者双手放在患者的髂前上棘上，垂直向下做背外侧的压力。重复进行 6 次，观察是否会有疼痛。阳性：患者感受到与之前类似的疼痛。

（6）骶骨推力试验：患者俯卧位，治疗师一只手的按压在 S2 位置，垂直向下按压 6 次左右。阳性：患者感受到骶髂关节有疼痛或伴随下肢神经麻木的症状。

（7）压缩试验：患者侧卧位，屈髋 45°，屈膝 90°。治疗师站在背侧，双手放在髂前上棘处，给予垂直向下的压力，压力可达到 6 次左右。阳性：患者感受到骶髂关节有疼痛或伴随下肢神经麻木的症状。

（8）主动梨状肌检查：

这个检查的特异性是 80%，敏感性是 78%。在做这个测试之前，要充分排除腰椎和骶髂关节引起的症状。首先让患者屈髋屈膝侧躺在健侧，把测试的这一侧的脚放在床上，测试者用手触诊梨状肌，或者让髋处于外旋外展位，测试者给其一个内收内旋的力让患者对抗。如果在触诊或者做对抗时激发了熟悉的臀部深层的疼痛或者坐骨神经的放射症状，实验为阳性（见图 5－15）。

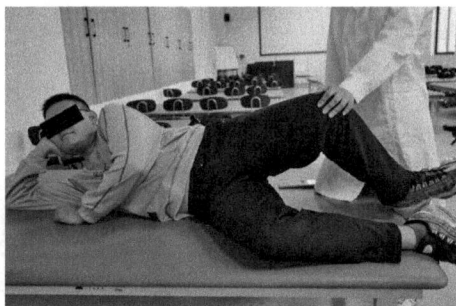
图 5－15 主动梨状肌检查

（9）前侧关节盂唇撕裂的检查：

患者仰卧位，检查者将患者的髋关节屈曲、外旋、外展，然后再慢慢地移动到内旋、内展、伸展位，如果重现了熟悉的疼痛合并出现了髋关节的捻发音，或是单纯出现疼痛，试验都为阳性（见图 5－16、图 5－17）。

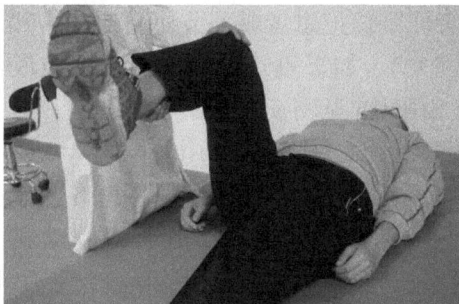
图 5－16 前侧关节盂唇撕裂检查(1)

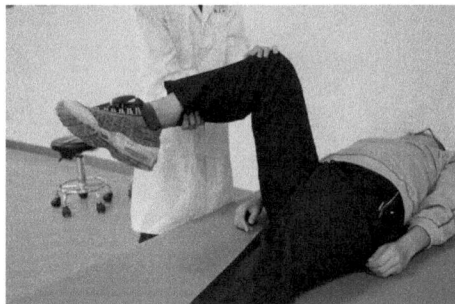
图 5－17 前侧关节盂唇撕裂检查(2)

（10）后侧关节盂唇撕裂的检查：

患者仰卧位，检查者将患者髋关节放到屈髋内旋内收的位置上，然后慢慢地把髋关节放到外旋外展伸展的位置上。检查中患者重现症状，或者重现腹股沟的疼痛，检查为阳性

（见图 5-18、图 5-19）。

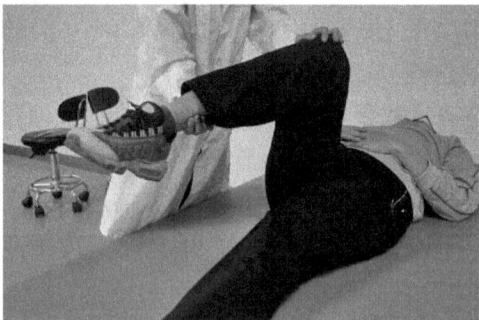

图 5-18　后侧关节盂唇撕裂检查(1)

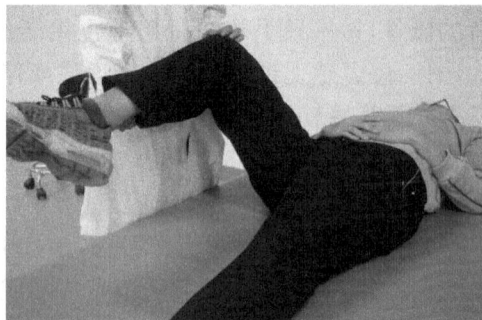

图 5-19　后侧关节盂唇撕裂检查(2)

（11）Trendelenburg 征/单腿独立试验(Trendelenburg sign)：

让患者单脚站立，如果患者平衡有问题，可以让患者扶住墙壁或者其他稳定的东西，正常情况，治疗师会看到对侧的髋关节往上抬，但是有 Trendeleburg 征的患者，会发现对侧的骨盆往下掉（见图 5-20、图 5-21）。

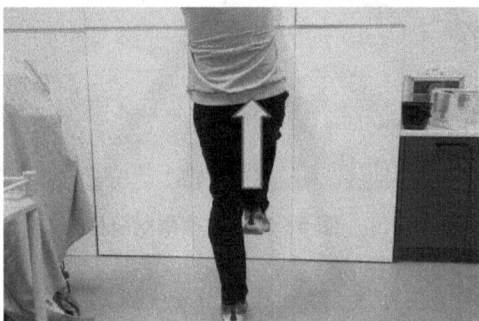

图 5-20　Trendelenburg 征/单腿独立试验(1)

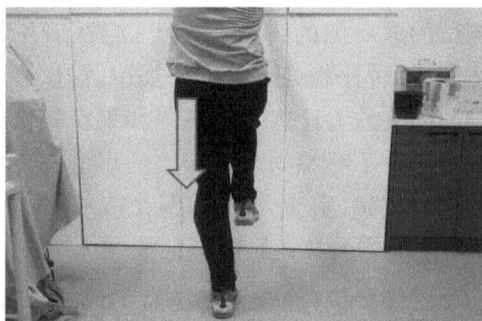

图 5-21　Trendelenburg 征/单腿独立试验(2)

（12）屈曲内收内旋实验(FADIR test)：

患者仰卧位把患者髋关节屈曲到 90°，然后内旋内收髋关节，如果重现症状或者出现腹股沟疼痛，试验为阳性（见图 5-22）。

（13）冲刷试验(scour test)：

方法 1：患者仰卧位，治疗师将患者的髋关节屈曲到 90°，然后内收髋关节到骨盆刚刚离开床面，这时手压膝盖顺着股骨长轴给一个压力，保持压力把髋关节往外打开，然后回到屈髋 90°中立的位置上，手掌放在膝盖上顺着大腿长轴给一个压

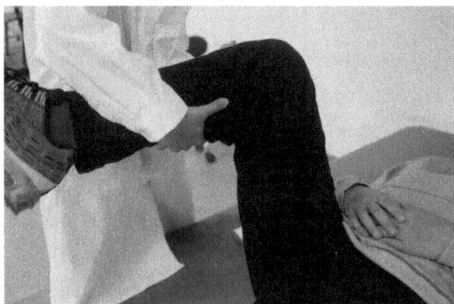

图 5-22　屈曲、内收、内旋测试

力，保持这个压力，然后把髋关节慢慢地内旋，然后外旋。如果过程中出现了疼痛或者阻力，以及患者对检查出现了恐惧，试验都为阳性（见图 5-23～图 5-26）。

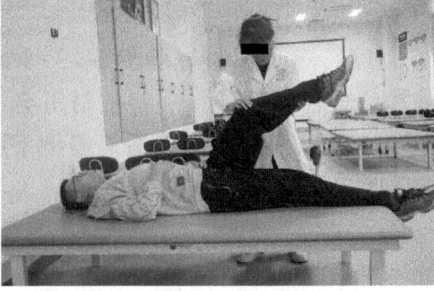

图 5-23 冲刷试验-方法 1(1)

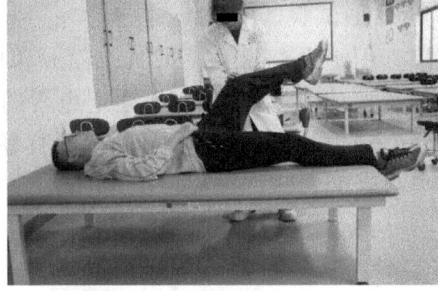

图 5-24 冲刷试验-方法 1(2)

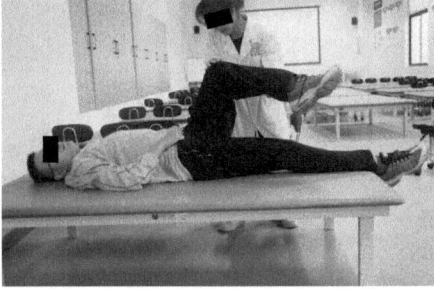

图 5-25 冲刷试验-方法 1(3)

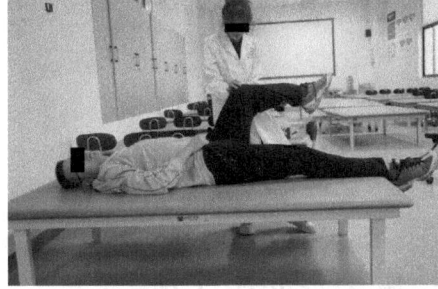

图 5-26 冲刷试验-方法 1(4)

方法 2:患者仰卧,将患者的髋关节屈曲到 90°,手放在膝盖上,给膝关节一个垂直向下的力,保持住这个力,然后将髋关节放到内收伸展位,再到内收屈曲位,然后到外展伸展位、外展屈曲位(见图 5-27~图 5-30)。

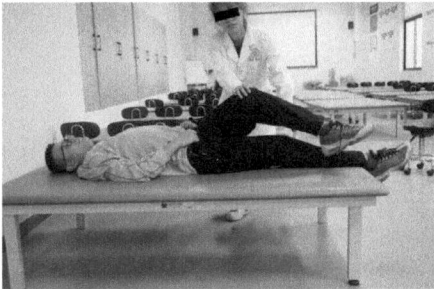

图 5-27 冲刷试验-方法 2(1)

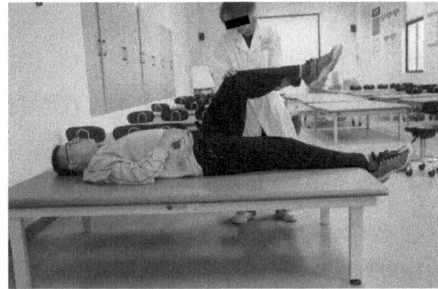

图 5-28 冲刷试验-方法 2(2)

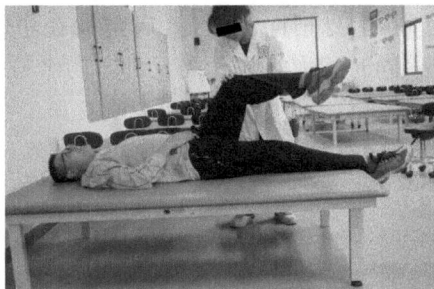

图 5-29 冲刷试验-方法 2(3)

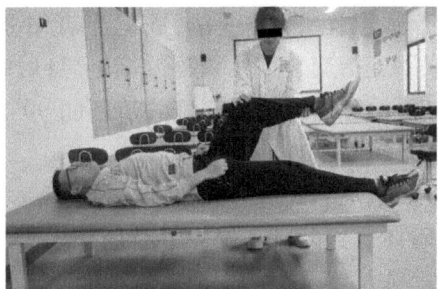

图 5-30 冲刷试验-方法 2(4)

（14）欧伯试验（Ober test）：

该检查用于检查阔筋膜张肌或髂胫束的紧张程度。患者屈髋屈膝侧躺，一手将患者一侧髋关节被动地外展，另一手固定患者的骨盆，然后轻轻地后伸。一些教材里会让膝关节屈膝 90°，可以让膝关节完全伸直，这样髂胫束会拉伸得更多一些，然后慢慢把下肢放下来。如果患者的大腿停在那里了，不能往下放，则试验为阳性（见图 5-31、图 5-32）。

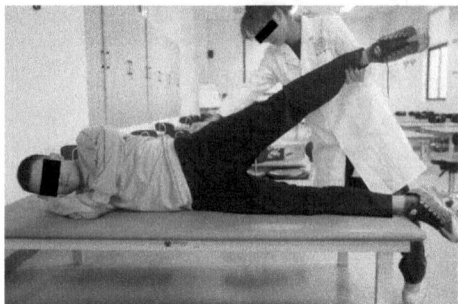

图 5-31　欧伯试验（1）　　　　图 5-32　欧伯试验（2）

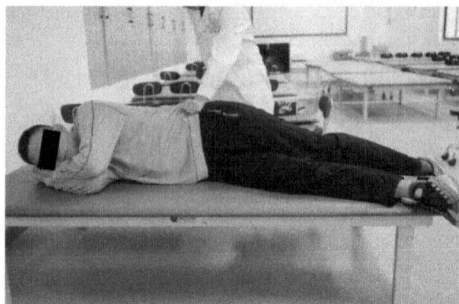

四、康复物理治疗干预

（一）手法治疗

手法治疗是髋关节康复过程中的重要组成部分，它通过对髋关节及其周围软组织的人手操作，来改善关节功能、缓解疼痛、增加关节活动范围，进而促进康复进程。

（二）关节松动技术

1. 长轴牵引

作用：一般松动，缓解疼痛。

患者体位：仰卧位，下肢中立位，双手抓住床头，以固定身体。

治疗师位置及操作手法：面向患者站立于患侧，双手握住大腿远端，将小腿夹在内侧上肢与躯干之间。双手同时用力，身体向后倾，将股骨沿长轴向足部方向牵拉。

2. 分离牵引

作用：一般松动，缓解疼痛。

患者体位：仰卧位，患侧屈髋 90°，屈膝并将小腿放在治疗师的肩上，对侧下肢伸直。双手抓住床头，以固定身体。

治疗师位置及操作手法：面向患者站立于患侧，上身稍向前弯曲，肩部放在患腿的小腿下，双手五指交叉抱住大腿近端，上身后倾，双手同时用力将股骨向足部方向牵拉。

注意：治疗中保持患侧髋关节屈曲 90°。

3. 前后向滑动

作用：增加屈髋和外旋髋活动范围。

患者体位：仰卧位，患侧下肢稍外展。

治疗师位置及操作手法：面向患者站在患侧，上方手掌放在大腿近端前外侧，下方手放在腘窝内侧。下方手将大腿稍托起，上方手不动，借助身体及上肢力量将股骨向背侧推动。

4. 后前向滑动

作用:增加髋后伸及内旋活动范围。

患者体位:俯卧位,健侧下肢伸直,患侧下肢屈膝。

治疗师位置及操作手法:面向患者患侧站立,上方手放在大腿近端后面,下方手托住膝部和大腿远端。下方手稍向上抬起,上方手固定,上身稍前倾,借助上肢力量将股骨向腹侧推动。

5. 屈曲摆动

作用:增加髋屈曲活动范围。

患者体位:仰卧位,患侧下肢屈髋、屈膝,健侧下肢伸直。

治疗师位置及操作手法:面向患者站立,上方手放在膝关节上,下方手托住小腿。双手同时将大腿向腹侧摆动,使患侧下肢髋关节发生被动屈曲。

6. 旋转摆动

作用:增加的内旋或外旋活动范围。此手法有以下两种操作方法:

患者仰卧位,患侧下肢分别屈髋、屈膝 90°,健侧下肢伸直。治疗师面向患者站立,上方手放在髌骨上,下方手握住足跟,将小腿抬起。做内旋旋转时,上方手向内摆动大腿,下方手向外摆动小腿;做外旋旋转时,上方手向外摆动大腿,下方手向内摆动小腿。

患者俯卧位,患侧下肢屈膝 90°,健侧下肢伸直。治疗师面向患者站在患侧,上方手放在臀部固定,下方手握住小腿远端的内外踝处。做内旋时下方手将小腿向外摆动,做外旋时下方手将小腿向内摆动。

7. 内收内旋摆动

作用:增加髋内收、内旋活动范围。

患者体位:仰卧位,患侧下肢屈髋、屈膝,足放在治疗床上,健侧下肢伸直。

治疗师位置及操作手法:面向患者站立于患侧,上方手放在患侧髋部,下方手放在患膝髌骨上。上方手固定,下方手将大腿向对侧髋部方向摆动。

8. 外展外旋摆动

作用:增加髋外展、外旋活动范围。

患者体位:仰卧位,患侧下肢屈髋、屈膝,足放在对侧膝关节上,呈"4"字状,健侧下肢伸直。治疗师位置及操作手法:面向患者站立于患侧,上方手放在对侧骨盆上,下方手放在患侧膝关节。上方手固定,下方手将膝关节向下摆动。

(三) 肌肉牵伸技术

1. 屈膝时髋关节屈曲

(1)牵伸目的:牵伸臀大肌,增加屈膝时屈髋活动范围。

(2)患者体位:仰卧位,下肢稍屈髋屈膝。

(3)治疗师手的位置:站在患者被牵伸侧,远端手握住足跟,近端手托住患肢股骨远端。

(4)牵伸手法:双手托起患侧下肢,同时屈髋关节和膝关节至最大范围。在牵伸过程中固定非牵拉侧股骨,阻止骨盆向后方倾斜移动患者的臀部和膝部,使其充分屈曲以达到牵拉髋关节的伸肌群的目的。

2. 伸膝时髋关节屈曲

(1)牵伸目的:牵伸腘绳肌,增加伸膝时屈髋活动范围。

(2)患者体位:仰卧位,健侧下肢伸直。患肢放在治疗师肩上。

(3)治疗师手的位置:侧立于患侧,先用肩部支撑患侧下肢,一手放在股骨远端以固定骨盆和股骨。

(4)牵伸手法:保持患肢膝关节充分伸展。另一手或另一个人帮助沿患者大腿的前面固定对侧的下肢在膝关节0°伸展位、伸膝时髋关节屈曲立位,同时尽量屈曲牵伸对侧髋关节至最大活动范围。

3. 髋关节后伸

(1)牵伸目的:牵伸髂腰肌,增加髋后伸活动度。

(2)患者体位:俯卧位,牵伸侧下肢稍屈膝,非牵伸侧下肢伸直。

(3)治疗师手的位置:站在患者非牵伸侧,上方手放在臀部固定骨盆,防止骨盆运动;下方手放在股骨远端托住大腿。

(4)牵伸手法:下方手托起大腿离开治疗床面进行牵拉,后伸髋关节至最大范围。

仰卧位替代法:若患者俯卧位有困难,也可采取仰卧位,非牵拉侧下肢安置于床面上,髋膝关节均朝向胸壁方向以稳定髋和脊柱;将被牵伸的下肢悬于治疗床沿,使髋关节后伸超过中立位。治疗师站在治疗床头,上方手固定患者非牵拉下肢髌骨下方,借助重力帮助大腿朝向胸壁的方向,以防止骨盆前倾;下方手放于牵伸下肢髌骨前上方,牵伸时牵伸侧手向下压大腿,使髋关节后伸至最大范围,牵伸髂腰肌。

4. 伸髋伴屈膝

(1)牵伸目的:牵伸股直肌,同时增加伸髋和屈膝活动范围。

(2)患者体位:俯卧位,牵伸侧下肢稍屈膝,非牵伸侧下肢伸膝。

(3)治疗师手的位置:上方手保持髋关节完全伸直,下方手握住胫骨远端向上做后伸髋关节的动作,并逐渐尽可能多地屈膝,注意不要使髋外展或旋转,使股直肌得到最大的牵伸。

5. 髋关节外展

(1)牵伸目的:牵伸髋内收肌群,增加髋关节外展活动范围。

(2)患者体位:仰卧位,下肢伸直。

(3)治疗师手的位置:站在患者牵伸侧,上方手放在对侧大腿内侧,下方手从腘窝下托住牵伸侧大腿。

(4)牵伸手法:上方手按压支撑患者大腿的远端,保持对侧下肢轻度外展来固定骨盆;下方手尽可能外展髋关节至最大范围,以牵拉内收肌。还可以利用沙袋固定健侧膝部,使健侧下肢保持在轻度外展位,治疗师用双手托起患侧下肢,做外展运动。

6. 髋关节内收

(1)牵伸目的:牵伸髋外展肌群,增加髋关节内收活动范围。

(2)患者体位:健侧卧位于床边,在上面的牵伸侧下肢取伸髋位,在下面的非牵伸侧下肢取屈髋屈膝90°位。

（3）治疗师手的位置：站于患者背后，上方手置于髂嵴上固定骨盆，下方手按在牵伸侧股骨远端的外侧。

（4）牵伸手法：上方手按压髂嵴固定骨盆，下方手缓慢向下方做牵伸动作。

7. 髋关节外旋

（1）牵伸目的：牵伸髋内旋肌群，增加髋关节外旋活动范围。

（2）患者体位：患者俯卧，伸髋屈膝90°。

（3）治疗师手的位置：站在患者牵伸侧，上方手按压臀部固定骨盆，下方手握住小腿远端外踝处。

（4）牵伸手法：上方手固定骨盆，下方手将小腿向内旋转至髋部外旋最大范围，以牵拉髋内旋肌群。

（5）坐位替代法：臀部坐于床边，屈髋屈膝90°。治疗师上方手施加压力于髂嵴以固定骨盆，下方手于外踝或小腿外侧施加压力。以外旋髋关节。

8. 髋关节内旋

（1）牵伸目的：牵伸髋外旋肌群，增加髋内旋活动范围。

（2）患者体位：患者俯卧位，牵伸侧下肢伸髋屈膝90°，非牵伸侧下肢伸直。

（3）治疗师手的位置：站在患者牵伸侧，上方手置于臀部固定骨盆，下方手握住小腿远端外踝处。

（4）牵伸手法：上方手固定骨盆，下方手将小腿向内转至最大范围，牵拉股外旋肌群。

（四）运动治疗

运动治疗是髋关节康复中至关重要的一部分，旨在通过特定的运动和活动来促进康复和功能恢复。

1. 增强屈髋肌群肌力

（1）肌力1～3级：

训练方法：患者健侧卧位，患侧伸髋，屈膝90°，治疗师一手托住足踝部，一手托住膝关节，嘱患者努力做全范围屈髋。肌力1级时，治疗师助力屈曲髋关节；肌力2～3级时，只帮助托起下肢，不予助力。

（2）肌力4～5级：

训练方法：患者侧卧位，下肢屈髋90°，膝关节自然屈曲，治疗师一手托住足跟及踝关节，一手放在大腿远端，向足的方向施加阻力，也可以在坐位下进行，治疗师一手放在髂前上棘外固定骨盆，另一手放在股骨远端并向下施加阻力。

2. 增强髋后伸肌群肌力

（1）肌力1～3级：

训练方法：患者健侧卧位，患侧屈髋、屈膝90°，治疗师一手托住足踝，一手托住膝关节，嘱患者努力做全范围伸髋。肌力1级时，治疗师助力后伸髋关节；肌力2～3级时，只帮助托起下肢，不予助力。

（2）肌力4～5级：

训练方法：患者俯卧位，下肢伸直。治疗师一手及前臂放在臀部，固定骨盆，一手放在膝关节上部并向下施加阻力。

3. 增强髋外展肌群肌力

（1）肌力 1～3 级：

训练方法：患者仰卧位，下肢伸直，中立位。治疗师一手托在腘窝，一手托在脚踝处。嘱患者努力做髋外展。肌力 1 级时，治疗师助力外展髋关节；肌力 2～3 级时，只帮助托起下肢，不予助力。

（2）肌力 4～5 级：

训练方法：患者体位同上。治疗师一手放在髂前上棘处固定骨盆，一手放在膝关节外侧并向内侧施加阻力。也可以在侧卧位进行，训练侧下肢在上，治疗师一手放在髂骨上缘固定骨盆，一手放在膝关节外侧并向下施加阻力。

4. 增加髋内收肌群肌力

（1）肌力 1～3 级：

训练方法：患者仰卧位，正常侧下肢髋关节外展 25°，训练侧下肢外展约 30°。治疗师一手托在腘窝处，一手托在足跟。嘱患者努力髋内收。肌力 1 级时治疗师给予助力内收髋关节；肌力 2～3 级时只帮助托起下肢，不予助力。

（2）肌力 4～5 级：

训练方法：患者体位同上。治疗师一手放在髂前上棘固定骨盆，一手置于膝关节内侧并向外施加阻力。也可以在患侧卧位进行，健侧下肢在下，治疗师一手托起健侧下肢，另一手于患侧膝关节内侧并向下施加阻力，患者抗阻力内收髋关节。

5. 增强髋内旋或外旋肌群肌力

（1）肌力 1～3 级：

训练方法：患者仰卧位，患侧屈髋、屈膝 90°。髋关节外旋/内旋位。外旋时，治疗师一手放在膝关节内侧，一手握住脚踝。内旋时，一手放在膝关节外侧，一手握住脚踝。患者努力内旋或外旋髋关节。肌力 1 级时，治疗师给予助力帮助内旋或外旋；肌力 2～3 级时只帮助托起下肢，不予助力。

（2）肌力 4～5 级：

训练方法：患者仰卧位，患侧屈髋、屈膝 90°。治疗师立于患侧。当增强髋内旋肌群肌力时，一手握住踝部，一手放在膝关节内侧并向外施加阻力；当增强髋外旋肌群肌力时，一手握住踝部，一手放在膝关节外侧并向内施加阻力。

（五）物理因子治疗

在康复物理治疗干预的教学内容中，物理因子治疗是至关重要的一环，利用各种物理因子来促进康复，缓解疼痛，改善功能。以下是一些主要的物理因子治疗技术。

1. 热疗

热敷：使用热水袋、热湿敷布、热毛巾等工具，增加局部温度，以促进血液循环、代谢，从而缓解疼痛和肌肉紧张。

热疗设备：如热包、热蜡疗法、热气罩等，提供持续而深层的热疗效果，促进组织恢复和舒缓疼痛。

2. 冷疗

（1）冰敷：使用冰袋、冷湿敷布、冷水浸泡等，通过降低局部温度来减少炎症反应和肿胀，并减轻疼痛。

（2）冷疗设备：如冷包、冷气喷雾、冷压机等，提供更持久和定量的冷疗效果，有助于控制炎症和肿胀。

3. 电疗

（1）低频电疗：主要包括 TENS（经皮电神经刺激疗法）和 EMS（电肌肉刺激疗法）。这些疗法利用低频电流通过皮肤刺激肌肉和神经，以减轻疼痛，改善肌肉萎缩，增强肌肉收缩。

（2）中频电疗：可以产生深层的热效应，以及通过改变电流频率和强度来达到不同的治疗效果，如疼痛控制、肌肉刺激，以及增加局部血液循环，如交流电疗法（IFC）。

（3）高频电疗：主要包括短波治疗和微波治疗。这些疗法利用高频电磁场产生的热效应和生物物理效应，促进组织修复，缓解疼痛，增加血液循环。

每种电疗方法都有其特定的适应证和禁忌证，因此在选择和应用这些电疗方法时，必须考虑患者的具体情况和需要，遵循正确的操作方法和注意事项，以确保治疗的安全性和有效性。

4. 超声疗法

超声治疗：利用超声波的机械和热效应，促进组织修复，增加血液循环，缓解疼痛和肌肉紧张。

5. 冲击波治疗

冲击波治疗是一种机械振动波的物理治疗方法，通过高能量的机械波在治疗区域产生冲击波的效果。冲击波传递到组织中，产生机械力和生物效应，以促进膝关节的康复和治疗。康复专业人员使用专门的冲击波治疗设备，根据患者的具体情况和康复目标调整治疗参数，如波形、频率、能量密度和治疗区域等，以达到最佳的治疗效果。冲击波治疗的优势在于其非侵入性和无药物的特点，它可以刺激组织的修复和再生，促进血液循环，减轻炎症反应，缓解疼痛，并改善功能。

6. 光疗

光疗是一种物理治疗方法，利用特定的光源刺激组织修复、促进康复和缓解疼痛。在髋关节康复中，常见的光疗方法包括激光治疗和红外线治疗。激光治疗利用激光光束的能量照射受治疗区域，以促进细胞修复和血液循环，减轻疼痛和肌肉紧张。激光治疗通常由康复专业人员进行操作，他们会根据患者的具体情况和治疗目标来调整激光的参数。红外线治疗是利用红外线的热效应来促进组织修复和舒缓疼痛。红外线能够穿透皮肤达到深层组织，提供局部热疗效果，促进血液循环和新陈代谢。红外线治疗通常通过红外线灯或设备进行，由康复专业人员进行操作。

7. 水疗

（1）热水疗法：通过在温水中进行运动和康复活动，可以减轻关节压力、增加肌肉柔韧性、促进血液循环和放松身心。

（2）冷水疗法：利用冷水中的压力和温度效应，有助于控制炎症反应和肿胀，促进康复进程。

在实施上述物理因子治疗时,康复师会根据患者的具体情况和治疗目标选择适当的治疗方法,并根据患者的反应和进展进行调整,以确保治疗的安全和有效性。这些物理因子治疗应视为康复治疗计划的一部分,有助于提高患者的生活质量,减轻痛苦,提高活动能力。

五、康复宣教

(一) 注意步行方式

平时走路时,要脚跟先着地然后脚掌再落地,身体重心自然转移到脚尖。注意挺胸直背,手臂自然摆动。

(二) 避免久坐

造成髋关节灵活性下降的重要原因之一,就是臀部肌肉过度紧张。长期伏案的上班族,在工作时的姿势多表现为骨盆后倾,长此以往,会使臀部肌肉变得僵硬,臀部肌肉紧张,则会限制髋关节的活动。建议持续坐着的时间最好不要超过 30 分钟。

(三) 锻炼周围肌肉

髋周肌群对关节起着重要的支撑作用,因此可以通过一些对应的拉伸动作,增加这些肌肉的力量。

(四) 不做负重运动

髋关节疼痛患者,应尽量避免跑步、打球、爬山、爬楼梯等运动,较适宜的运动是散步和游泳,以每天 20～30 分钟为宜。

第三节　复习题

一、试题

(一) 选择题

1. 以下哪条符合髋外翻?（　　）
A. 站姿且骨盆前倾时的髋关节位置
B. 站姿且骨盆后倾时的髋关节位置
C. 其倾斜角度大于 125°
D. 其倾斜角度小于 125°

2. 髂前上棘是哪里的骨性标志?（　　）
A. 髂骨
B. 坐骨
C. 股骨近端
D. 耻骨

3. 髂股、坐股和耻股韧带皆限制以下哪个动作?（　　）
A. 髋关节屈曲
B. 髋关节外展
C. 髋关节内旋
D. 髋关节伸展

4. 站姿时的髋关节挛缩可能是因为（　　）
A. 与骨盆后倾相关
B. 髂股韧带的过度牵张
C. 与腰椎过度前突姿势相关
D. A 和 C
E. B 和 C

5. 以下哪条是骨盆前倾的最佳表述?（　　）
A. 骨盆相对于股骨的髋关节伸展（短弧），同时躯干保持直立
B. 开链运动的髋关节伸展
C. 长弧髋关节屈曲动作，躯干与骨盆往相同方向移动
D. 骨盆相对于股骨的髋关节屈曲（短弧），同时躯干保持直立

6. 髋屈曲的正常关节活动度为（　　）
A. 0°～120°
B. 0°～90°
C. 0°～50°
D. 0°～30°

7. 以下关于右侧骨盆抬高正确的是（　　）
A. 此动作是由右外展肌主动收缩而成
B. 此动作与左髋关节之间闭链运动的外展动作相关
C. 此动作与左臀中肌收缩相关
D. B 及 C
E. A 及 C

8. 哪一个肌群主要是由闭孔神经支配?（　　）
A. 伸髋肌
B. 髋外展肌
C. 髋外旋肌
D. 髋内收肌

9. 以下哪个动作发生在水平面？（　　　）

A. 髋屈曲　　　　　　　　　　　　B. 髋内旋

C. 髋伸展　　　　　　　　　　　　D. 髋外展

10. 以下哪个是主要的屈髋肌？（　　　）

A. 半腱肌　　　　　　　　　　　　B. 梨状肌

C. 臀大肌　　　　　　　　　　　　D. 髂腰肌

11. 以下哪个与产生骨盆后倾的力偶相关？（　　　）

A. 髂腰肌　　　　　　　　　　　　B. 臀大肌

C. 腹直肌　　　　　　　　　　　　D. B 和 C

E. A 和 B

12. 骨盆前倾与哪条相关？（　　　）

A. 臀大肌和竖脊肌的力偶　　　　　B. 腰椎前突减少

C. 腰椎前突增加　　　　　　　　　D. 腘绳肌强力收缩

13. 如果腹直肌无力，执行阻力性的髋屈曲可能会造成（　　　）

A. 减少腰椎前突　　　　　　　　　B. 增加腰椎前突

C. 臀大肌的共同收缩　　　　　　　D. 耻股韧带的断裂

14. 以下关于骨盆后倾哪条正确？（　　　）

A. 与腰椎前突减少相关　　　　　　B. 与腰椎前突增加相关

C. 与髂腰肌和竖脊肌的力偶相关　　D. A 和 B

E. B 和 C

15. 当髋关节屈曲到 70° 时（　　　）

A. 臀大肌呈现松弛状态

B. 髂股韧带变紧

C. 很多内收肌的拉力线将有利于执行髋关节伸展

D. 腰大肌被最大限度拉长

16. 当只有右脚站立时，维持左边骨盆高度不掉落的主要肌肉是（　　　）

A. 左侧髋外展肌　　　　　　　　　B. 左侧髋内收肌

C. 右侧髋内收　　　　　　　　　　D. 右侧髋外展肌

17. 如果患者的左侧关节有关节炎或者疼痛，治疗师可能会建议（　　　）

A. 患者执行左脚重度的阻力训练　　B. 患者以右手使用拐杖

C. 患者以左手使用拐杖　　　　　　D. 患者完全蹲姿

18. 髋关节的右侧外旋肌与以下哪种活动的关联性最大？（　　　）

A. 将左脚在地面定住，往右侧急停　B. 强力的将髋关节内收跨过中线

C. 将右脚在地面定住，往左侧急停　D. 屈曲超过 100°

19. 以下哪条不是臀大肌所执行的动作？（　　　）

A. 髋内旋　　　　　　　　　　　　B. 髋伸展

C. 髋外旋　　　　　　　　　　　　D. 骨盆后倾

20. 下列哪条叙述正确？（　　　）

A. 髋外旋的正常关节活动度为 0°～15°　B. 髋伸展的正常关节活动度为 0°～90°

C. 髋屈曲的正常关节活动度为 0°～100°　D. 髋外展的正常关节活动度为 0°～40°

21. 当髂腰肌被牵张时,必须先稳定骨盆来避免(　　　)

A. 腘绳肌不必要的牵张　　　　　　　　B. 腰椎不必要的前突

C. 腰椎过度的平坦　　　　　　　　　　D. 股四头肌的收缩

(二) 名词解释

1. 下背痛

2. 腰椎间盘突出症

3. 骶髂关节半脱位

4. 步行周期

5. 特发性脊柱侧弯

(三) 简答题

1. 髋关节置换术后的康复治疗分哪几个阶段?

2. 腰椎间盘突出症的治疗原则有哪些?

3. 简述髋关节置换术后的常见并发症。

4. 简述股骨颈骨折的康复评定方法。

(四) 案例分析题

1. 患者秦某,女,63 岁

主诉:因左侧股骨头坏死在 1 天前进行左髋关节置换,现需对患者进行手术后康复训练,请首先为患者明确诊断,再简要写出康复目标及早期康复方案。

2. 患者鲁某,男性,40 岁,右髋外伤后疼痛,不能活动 4 小时

主诉:4 小时前患者乘公共汽车,左下肢搭于右下肢上,突然急刹车,右膝顶撞于前座椅背上,即感右髋部剧痛,不能活动。遂来院诊治。患者身体素健。无特殊疾病,无特殊嗜好。检查:全身情况良好,心肺腹未见异常。骨科情况:仰卧位,右下肢短缩,右髋呈屈曲内收内旋畸形。各项活动均受限。右大腿粗隆上移。右膝、踝及足部关节主动被动活动均可,右下肢感觉正常。

问题:

(1) 给出以上案例的诊断。

(2) 对于此类伤病给出康复治疗计划。

二、参考答案

(一) 选择题

1～5　CADCD　6～10　ADDBD　11～15　DCBAC　16～21　DBCADB

(二) 名词解释

1. 下背痛:以背部疼痛为代表的一组综合征或症状。

2. 腰椎间盘突出症:主要是指腰椎,尤其是 L4～L5、L5～S1、L3～L4 的纤维环破裂

和髓核组织突出压迫和刺激相应水平的一侧和双侧坐骨神经所引起的一系列症状和体征。

3. 骶髂关节半脱位：是指骶髂关节因外力而造成关节的微小移动，不能自行复位，且引起疼痛和功能障碍。

4. 步行周期：是指从一侧足跟到同侧足跟再次着地的过程。

5. 特发性脊柱侧弯：原因不明的脊柱侧弯。

（三）简答题

1. 答：

（1）早期保护期训练阶段：术后 0～2 周。

（2）中期保护期阶段：术后 3～12 周。

（3）肌力强化训练阶段：术后 3～6 月。

（4）运动功能训练阶段：超过 3～6 月。

2. 答：

腰椎间盘突出症的治疗原则：急性发作期，神经根水肿和无菌性炎症明显，理疗时禁用温热疗法，牵引距离不要太大，手法治疗以肌松类手法为主。恢复期可用温热治疗，手法治疗以松动手法为主，如推拿的旋扳手法。

突出物的大小和位置直接影响治疗效果，未破裂型突出以非手术治疗为主。破裂型特别是后纵韧带后型和游离型突出，由于突出物较大，多伴有相应椎管狭窄，非手术治疗效果欠佳，主张以手术治疗为主。

3. 答：

（1）术后脱位。

（2）深静脉血栓形成。

（3）疼痛。

（4）假体松动。

（5）异位骨化。

4. 答：

（1）评定内容包括：肢体长度及周径测量髋部骨折后，肢体的长度和周径可能发生变化，测量肢体长度和周径是必要的。

（2）肌力评定：骨折后，由于肢体运动减少，常发生肌肉萎缩，肌力下降。肌力检查是判定肌肉功能状态的重要指标，常用徒手肌力评定（MMT 法），主要检查髋周肌群、股四头肌、腘绳肌、胫前肌、小腿三头肌肌力。

（3）关节活动度评定：检查患者关节活动范围是康复评定的主要内容之一，检查方法常用量角器法，测量髋、膝、踝关节各方向的主、被动关节活动度。

（4）步态分析：股骨颈骨折后，极易影响下肢步行功能，应对患者施行步态分析检查。

（5）下肢功能评定：重点是评估步行、负重等功能。可用 Hoffer 步行能力分级、Holden 功能步行分类。

（6）神经功能评定：常检查的项目有感觉功能检查、反射检查、肌张力评定。

（7）疼痛评定：通常用 VAS 法评定疼痛的程度。

（8）平衡功能评定：常用的量表主要有 Berg 平衡量表、Tinnetti 量表，以及"站起一走"计时测试。

（9）日常生活活动能力评定：常用改良 Barthel 指数和功能独立性评定。

（四）案例分析题

1. 给出以上案例诊断

诊断：左髋关节置换术后。

（1）康复目标：将手术后的并发症发生率降到最低。

改善和恢复运动功能和平衡功能、增强置换关节的稳定性，最大限度地恢复患者活动和日常，生活活动能力方面的功能、提高术后生活质量。

（2）早期康复方案：

消肿止痛：冰疗，1～2 次/日，30～60 分钟/次，7～10 日/疗程；止痛药；经皮神经电刺激，100 Hz，1～2 次/日，7～10 日/疗程。

预防并发症的训练：尽早进行深呼吸训练、咳嗽训练、踝关节"泵"式往返训练和床上活动。

（3）增强肌力训练：术后 1～2 天：手术一侧关节周围肌肉的等长收缩，及非手术关节的主动活动和抗阻训练；5～10 秒/次，20 次/组，2～3 组/日。

术后 1 周：关节周围肌肉力量的主动收缩和抗阻训练。无痛性关节 ROM 训练。

2. 对于此类伤病给出康复治疗计划，一般分为三期进行

（1）功能锻炼早期：复位后，伤肢肿胀、疼痛，此期功能训练的主要目的是促进血液循环，有利于消除肿胀。功能训练的主要形式是患肢肌肉做等长收缩。即在关节不动的基础上，患肢肌肉做有节律的静力收缩和放松，即我们常说的用力绷紧和放松，来预防肌肉的萎缩或粘连。

（2）功能锻炼的中期：伤后 2～4 天。伤肢肿胀逐渐消失，疼痛缓解，此期除继续进行伤肢的肌肉收缩训练外，可在医护人员和健肢的帮助指导下，逐渐恢复近端、远端未固定的关节的功能活动和骨折上下关节的活动，并逐渐由被动活动转为主动活动，增加主动的关节屈伸活动、防止肌肉萎缩、避免关节僵硬、减少功能障碍。在病情允许的情况下，应尽早起床进行全身活动。同时，应配合理疗方法达到消肿、止痛。

（3）功能锻炼的后期：多数存在邻近关节的关节活动度下降，肌肉功能萎缩等功能障碍。因此，此期康复的目的是恢复受累关节的活动度，增强肌肉的力量，使肢体功能恢复。训练的主要形式是：加强伤肢关节的主动活动和负重练习，使各关节功能迅速恢复到正常活动范围和正常力量，注意全身功能训练的协调性以及步态训练。同时结合训练目的和病情变化配合理疗方法。

第六章 膝 关 节

第一节 教学大纲

一、教学要求

（一）知识要求

（1）掌握膝关节问题的病理生理学机制及评估。

（2）掌握膝关节的康复评定。

（3）了解膝关节的临床诊断。

（4）掌握膝关节的健康管理。

（5）掌握膝关节的物理治疗。

（二）能力要求

（1）熟悉膝关节的康复评定。

（2）了解膝关节的病理学机制。

（3）学会膝关节的物理治疗。

（三）素养要求

（1）培养学生关心、爱护、体贴患者的意识。

（2）具有良好的沟通能力和团队精神。

二、教学内容

（一）概述

膝关节问题的病理生理学机制。

（二）康复评定

（1）膝关节的康复评定。

（2）膝关节的临床诊断。

（三）康复治疗

（1）膝关节的健康管理。

（2）膝关节的物理治疗。

三、教学重点与难点

重点：膝关节的康复评定及健康管理。

难点：膝关节的物理治疗。

第二节　理论内容

一、相关解剖位置

(一) 关节

1. 胫股关节

膝关节的胫骨和股骨之间构成胫股关节,这是膝关节的主要部分。在胫骨关节内部,存在着内外侧半月板,这些是由纤维软骨构成的垫子,用于吸收冲击和稳定关节。在半月板之间有膝横韧带,用于连接内外侧半月板。胫骨前面至股骨后面是前交叉韧带,其后方是后交叉韧带,它们起到关键的稳定作用。此外,膝关节两侧有内外侧副韧带,这些韧带对于关节的稳定性同样至关重要。

2. 髌股关节

髌骨和股骨之间构成髌骨关节,也被称为髌骨凹。髌骨是一个小的、三角形的骨头,位于膝关节前方的股骨和胫骨之间,股四头肌的肌腱内部。髌骨通过股四头肌腱和髌腱可以自由浮动,这样可以提供更好的机械优势。髌骨上方有皮下滑囊,这是一种充满液体的结构,可以减少韧带和肌腱之间的摩擦。髌骨越小,髌骨和股骨之间的接触面积越小,产生的摩擦也就越小,这会导致生物力学效率更高,运动表现更好,这也是为什么短跑和跨栏运动员的髌骨一般都比较小。

(二) 韧带

1. 前后交叉韧带(ACL/PCL)

前交叉韧带(ACL)和后交叉韧带(PCL)位于膝关节的中心,形成一个交叉的结构。前交叉韧带(ACL)起到预防胫骨相对于股骨向前移位的作用,防止胫骨过度向前滑动。后交叉韧带(PCL)阻止胫骨过度向后滑动。这两个韧带之间存在相互依赖的关系,当一个韧带受损时,另一个韧带会受到更大的应力,可能导致进一步的伤害。

2. 内外侧副韧带(LCL/MCL)

外侧副韧带(LCL)和内侧副韧带(MCL)分别位于膝关节的外侧和内侧。它们把胫骨和股骨保持在一起,限制胫骨相对于股骨的侧向移位。内侧副韧带(MCL)更常发生撕裂,因为许多关节炎改变发生在膝关节内侧。接触性体育运动,如足球,在侧面撞击时,膝关节会倾向于向内弯曲,因此,内侧副韧带在力学上存在较弱,所以更容易受到损伤。

(三) 滑囊

滑囊是一种充满液体的结构,位于骨头与周围软组织之间,可以减少摩擦,防止组织之间的相互撞击。在髌骨周围有几个滑囊,包括髌上滑囊、髌下滑囊和髌前滑囊。过度的摩擦、压力和劳损都可能导致滑囊炎,这是一种常见的膝关节疼痛的原因。

（四）神经

1. 运动神经

膝关节的神经支配包括运动神经和感觉神经。股神经是主要的运动神经，它通过支配大腿前部的肌肉，如股四头肌，来控制膝关节的伸直运动。

2. 感觉神经

膝关节的感觉神经主要包括股前皮神经、股外侧皮神经以及隐神经和腓神经的关节分支。股前皮神经和股外侧皮神经分别由 L3、L4 和 L2、L3 神经根发出，它们主要支配大腿前部的皮肤感觉。腓神经和隐神经的关节分支则主要支配膝关节及其周围区域的感觉，包括疼痛、触觉和温度感觉。

（五）肌肉

1. 股四头肌

股四头肌是膝关节主要的伸直肌，位于大腿前面。其中，股内斜肌位于膝关节内上方，负责控制膝关节的内旋和弯曲。在膝关节疼痛患者中，股内斜肌是常常出现疼痛或压痛的部位，因此对于半月板损伤导致的内侧膝痛患者，股内斜肌的康复非常重要。

2. 阔筋膜张肌

阔筋膜张肌是膝关节的外展肌，主要位于大腿的外侧。当膝关节或踝关节出现疼痛时，阔筋膜张肌和臀中肌的活动往往会被抑制。为了恢复整个下肢的运动链功能，需要通过特定的训练来刺激这些肌肉的活动。

3. 腘肌

腘肌是膝关节的重要稳定肌，主要位于大腿的后面。腘肌的筋膜与外侧半月板有直接的附着，因此，当外侧半月板出现损伤时，可以通过对腘肌的特定训练或干针疗法来改善膝关节的症状。

4. 腓肠肌

腓肠肌位于小腿的后面，它的主要功能是屈膝和翻足。当进行如踢球等运动时，腓肠肌可能会因过度伸展而受损。

二、生物力学

（一）内翻和外翻

膝关节的位置排列是评估其功能时常需考虑的内容。内翻是指膝关节内侧的闭合，外侧的角度相对较大，使腿部弓形向外。相反，外翻是指膝关节外侧闭合，内侧角度较大，腿部弓形向内。对于足球运动员等，创伤或重复性的内外翻应力可能导致膝关节的不稳定，因此这种关节创伤可能加速关节炎的影响，这被称为创伤后骨性关节炎。在临床上，这种内外翻现象常用于内侧副韧带、外侧副韧带以及半月板撕裂的麦氏试验中，作为施加应力的参考。

（二）Q 角（股四头肌角）

Q 角，也称为股四头肌角，是描述髌骨的位移或对髌骨进行力量传递方向的一个参数。它由髋臼和股骨颈相对于膝内侧之间的角度决定。随着骨盆边缘的变宽，Q 角增大，膝外翻角也随之增大。这会导致膝关节内侧受到更多的应力，进而降低前交叉韧带（ACL）抵抗胫骨前移的能力。

由于女性的骨盆通常比男性更宽，因此 Q 角一般更大，外翻角也更大。这种生物力学特征可能会增加前交叉韧带撕裂的风险，尤其是在篮球等需要大量启动和停止动作的运动中，韧带损伤的可能性更大。这是因为更大的 Q 角可能使股四头肌在控制髌骨运动方向上的能力减弱，使得膝关节在做出快速方向改变的运动时更加容易受到损伤。

三、生理及病理机制

（一）功能性膝关节疼痛

功能性膝关节疼痛涵盖了各种无法明确解释的膝关节疼痛，通常在没有骨性关节炎、没有外伤后的肌肉韧带撕裂的情况下出现。常见的诊断包括"肌腱炎"、"滑囊炎"、髂胫束综合征等。该类疼痛本质上是由生物力学因素引起的重复性劳损，导致磨损、炎症或微小的撕裂性损伤。如果未纠正力学失衡，滑囊和肌腱会承受更多的磨损和撕裂性损伤。因此，对功能性膝关节疼痛的康复治疗需要有全面的视角和力学思维。

（二）骨关节炎

骨关节炎是随着年龄增长而发生的骨关节退行性改变，以 X 线显示的骨关节退行性改变为特征。这种退行性变化会导致关节本体感觉下降，增加跌倒的风险。康复治疗骨关节炎的首要目标是纠正肌肉失衡，恢复肌力，以及利用皮神经感觉点来缓解膝关节疼痛。在此基础上，可以采取中频神经调控等手段促进软骨再生。

（三）术后慢性膝关节疼痛

术后慢性膝关节疼痛主要是由于手术干预导致的功能性膝痛、瘢痕和关节功能紊乱。术后瘢痕的影响以及术后数年内的关节手术对膝关节本身结构的影响，均可能导致疼痛。神经调控康复治疗方案包括纠正运动失衡、恢复肌力，并且通过调控交感神经功能以最大化下肢血流，同时促进瘢痕组织的正常化。

（四）运动抑制和运动功能障碍

运动抑制是由于神经肌肉接头的功能障碍，使肌肉不能处于最佳的工作状态。主要的刺激源包括疼痛、创伤或重复劳损性损伤，以及关节内的变化，如关节炎。这些伤害性刺激会导致运动抑制，进而引起肌肉软弱和适应不良，最终导致行走方式的改变、跛行等运动功能障碍，形成一个持续的恶性循环。因此，治疗的目标应该是打破这个循环，纠正运动抑制，恢复正常的运动功能。

四、康复物理治疗评定

（一）主观评估

主观评估在进行膝关节康复的物理治疗评定中占据重要地位，该环节专注于收集患者的病史和症状信息。以下列出了关于膝关节主观评估的主要内容。

1. 病史收集

（1）主诉：了解患者最主观的症状，比如疼痛程度、肿胀状况，以及膝关节的稳定性。

（2）疼痛描述：对疼痛的性质、位置、强度、频率以及持续时间进行详细了解。

（3）发病史：询问患者症状出现的起始时间，可能的诱因，以及其与活动强度或受伤状况的关联程度。

（4）既往病史：收集患者过去是否有膝关节损伤、手术或相关疾病的信息。

2. 症状评估

（1）疼痛：了解患者在各种活动或姿势下的疼痛状况，包括静止时、活动时、夜间或进行特定运动时的疼痛状况。使用如视觉模拟评分（Visual Analog Scale，VAS）或疼痛数值评分（Numeric Pain Rating Scale，NRS）等工具，以便患者能够自我评估疼痛的程度。

（2）肿胀：询问并观察患者是否有关节肿胀或水肿的现象。

（3）不稳定感：了解患者是否有膝关节不稳定、易于扭伤的感觉。

3. 功能障碍评估（使用量表）

（1）日常活动功能评估：利用膝关节功能评估表（Knee Injury and Osteoarthritis Outcome Score，KOOS）等工具，评估患者在日常活动（如上下楼梯、行走、坐立等）中的功能受限程度。

（2）运动功能评估：使用如国际膝关节文献委员会主观膝部评分表（International Knee Documentation Committee Subjective Knee Evaluation Form，IKDC）等评估工具，评估患者在特定运动或姿势下的功能受限情况。

（3）生活质量评估：借助 SF－36（Short Form-36 Health Survey）或 WOMAC（Western Ontario and McMaster Universities Osteoarthritis Index）等生活质量评估量表，评估膝关节疾病对患者日常生活质量的影响程度。

通过以上详尽的主观评估，康复治疗师可以收集关于患者症状、病史和功能影响的重要信息。这些信息将指导治疗师制订个性化的康复计划，针对患者的特定问题和需求进行治疗。

（二）客观评估

1. 常见评定方法

（1）膝关节活动度检查：利用万能角度测量仪或手持测量器，评估患者的膝关节屈曲和伸展范围，以了解关节的功能和活动能力。测量时应确保患者的舒适和安全，避免过度伸展或屈曲导致疼痛或不适（见图 6－1、图 6－2）。

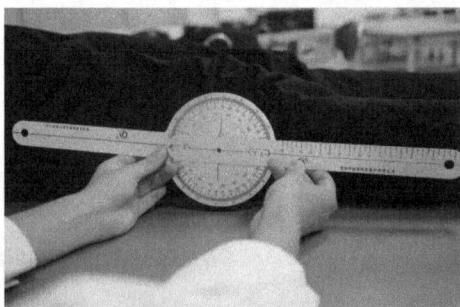

图 6－1　膝关节伸展　　　　　　　图 6－2　膝关节屈曲

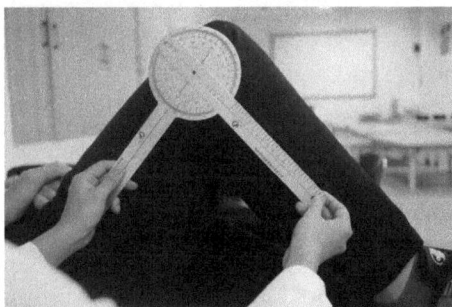

（2）肌力评估：

采用徒手肌力测试或手持测力计等工具,评估患者膝关节周围肌肉的力量,主要包括股四头肌和腘绳肌等关键肌群。请注意,肌力测试方法可能因个人的专业背景和实践经验而有所不同。

股四头肌肌力测试的操作方法:让患者坐在床边,膝关节屈曲 90°,下腿自然悬垂。治疗师站立在患者的前方,用一只手扶住患者的脚踝,另一只手握住患者的膝关节,为了防止患者在测试过程中失去平衡或滑落。告诉患者尽力尝试伸直膝关节,同时治疗师给予阻力,阻止患者的膝关节伸直。

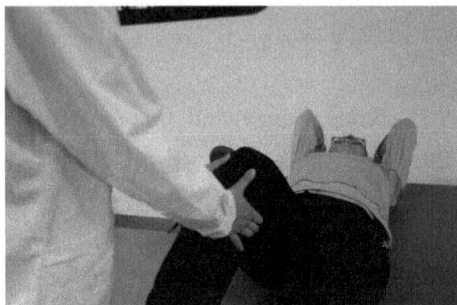

图 6-3　前抽屉试验

腘绳肌肌力测试的操作方法:让患者俯卧在检查床上,膝关节保持直线。治疗师站在患者的侧方,用一只手扶住患者的脚踝,另一只手握住患者的膝关节,为了防止患者在测试过程中移动。告诉患者尽力尝试屈曲膝关节,同时治疗师给予阻力,阻止患者的膝关节屈曲。

（3）前抽屉试验(anterior drawer test):评估前交叉韧带(ACL)的稳定性。治疗师会在患者的胫骨和股骨之间施加前后方向的力,观察是否存在前移现象(见图 6-3)。

（4）后抽屉试验(posterior drawer test):评估后交叉韧带(PCL)的稳定性。治疗师会在患者的胫骨和股骨之间施加前后方向的力,观察是否存在后移现象。

（5）内侧副韧带稳定性试验(medial collateral ligament stability test):评估内侧副韧带(MCL)的稳定性。治疗师会施加外向力,检查膝关节是否出现过度内向运动或松弛感。

（6）外侧副韧带稳定性试验(lateral collateral ligament stability test):评估外侧副韧带(LCL)的稳定性。治疗师会施加内向力,检查膝关节是否出现过度外向运动或松弛感。

（7）麦氏试验(McMurray test):评估膝关节半月板损伤。治疗师会让患者平躺,并将患者的膝关节屈曲至 90°,然后旋转患者的下肢,引起膝关节的屈曲和伸展。如果患者出现疼痛或听到关节摩擦声,可能提示半月板损伤的存在(见图 6-4、图 6-5)。

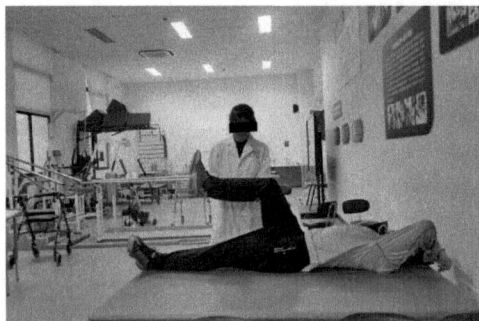

图 6-4　麦氏试验(1)

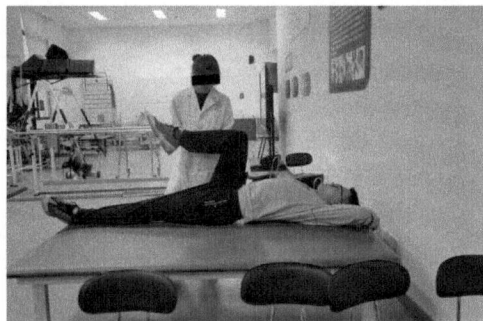

图 6-5　麦氏试验(2)

（8）研磨试验（grind test）：评估膝关节软骨损伤。康复师会让患者坐或卧，然后用手握住患者的膝关节，将其屈曲至 90°，接着施加压力，使关节发生轻微的旋转运动。如果患者出现疼痛或不适，可能表示膝关节软骨损伤的存在。

2. 其他特殊检查

（1）拉赫曼试验（前交叉韧带）：

通常患者仰卧位，将患者的膝关节屈曲在 30°，同时将胫骨稍微外旋，快速将胫骨前拉。如关节末端感是空的，或者受伤一侧的移动比没有受伤的一侧活动多 3 mm 左右（见图 6 - 6）。

（2）侧方应力试验：

先将膝完全伸直，然后屈至 30°位，分别作膝的被动外翻和内收检查。双侧对比，若内侧疼痛，伴有侧方异常活动，说明内侧不同结构的损伤；外侧疼痛说明外侧半月板或关节软骨可能有损伤。治疗师向相反方向施以内翻应力，以检查外侧副韧带关节囊及内侧半月板、关节软骨（见图 6 - 7、图 6 - 8）。

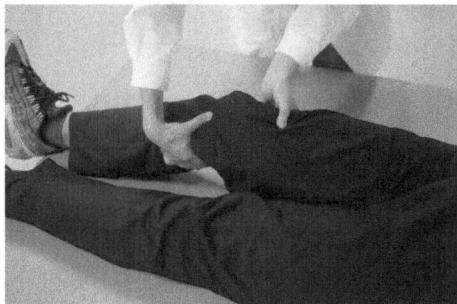

图 6 - 6　拉赫曼试验

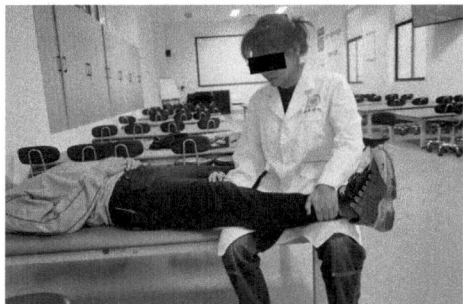

图 6 - 7　侧方应力试验（1）

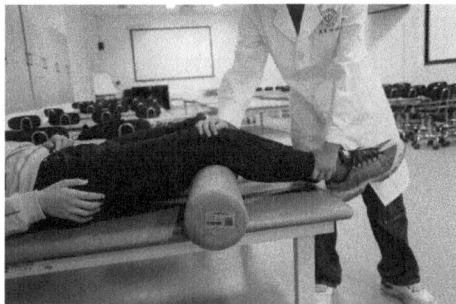

图 6 - 8　侧方应力试验（2）

（3）塞萨利试验（Thessaly test）：

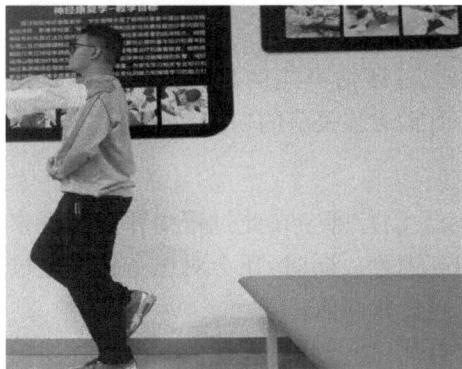

图 6 - 9　塞萨利试验

先检查没有症状的一侧，让患者单脚站立，屈膝 20°，托住患者的双手来帮助患者保持稳定，然后以胫骨为轴心左右旋转，左右各 3 次。如果在旋转中患者抱怨疼痛，试验为阳性，提示半月板损伤（见图 6 - 9）。

（4）腓总神经牵拉试验：

姿势同直腿抬高试验，直到感觉到第一阻力，检查者将跖屈、内翻踝关节和脚趾，保持踝关节跖屈、内翻位，使髋关节屈曲、伸展，询问患者感受。如跖屈、内翻踝关节和脚趾时重现在膝关节与小腿外侧放射性的神经症状，伸直髋关节时症状消失,此试验为阳性,提示有腓总神经的卡压(见图 6-10、图 6-11)。

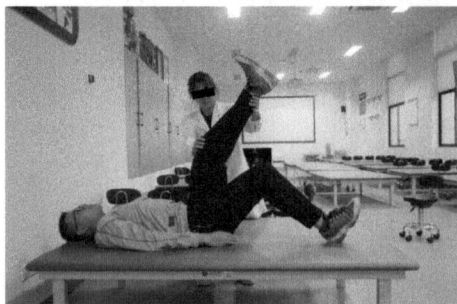

图 6-10　腓总神经牵拉试验(1)　　图 6-11　腓总神经牵拉试验(2)

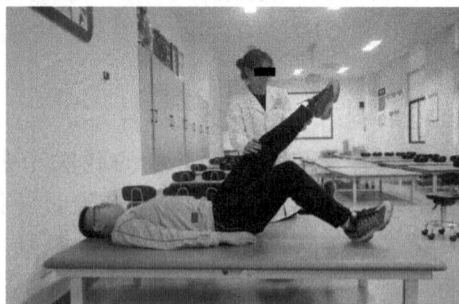

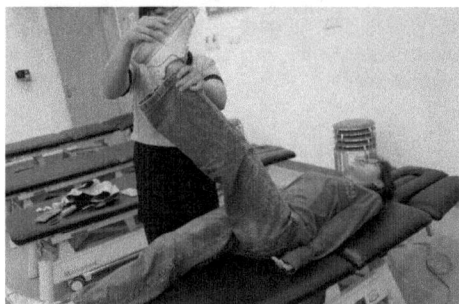

(5)胫神经牵拉试验:

先将患者的踝关节放到背屈和外翻的位置,然后做直腿抬高。如果重现胫神经症状,然后减小髋关节屈曲角度,症状减轻或消失,实验阳性,提示胫神经张力高(见图 6-12)。

(6)腓肠神经牵拉试验:

先将患者的踝关节放到背屈和内翻的位置,然后做直腿抬高。如果重现腓肠神经症状,然后减小髋关节屈曲角度,症状减轻或消失,试验阳性,提示腓肠神经张力高(见图 6-13)。

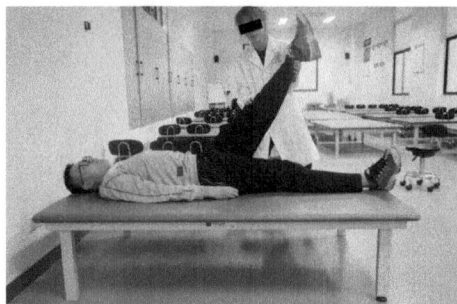

图 6-12　胫神经牵拉试验　　图 6-13　腓肠神经牵拉试验

(三)感觉和神经评估

通过检查患者的触觉、疼痛感觉和神经反射情况,以评估可能的神经损伤或压迫情况。这些评估可帮助识别是否存在神经系统问题,从而影响膝关节的功能和感觉。

(四)步态评估

步态评估是评估患者行走方式和模式的重要手段。治疗师会在此过程中评估和观察患者的步行速度、步长、步宽、步行节奏以及步态周期等因素。同时,还会对患者在行走过程中的上肢和下肢运动,以及身体的姿态和平衡进行观察和评估。

此外,治疗师还会评估患者在行走过程中是否有疼痛、疲劳或者其他的不适。根据需要,治疗师可能会使用专门的工具和设备,如步态分析系统,来帮助进行更深入的步态评估。

值得注意的是,如果患者在行走过程中表现出步态的异常,可能是膝关节的问题,也可能是其他身体部位的问题导致的。因此,治疗师需要进行全面的评估,才能确定导致步态异常的真正原因。

五、康复物理治疗干预

(一) 手法治疗

手法治疗是膝关节康复过程中的重要组成部分,它通过对膝关节及其周围软组织的人手操作,来改善关节功能、缓解疼痛、增加关节活动范围,进而促进康复进程。手法治疗主要分为关节手法、软组织手法和肌肉内手法三大类。

1. 关节手法

关节手法的主要目的是改善膝关节的对齐、稳定性和活动范围。此类手法可以帮助改善关节运动的顺畅度,减轻关节疼痛,并提高关节的运动能力。具体手法包括关节松动手法和关节矫正手法。

(1) 关节松动手法。

关节松动手法是一种常用的物理治疗方法,目的是增加关节的活动范围,改善关节的运动功能,并减轻关节疼痛。以下是关节松动手法的几种常见方法及其具体操作。

① 牵引手法:牵引手法主要用于解除关节受压和受限的状态。首先,治疗师需确定施压的方向,一般是沿着关节的长轴方向。然后,轻柔而均匀地施加力量,让关节在无痛的状态下进行微量移动。此方法可以手动操作,也可以使用机械牵引设备。

② 滚动手法:滚动手法是通过对关节进行旋转和滚动运动来改善关节的滑动性和松解感。治疗师用手掌、掌指或拇指沿着关节的运动轨迹进行滚动推动,帮助关节内的结构进行相对运动,改善关节的滑动性和舒展性。

③ 滑动手法:滑动手法是通过施加平行于关节面的推力,以改善关节的滑动性。具体操作是,治疗师用手指或手掌在关节表面施加适度的压力,并进行前后或上下的滑动,以促进关节内结构的滑动,减少粘连和黏着,增加关节的运动范围。

④ 挤压手法:挤压手法主要是通过施加压力,以改善关节的舒展性和松解感。治疗师用手指或手掌在关节特定区域进行轻微的挤压,以促进关节软组织的舒张和松解,减少肌肉紧张,促进血液循环和关节润滑。

在进行以上关节松动手法时,治疗师应该掌握正确的操作技巧,以确保患者的舒适度和治疗效果。同时,应根据患者的具体状况和康复目标,个性化选择和组合手法。同时,定期评估治疗效果,根据患者的反馈和康复进展进行调整,以实现最佳的康复效果。

(2) 关节矫正手法:关节矫正手法通过运用不同的推动、牵引和旋转手法,对膝关节进行微调,以纠正其错位和不良运动模式,从而恢复关节的正常对齐和功能。

2. 软组织手法

软组织手法主要针对膝关节周围的肌肉、筋膜和其他软组织结构,通过一系列的手法技巧,旨在改善肌肉的紧张度、柔韧性,增强血液循环,以促进康复。

(1) 按摩手法:这是一种常见的软组织手法,通常包括推、揉、捏和振动等多种技术。

治疗师将通过在肌肉和软组织上施加压力和摩擦，以达到放松肌肉、改善血液循环和减少疼痛的目的。按摩手法有助于减轻肌肉紧张，促进肌肉恢复和功能改善。

（2）横向推拿手法：横向推拿手法是通过在肌肉纤维方向上施加横向压力，以减轻肌肉紧张和疼痛。康复师通常会使用手掌、指尖或拇指等部位，沿着肌肉纤维的方向施加持续、适度的横向压力，有助于改善肌肉的舒展性和松弛感。

（3）触发点释放：触发点是肌肉中的一个高度紧张和敏感的区域，常常会引起疼痛和肌肉功能受限。触发点释放手法是通过在触发点上施加持续的压力，以放松这个区域并缓解疼痛。治疗师通常会使用手指或特殊的工具对触发点施压，持续一段时间（通常是30～60秒），直到感觉到触发点的紧张和敏感性有所减轻。

（4）肌筋膜放松技术：肌筋膜放松技术主要用于改善肌筋膜的柔韧性和滑动性。治疗师会在肌筋膜上施加适度的压力和拉力，以改善肌筋膜的韧性、柔韧性和滑动性。此技术可以帮助减轻肌肉紧张，提高肌筋膜的运动功能，促进康复。

在进行软组织手法时，治疗师应该根据患者的具体情况，选择合适的手法和技巧，并注意手法的力度、时间和频率，以保证患者的舒适度和治疗效果。同时，应定期评估治疗效果，根据患者的反馈和康复进展进行调整，以实现最佳的康复效果。

3. 肌肉内手法

干针（dry needling）也被称为肌肉内手法，它是一种新兴的物理治疗技术。干针通过使用特制的细针（通常为针灸针）刺入肌肉的特定部位（通常是触诊到的肌肉紧张点，而非传统医学中的穴位），以缓解疼痛、放松紧张的肌肉和改善功能。虽然操作相对简单，但需要精确的定位和正确的操作技巧，对学生的解剖学知识和技术操作能力有一定要求。同时，干针操作需要严格的无菌操作，因此也可以提高学生的临床操作规范意识。

在进行手法治疗时，物理治疗师应全面考虑患者的病情、康复阶段和康复目标，选择合适的手法和施压技巧。同时，定期进行治疗效果的评估，根据患者的反馈和康复进展调整治疗方案，以实现最佳的康复效果。

（二）运动治疗

运动治疗是膝关节康复中至关重要的一部分，旨在通过特定的运动和活动来促进康复和功能恢复。下面列举了几种常见的运动治疗方法。

1. 肌肉强化训练

通过特定的肌肉锻炼和强化练习来增强膝关节周围的肌肉力量。这包括针对股四头肌、半腱肌、半膜肌和腓肠肌等关键肌群的锻炼。治疗师会根据患者的情况和康复目标制订个性化的肌肉强化计划，并逐渐增加训练强度和难度，以提高肌肉力量和耐力。

2. 关节运动训练

通过主动运动和被动运动来恢复膝关节的正常运动范围。这包括膝关节的屈曲和伸展练习，以及内外旋和外展运动等。治疗师会指导患者正确进行关节运动，并根据康复阶段逐渐增加运动幅度和频率，以提高关节的灵活性和稳定性。

平衡和协调训练：针对膝关节的平衡和协调能力进行训练。这包括单腿站立、平衡板训练、步态训练和跳跃练习等。治疗师会帮助患者改善膝关节的动态稳定性，减少摔倒和受伤的风险,提高日常生活和运动活动的平衡能力。

3. 功能性活动训练

根据患者的康复目标和日常需求,进行特定的功能性活动训练。这可以包括上下楼梯、蹲起、行走和跑步等活动的模拟训练。治疗师会根据患者的进展和能力调整活动的难度和要求,以逐步恢复正常的日常功能和运动能力。

请注意,这些只是膝关节康复中运动治疗的一些常见内容,实际的康复计划和方法会因患者的状况和康复阶段而有所差异。治疗师会根据患者的具体情况进行评估和制订个性化的运动治疗方案,以实现最佳的康复效果。

(三) 物理因子治疗

在康复物理治疗干预的教学内容中,物理因子治疗是至关重要的一环,利用各种物理因子来促进康复,缓解疼痛,改善功能。以下是一些主要的物理因子治疗技术。

1. 热疗

热敷:使用热水袋、热湿敷布、热毛巾等工具,增加局部温度,以促进血液循环和代谢,从而缓解疼痛和肌肉紧张。

热疗设备:如热包、热蜡疗法、热气罩等,提供持续而深层的热疗效果,促进组织恢复和舒缓疼痛。

2. 冷疗

冰敷:使用冰袋、冷湿敷布、冷水浸泡等,通过降低局部温度来减少炎症反应和肿胀,并减轻疼痛。

冷疗设备:如冷包、冷气喷雾、冷压机等,提供更持久和定量的冷疗效果,有助于控制炎症和肿胀。

3. 电疗

(1)低频电疗:主要包括 TENS(经皮电神经刺激疗法)和 EMS(电肌肉刺激疗法)。这些疗法利用低频电流通过皮肤刺激肌肉和神经,以减轻疼痛,改善肌肉萎缩,增强肌肉收缩。

(2)中频电疗:可以产生深层的热效应,以及通过改变电流频率和强度来达到不同的治疗效果,如疼痛控制,肌肉刺激,以及增加局部血液循环,如交流电疗法(IFC)。

(3)高频电疗:主要包括短波治疗和微波治疗。这些疗法利用高频电磁场产生的热效应和生物物理效应,促进组织修复,缓解疼痛,增加血液循环。

每种电疗方法都有其特定的适应证和禁忌证,因此在选择和应用这些电疗方法时,必须考虑患者的具体情况和需要,遵循正确的操作方法和注意事项,以确保治疗的安全性和有效性。

4. 超声疗法

超声治疗:利用超声波的机械和热效应,促进组织修复、增加血液循环、缓解疼痛和肌肉紧张。康复师使用特定频率和强度的超声波对患者进行治疗。

5. 冲击波治疗

冲击波治疗是一种机械振动波的物理治疗方法,通过高能量的机械波在治疗区域产生冲击波的效果。冲击波传递到组织中,产生机械力和生物效应,以促进膝关节的康复和治疗。康复专业人员使用专门的冲击波治疗设备,根据患者的具体情况和康复目标调整治疗参数,如波形、频率、能量密度和治疗区域等,以达到最佳的治疗效果。冲击波治疗的优势在于其非侵入性和无药物的特点,它可以刺激组织的修复和再生,促进血液循环,减轻炎症反应,缓解疼痛,并改善功能。

冲击波治疗在膝关节康复中被广泛应用,并已显示出对疼痛缓解、组织修复和功能恢复的积极影响。冲击波治疗应视为康复治疗计划的一部分,治疗师根据患者的具体情况和康复目标来确定是否适合使用冲击波治疗,并制订个性化的治疗方案。在治疗过程中,冲击波治疗会产生机械力和压力波,刺激细胞的修复和再生过程,从而促进膝关节的恢复和康复。

6. 光疗

光疗是一种物理治疗方法,利用特定的光源刺激组织修复、促进康复和缓解疼痛。在膝关节康复中,常见的光疗方法包括激光治疗和红外线治疗。激光治疗利用激光光束的能量照射受治疗区域,以促进细胞修复和血液循环,减轻疼痛和肌肉紧张。激光治疗通常由康复专业人员进行操作,他们会根据患者的具体情况和治疗目标来调整激光的参数。红外线治疗是利用红外线的热效应来促进组织修复和舒缓疼痛。红外线能够穿透皮肤达到深层组织,提供局部热疗效果,促进血液循环和新陈代谢。红外线治疗通常通过红外线灯或设备进行,由康复专业人员进行操作。光疗在膝关节康复中被广泛应用,并已经显示出对疼痛缓解、组织修复和功能恢复的积极影响。治疗师会根据患者的具体情况和康复目标选择适当的光疗方法,并进行个性化的治疗方案。

7. 水疗

热水疗法:通过在温水中进行运动和康复活动,可以减轻关节压力、增加肌肉柔韧性、促进血液循环和放松身心。

冷水疗法:利用冷水中的压力和温度效应,有助于控制炎症反应和肿胀,促进康复进程。

在实施上述物理因子治疗时,治疗师会根据患者的具体情况和治疗目标选择适当的治疗方法,并根据患者的反应和进展进行调整,以确保治疗的安全和有效性。这些物理因子治疗应视为康复治疗计划的一部分,有助于提高患者的生活质量,减轻痛苦,提高活动能力。

六、康复宣教

健康教育是膝关节康复的重要组成部分,强调患者在日常生活中如何自我管理,以防止膝关节疾病的发生和加重。以下是一些重要的日常生活注意事项。

(1)保持健康的体重:过重的体重会增加膝关节的负担,增加患膝关节疾病的风险。通过健康饮食和规律的运动来维持健康的体重。

(2)进行定期的运动:规律的运动可以强化膝关节周围的肌肉,提高关节的稳定性,缓解关节疼痛。运动应选择对膝关节压力较小的,如游泳、骑自行车等。

(3)正确的运动技巧:在做运动或进行物理活动时,应使用正确的技巧,避免对膝关节造成不必要的压力和损伤。

（4）使用合适的器械辅助：使用适合自己的运动鞋和矫形器具，如膝垫、托腿架等，可以提供额外的膝关节支持，减少膝关节受伤的风险。

（5）避免长时间的站立或坐着：保持同一姿势过久会增加膝关节的压力。尝试每隔一段时间就改变一下姿势，如果需要久坐，可以定期站起来活动一下腿部。

（6）遵循医嘱和康复计划：按照医生和康复师的建议进行治疗和康复，包括定期的医疗检查和物理治疗。

以上的日常生活注意事项可以帮助患者保护膝关节，减少膝关节疾病的风险。对于已经有膝关节疾病的患者，这些建议也可以帮助他们控制病情，减缓病情进展。

第三节 复习题

一、试题

(一) 选择题

1. 膝关节是由以下哪些骨构成的?（   ）

A. 股骨、胫骨、髌骨
B. 髋骨、骨盆、股骨
C. 骨盆、股骨、胫骨
D. 髌骨、股骨、足骨

2. 以下哪项不是膝关节的主要稳定结构?（   ）

A. 十字韧带
B. 侧副韧带
C. 股骨头韧带
D. 髌韧带

3. 关于膝关节生物力学,以下描述错误的是（   ）

A. 膝关节是一个铰链关节,能够进行弯曲和伸直
B. 膝关节能自由进行内外翻运动
C. 膝关节在部分角度下能进行轴向旋转
D. 膝关节能够承受人体体重的压力

4. 使用什么工具来测量膝关节活动度?（   ）

A. 厘米尺
B. 弹力计
C. 电子天平
D. 关节活动度尺

5. 以下哪项不是康复治疗中常用的物理因子治疗方法?（   ）

A. 冷疗
B. 热疗
C. 针灸
D. 电疗

6. 下列哪一项关于微波治疗的描述是错误的?（   ）

A. 微波治疗能够增加局部血流量
B. 微波治疗能够促进细胞新陈代谢
C. 微波治疗的效果完全独立于疗程时间和微波强度
D. 微波治疗能够提高组织温度

7. 以下哪一项不是 TENS(经皮电神经刺激)的主要作用?（   ）

A. 缓解疼痛
B. 提高关节灵活性
C. 促进血液循环
D. 增加肌肉强度

8. 以下哪一项不属于膝关节康复治疗的短期目标?（   ）

A. 缓解疼痛
B. 改善关节灵活性
C. 恢复正常步态
D. 提高肌力

9. 以下哪项不是患者在膝关节康复治疗过程中需要注意的事项?（   ）

A. 保持积极的心态
B. 遵医嘱,按时进行物理因子治疗

C. 维持健康的饮食习惯和体重   D. 在治疗过程中忽视疼痛信号

10. 下列哪项不是膝骨关节炎的典型症状？（   ）

A. 足部水肿   B. 膝关节疼痛

C. 膝关节肿胀   D. 膝关节僵硬

11. 膝关节康复的中长期目标中不包括（   ）

A. 恢复正常步态   B. 避免重复受伤

C. 增加肌肉力量   D. 提高膝关节活动范围

12. 关于运动处方，以下哪项是不正确的？（   ）

A. 运动处方应考虑到患者的年龄和健康状况

B. 应选择能够训练膝关节的运动

C. 应选择高强度、高冲击的运动以加速康复

D. 应在无疼痛的情况下进行

13. 下列哪一项不是热疗的效果？（   ）

A. 提高肌肉力量   B. 改善血流

C. 减少疼痛   D. 改善关节灵活性

14. 膝骨关节炎的物理治疗方案中，通常不包括（   ）

A. 微波治疗   B. 中频电疗

C. 干针   D. 冲击波治疗

15. 在进行膝关节康复治疗过程中，需要考虑到的患者心理因素是（   ）

A. 对康复的过高期待   B. 焦虑和恐惧

C. 消极的心态   D. 以上所有

16. 下列哪项不是膝关节结构组成部分？（   ）

A. 髌骨   B. 椎体

C. 胫骨   D. 半月板

17. 关于生物力学，以下哪一项在膝关节功能中起主要作用？（   ）

A. 摩擦力   B. 重力

C. 力学平衡   D. 流体动力

18. 下列哪项不是膝骨关节炎的常见病理变化（   ）

A. 肌肉萎缩   B. 关节软骨磨损

C. 关节囊炎症   D. 骨赘形成

19. 膝关节康复的一个重要目标不包括（   ）

A. 提高肌肉力量   B. 增加关节活动范围

C. 恢复肌肉体积   D. 缓解疼痛

20. 下列哪项是康复治疗中常用的手法？（   ）

A. 高强度阻力训练   B. 穿刺手术

C. 注射疗法   D. 关节松动手法

21. 下列哪一项不是热疗的适应证？（   ）

A. 急性炎症   B. 酸痛

C. 肌肉僵硬   D. 关节僵硬

22. 在制订康复运动处方时,以下哪项是不正确的?(　　)

A. 考虑患者的年龄、体质和身体状况

B. 运动类型应针对膝关节功能

C. 忽视患者的疼痛和不适反馈

D. 运动量应达到每次训练能感到肌肉疲劳为止

23. 膝关节炎康复评定的重要内容不包括(　　)

A. 疼痛评定   B. 血压评定

C. 膝关节活动度评定   D. 肌力评定

24. 在膝关节康复的过程中,以下哪项是最重要的注意事项?(　　)

A. 防止过度使用   B. 疼痛的管理

C. 坚持训练   D. 以上所有

25. 下列哪项不属于膝关节的主要稳定器(　　)

A. 前交叉韧带   B. 后交叉韧带

C. 髌骨   D. 半月板

26. 膝关节炎的最常见病因是(　　)

A. 损伤   B. 老化

C. 疾病   D. 遗传

27. 以下哪一项不是治疗膝关节炎的主要康复目标?(　　)

A. 缓解疼痛   B. 提高肌力

C. 增加膝关节活动范围   D. 提高心肺耐力

28. 在康复治疗中,以下哪项不属于物理因子治疗?(　　)

A. 热疗   B. 冷疗

C. 按摩   D. 电疗

29. 关于康复治疗频率,以下哪项是正确的?(　　)

A. 每天进行康复治疗,持续时间取决于病情和耐受程度

B. 每周进行 1 次康复治疗,每次持续 60 分钟

C. 康复治疗的频率和持续时间应根据患者的需要和医生的建议进行调整

D. 每周进行 5 次康复治疗,每次持续 30 分钟

30. 在评估膝关节康复的效果时,以下哪项是最关键的指标?(　　)

A. 膝关节的稳定性   B. 患者的满意度

C. 膝关节的活动范围   D. 肌力的提升

31. 在制订膝关节康复治疗计划时,以下哪项是最重要的?(　　)

A. 考虑患者的病史和诊断结果   B. 考虑患者的年龄和性别

C. 考虑患者的体重和身高   D. 考虑患者的日常活动和生活质量

32. 在膝关节康复的过程中,以下哪一项是最常见的并发症?(　　)

A. 股骨头骨折   B. 肌肉萎缩

C. 脱臼   D. 骨质疏松

33. 在康复治疗过程中,以下哪项是最常用于评价膝关节功能的量表?(　　)

A. Fugl-Meyer 量表　　　　　　　　B. VAS 量表

C. ADL 量表　　　　　　　　　　　D. WOMAC 量表

34. 膝关节炎患者康复过程中,以下哪项不是常见的并发症?(　　)

A. 肌肉萎缩　　　　　　　　　　　B. 膝关节积液

C. 高血压　　　　　　　　　　　　D. 疼痛加重

35. 康复疗法中,以下哪项是帮助提高膝关节活动度的常见疗法?(　　)

A. 肌肉力量训练　　　　　　　　　B. 平衡训练

C. 冷疗　　　　　　　　　　　　　D. 关节松动手法

36. 在膝关节康复过程中,下列哪种情况需要马上停止康复训练?(　　)

A. 膝关节有轻微疼痛　　　　　　　B. 膝关节肿胀

C. 肌肉有轻微酸痛　　　　　　　　D. 患者感到稍微累

37. 对于膝关节康复的患者来说,以下哪项生活习惯改变最有可能改善康复效果?

(　　)

A. 更换饮食习惯　　　　　　　　　B. 增加休息时间

C. 更换床垫和枕头　　　　　　　　D. 改善坐、立、行姿势

38. 对于膝关节康复来说,以下哪项是影响康复效果的主要因素?(　　)

A. 患者的年龄　　　　　　　　　　B. 患者的身高和体重

C. 患者的配合程度　　　　　　　　D. 患者的性别

39. 在康复训练中,以下哪项不是常见的增加膝关节稳定性的训练方式?(　　)

A. 单腿站立　　　　　　　　　　　B. 踏步机训练

C. 跑步训练　　　　　　　　　　　D. Bosu 球训练

40. 在膝关节康复过程中,下面哪一种物理因子治疗技术不是为了提高关节活动范
围?(　　)

A. 冷疗　　　　　　　　　　　　　B. 热疗

C. 电疗　　　　　　　　　　　　　D. 冲击波治疗

(二) 名词解释

1. 半月板

2. 膝骨关节炎

3. 抽屉试验

4. 髌骨

5. 十字韧带

6. 关节保护原则

7. Lachman 试验

8. McMurray 试验

9. 髌骨滑动试验

10. 研磨试验(apley grind test)

(三) 简答题

1. 请简述膝关节的基本解剖结构。

2. 请描述膝关节炎的常见临床表现。

3. 请解释生物力学在膝关节康复中的应用。

4. 请简述膝骨关节炎的病理生理学变化。

5. 请描述在膝关节康复中,康复评定的重要性,以及如何进行康复评定。

6. 膝关节康复中的物理因子治疗是什么? 请列举一些常用的物理因子治疗方法。

7. 如何理解膝关节疼痛的病理生理学?

8. 在膝关节康复中,如何进行手法治疗?

9. 膝关节康复中的运动治疗如何帮助患者?

10. 解释"闭链运动"和"开链运动"在膝关节康复中的差异及其各自的优缺点。

(四) 案例分析题

1. 患者林某,男,35 岁,职业足球运动员

主诉:左膝疼痛 3 天。在比赛中左膝扭伤,当时疼痛剧烈,及时送医治疗。虽然疼痛有所减轻,但仍感到不适,今为求康复治疗来诊。

既往史:体健,否认其他病史。

主要检查:左膝肿胀明显,膝关节活动范围有所限制,尤其是在屈曲时。Lachman 试验(+),余未见明显异常。

问题:

(1) 该患者最可能的临床诊断及依据?

(2) 该疾病的常见临床表现有哪些?

(3) 康复治疗原则及康复治疗方法?

2. 患者刘某,女,70 岁,退休工人

主诉:双膝疼痛 5 年,加重 3 个月。5 年前开始感到双膝酸痛,疼痛在活动后加重,在休息后缓解。最近 3 个月来,疼痛加重,并且休息也无法缓解。

既往史:有 20 年高血压病史,否认外伤史。

主要检查:双膝无肿胀、畸形,双膝周围有明显压痛,尤其是在内侧。膝关节活动范围有所限制,特别是在屈曲时。Crepetus(摩擦感)现象(+)。

问题:

(1) 该患者最可能的临床诊断及依据?

(2) 该疾病的常见临床表现有哪些?

(3) 康复治疗原则及康复治疗方法?

3. 患者喻某,女,28 岁,体育教师

主诉:右膝关节疼痛 2 个月余,加重 1 周。2 个月前在教学楼意外滑倒,右膝关节外侧受力,当时有明显疼痛,后疼痛逐渐减轻,但行走、上下楼梯时感到疼痛,尤其在屈膝过程中,休息后疼痛可缓解。近 1 周内疼痛加重,偶有关节卡阻感,因此来诊寻求治疗。

既往史:无其他疾病史,否认外伤史。

主要检查:右膝关节无肿胀、畸形,压痛在关节线,髌骨疼痛试验阳性,McMurray 试验阳性,关节活动范围减少。

问题:

(1) 患者最可能的临床诊断及依据?

(2) 该疾病的病理机制是什么?

(3) 康复治疗原则及康复治疗方法?

二、参考答案

(一) 选择题

1~5　ACBDC　6~10　CBCDA　11~15　BCACD　16~20　BCACD

21~25　ACBDC　26~30　BDCCA　31~35　ABDCD　36~40　BDCCA

(二) 名词解释

1. 半月板:膝关节中两块类似"C"形的纤维软骨,一侧为内侧半月板,另一侧为外侧半月板。主要作用是缓冲和吸收关节运动中的压力,保护膝关节。

2. 膝骨关节炎:一种常见的膝关节退行性关节疾病,主要表现为关节疼痛、肿胀和僵硬。

3. 抽屉试验:这是一个用于检查前交叉韧带(ACL)或后交叉韧带(PCL)是否损伤的测试,医生在膝关节屈曲的状态下对小腿进行前后推拉,以观察关节的反应。

4. 髌骨:人体中最大的浮骨,位于股四头肌肌腱中,保护膝关节,提供股四头肌的力学优势。

5. 十字韧带:膝关节内部的两根交叉的韧带,一个是前十字韧带,另一个是后十字韧带。主要提供膝关节的稳定性,防止膝关节前后滑动。

6. 关节保护原则:在日常生活和康复训练中,遵循一些基本原则以保护关节,例如避免过度使用关节、使用正确的姿势和使用辅助工具等。

7. Lachman 试验:这是一种用于检测前交叉韧带是否损伤的测试方法,医生会在患者的膝关节在30°的屈曲状态下,对小腿进行前拉,以观察关节的反应。

8. McMurray 试验:这是一个用来检查半月板损伤的临床试验,主要通过将膝关节旋转并施加压力,观察是否有疼痛或关节的点击声。

9. 髌骨滑动试验:这是一种用于评估髌骨的稳定性和位置的方法,医生通过手的移动和压力来观察髌骨的反应。

10. 研磨试验(apley grind test):这是一种用于检测半月板损伤的测试,医生会在患者躺卧时将膝关节弯曲到90°,然后进行旋转和压迫,以观察是否有疼痛或锁死现象。

(三) 简答题

1. 答:膝关节是人体最大的关节,包括股骨、胫骨和髌骨的连接。关节内部含有两块半月板,可以吸收冲击力。前后交叉韧带和内外侧副韧带可以维持关节稳定。

2. 答:膝关节炎常见临床表现为膝部疼痛、肿胀、活动受限,严重时甚至导致膝部变形。

3. 答：生物力学研究人体运动过程中力的作用。在膝关节康复中，理解力量传递、肌肉力量平衡、关节力矩等概念，有助于制定正确的康复训练方案和改善运动技术。

4. 答：膝骨关节炎主要是关节软骨磨损和炎症反应。关节磨损导致关节间隙缩小，炎症反应进一步导致关节肿胀和疼痛。

5. 答：康复评定是通过一系列的测试和测量来评估患者的康复需求和康复进展。在膝关节康复中，康复评定可以帮助我们确定康复目标，选择适当的康复方法，监测康复效果。对膝关节康复的康复评定包括膝部疼痛程度、关节活动度、肌力、平衡能力等方面的评估。

6. 答：物理因子治疗是利用物理因子（如电、热、冷、光、声波等）来促进康复的方法，常用的物理因子治疗包括电疗、热疗、冷疗、超声波治疗等。

7. 答：膝关节疼痛的病理生理学通常与炎症、软骨磨损、韧带撕裂、肌肉损伤等因素有关。这些损伤可以导致关节周围的神经末梢被激活，向大脑发送疼痛信号。同时，炎症反应会进一步加重疼痛感。

8. 答：在膝关节康复中，手法治疗包括关节松动手法、肌肉和软组织松解手法等，可以改善关节活动度，减少疼痛，增强肌肉功能。

9. 答：运动治疗可以通过增强肌肉力量、改善关节活动度、提高膝关节的稳定性，减少疼痛，提高生活质量。

10. 答：闭链运动是指肢体的远端（例如脚）固定，不断变动的是近端（例如髋关节）。这类运动通常涉及多个关节的协同运动，例如深蹲。开链运动则是指肢体远端（例如脚）自由，运动的是肢体近端，例如在坐姿下进行的腿举。闭链运动通常被认为更加模拟日常生活中的活动，并能更好地提升整体稳定性和力量。但它可能在某些膝关节疾病中加重症状，因为在这些运动中，膝关节需要承受更大的负荷。相比之下，开链运动可以更加针对性地锻炼特定肌群，且通常对关节的压力较小，适合初期康复或疼痛较严重的病人。然而，它们不如闭链运动能提升全身稳定性和力量，且其训练效果可能较难转化到日常生活的活动中。

（四）案例分析题

1. 答：

（1）该患者最可能的临床诊断为前交叉韧带撕裂，依据包括运动史、疼痛、膝关节肿胀和 Lachman 试验阳性。

（2）前交叉韧带撕裂的常见临床表现有剧烈疼痛、膝关节肿胀、关节不稳和活动受限。

（3）康复治疗原则为恢复膝关节稳定性和功能。康复治疗方法包括手术修复、物理治疗（如冷疗、电疗）、运动疗法（如肌力训练、关节活动训练）和康复指导。

2. 答：

（1）该患者最可能的临床诊断为膝关节骨性关节炎，依据包括年纪、性别、高血压病史、活动后疼痛、休息无法缓解疼痛和 Crepetus 现象阳性。

（2）膝关节骨性关节炎的常见临床表现有晨僵、活动疼痛、关节肿胀、关节活动受限和关节摩擦感。

（3）康复治疗原则为缓解疼痛，提高关节活动度和功能。康复治疗方法包括物理治疗（如热疗、电疗）、药物治疗、运动疗法（如肌力训练、关节活动训练）和生活习惯指导。

3. 答：

（1）患者最可能的临床诊断是膝关节半月板损伤。诊断依据主要是根据患者的史词（曾有外力撞击膝关节并出现剧烈疼痛），以及体格检查结果（关节线压痛，髌骨疼痛试验阳性，McMurray 试验阳性，关节活动范围减少）。

（2）半月板损伤的病理机制通常是因为外力导致膝关节扭转，这种扭转力使半月板承受过度的压力，从而导致半月板撕裂。这种撕裂可以是小的裂口，也可以是严重的损伤，导致半月板的大部分或全部破裂。半月板撕裂会导致关节稳定性减少，股骨和胫骨之间的缓冲效应减弱，从而导致膝关节疼痛和活动受限。

（3）康复治疗原则包括缓解疼痛，恢复关节活动度，增强肌力，提高膝关节的稳定性，以及防止进一步损伤和避免复发。康复治疗方法包括：

① 物理治疗：包括冷疗、热疗和电刺激等，可以帮助缓解疼痛和肌肉紧张。

② 活动疗法：初期可以进行被动和主动无负荷关节运动，随着康复进展，可以逐渐增加活动的难度和强度，如增加负荷和进行功能性训练。

③ 肌力训练：通过针对膝关节周围的肌群进行有针对性的训练，可以帮助增强肌力，提高关节稳定性，减轻半月板的负荷。

④ 自我管理和生活方式指导：包括体重控制、合理饮食、定期运动、避免高风险活动等。

如果非手术治疗效果不佳，或者半月板损伤严重，可能需要进行手术治疗。

第七章 足及踝关节

第一节 教学大纲

一、教学要求

（一）知识要求

（1）掌握足及踝关节问题的病理生理学机制及评估。

（2）掌握足及踝关节的康复评定。

（3）了解足及踝关节的临床诊断。

（4）掌握足及踝关节的健康管理。

（5）掌握足及踝关节的物理治疗。

（二）能力要求

（1）熟悉足及踝关节的康复评定。

（2）了解足及踝关节的病理学机制。

（3）学会足及踝关节的物理治疗。

（三）素养要求

（1）培养学生关心、爱护、体贴患者的意识。

（2）具有良好的沟通能力和团队精神。

二、教学内容

（一）概述

足及踝关节问题的病理生理学机制。

（二）康复评定

（1）足及踝关节的康复评定。

（2）足及踝关节的临床诊断。

（三）康复治疗

（1）足及踝关节的健康管理。

（2）足及踝关节的物理治疗。

三、教学重点与难点

重点：足及踝关节的康复评定及健康管理。

难点：足及踝关节的物理治疗。

第二节　理论内容

一、相关解剖位置

(一) 关节

1. 踝关节

踝关节是由胫骨远端和腓骨外踝组成的关节。这种关节结构类似于木工术语中的榫卯关节,其中胫骨和腓骨的远端相互配合,就像榫头和卯眼一样。踝关节连接了小腿和足部,负责控制足部相对于小腿的运动。它是一个单轴关节,可以进行跖屈(足背向上弯曲)和背伸(足背向下弯曲)运动,分别为 $40°\sim50°$ 和 $20°\sim30°$。

2. 距下关节和跗横关节

距下关节(或称为距跟关节)由距骨的下关节面与跟骨的上关节面组成。这是一个具有单一自由度的平面滑膜关节。它允许足部的内翻(足向内侧倾斜)和外翻(足向外侧倾斜)运动,围绕一个斜轴进行。通常,内翻约为 $20°$,外翻约为 $10°$。跗横关节由距骨的前表面与舟骨以及骰骨的后表面形成。它们共同构成了足部的关节结构。

3. 跖趾关节

跖趾关节由跖骨头和近节趾骨构成。与手的结构类似,第2至第5趾都具有近端趾骨间和远端趾骨间的关节。然而,相对于手指关节,足趾关节的灵活性要小。拇趾具有近节和远节趾骨,但没有中节趾骨,因此仅具有一个趾骨间关节,类似于拇指。

(二) 韧带

踝关节是一个滑膜关节,具有关节囊。该关节囊的前部和后部相当薄,但在内侧和外侧有侧副韧带来提供固定。这些侧副韧带实际上是由几组韧带组成。

在踝关节的内侧,有一个被称为三角韧带的侧副韧带。它的顶点位于内踝的尖端,宽阔的基底分为四个部分,分别附着于距骨、舟骨和跟骨。前部纤维附着于舟骨(胫舟韧带),中间纤维(胫跟韧带)直接向下附着于跟骨的载距突,后部纤维(胫距后韧带)向后延伸并附着于距骨,深部纤维(胫距前韧带)几乎不可见,因为它位于胫舟韧带的深部。三角韧带加强了踝关节内侧的稳定性,将跟骨和舟骨固定在距骨上,并有助于维持内侧的足弓。

踝关节的外侧有一组韧带,通常称为外侧韧带。这个韧带由三个部分组成,将外踝与跟骨相连。较弱的前距腓韧带连接外踝与距骨,强壮的后距腓韧带水平延伸连接外踝与距骨,中间是长而相对垂直的跟腓韧带连接外踝与跟骨。还有许多其他的韧带连接不同的跗骨和跖骨,以及跗骨与跟骨等。这些韧带通常以它们连接的骨骼命名。

足部拥有弓形结构,因为脚通常是与地面接触的点,必须能够吸收冲击、适应地形变化并推动身体前进。为了实现这些动作,足部骨骼排列成足弓。我们站立在一个三角形结构上,从跟骨基部到第一和第五跖骨头分散承载力。在这三个点之间有两条纵弓(内侧和外侧纵弓),形成一个直角的横弓。

内侧纵弓构成足部的内侧边缘,从跟骨向前经过距骨、舟骨和三个楔骨,最终止于第一至第三跖骨。距骨位于纵弓的顶点,通常被称为"楔石",因此它承受着身体的重量。"楔石"是足弓的关键部分,通常是中心或顶部的部分。在承受负重期间,足弓会稍微压低,然后在负荷解除后回弹。通常情况下,它不会变平或接触到地面。

外侧纵弓从跟骨向前经过骰骨,然后到达第四至第五跖骨,它通常在承受负荷时接触地面。

横弓横跨足部的两侧,经过三个楔骨并到达骰骨。第二个楔骨是横弓的"楔石"。

这三个足弓的维持依赖于骨骼的形状和相互关系、足底的韧带和筋膜以及肌肉。韧带和筋膜可能是最重要的特征。弹性韧带(跟舟足底韧带)附着于跟骨并向前延伸至舟骨,它短而宽,非常重要,因为它支持内侧纵弓。足底长韧带是最长的跗骨韧带,位于较浅的位置。它起始于足跟后部,向前延伸并附着于骰骨以及第三、第四和第五跖骨的基部。它是外侧纵弓的主要支持结构。足底长韧带由足底短韧带辅助,足底短韧带连接跟骨和骰骨,位于足底长韧带的深层。两条纵弓由足底浅筋膜提供支撑。

这些韧带和筋膜的组合使得足部具有稳定性,并帮助足弓维持其形状和功能。

(三) 肌肉

1. 踝和趾的伸肌

(1) 胫骨前肌:

胫骨前肌位于小腿前方,是较大且表浅的肌肉。它的功能包括足内翻和足背屈(距小腿关节的动作)。起始于胫骨外侧踝、胫骨近端端外侧面以及骨间膜,止于内侧楔骨和第 1 跖骨底部。胫骨前肌的神经供应来自腓深神经(L4、L5、S1)。

(2) 趾长伸肌:

趾长伸肌具有多个功能,包括伸展第 2 至第 5 趾(涉及跖趾关节和趾骨间关节)、足背屈(距小腿关节的动作)以及足外翻。它起始于胫骨外侧踝、腓骨体近端前面以及骨间膜,止于第 2 至第 5 趾的中、远节趾骨。趾长伸肌的神经分布由腓神经(L4、L5、S1)提供。趾长伸肌的一部分位于胫骨前肌和腓骨肌群之间,较为表浅。它的四个肌腱可以在足背表面明显触及。

(3) 姆长伸肌:

姆长伸肌起源于月腓骨中段前面和骨间膜,止于姆趾的远节趾骨。它具有伸展趾(涉及跖趾关节和趾骨间关节)、足背屈(距小腿关节的动作)和足内翻的功能。姆长伸肌的神经供应来自腓深神经(L4、L5、S1)。姆长伸肌的肌腹位于胫骨前肌和趾长伸肌的深层,因此无法直接触及。然而,像趾长伸肌一样,它的远端肌腱延伸至姆趾,因此可以在足背表面轻松找到。

2. 踝和趾的屈肌

(1) 胫骨后肌:

胫骨后肌起始于胫骨和腓骨的上端后面以及骨间膜,止于足部的 5 块跗骨和第 2 至第 4 跖骨的底部。它的功能包括足内翻和足跖屈(距小腿关节的动作)。胫骨后肌的神经分布由胫神经(L4、L5、S1)提供。

（2）趾长屈肌：

趾长屈肌的起点位于胫骨中段后面，止点在第2至第5趾的远节趾骨。它的功能包括屈曲第2至第5趾（涉及跖趾关节和趾骨间关节）、微弱的足跖屈（距小腿关节的动作）和足内翻。趾长屈肌的神经分布由胫神经(L5、S1、S2)提供。

（3）拇长屈肌：

拇长屈肌起始于腓骨中段后面，止于拇趾的远节趾骨。它的功能包括屈曲趾（涉及跖趾关节和趾骨间关节）、微弱的足跖屈（距小腿关节的动作）和足内翻。拇长屈肌的神经分布由胫神经(L5、S1、S2)提供。这些肌肉位于小腿后部的腓肠肌和比目鱼肌的深层，主要负责足部的内翻和趾部的屈曲。它们的肌腱绕过内踝并从深层屈肌腱带穿过，而胫动脉和胫神经则位于内踝肌腱之间。

3. 腓骨长肌和腓骨短肌

（1）腓骨长肌：

腓骨长肌的功能包括足外翻和协助踝跖屈（距小腿关节的动作）。它的起点位于腓骨头和腓骨外侧近端的2/3处，止于第1跖骨底部和内侧楔骨。腓骨长肌的神经分布由腓浅神经(L4、L5、S1)提供。腓骨长肌是小腿后侧的一个重要肌肉。它对于足部的外翻运动起着关键作用，并且在踝关节的背屈（足背向上弯曲）运动中提供协助。这个肌肉的收缩可以帮助控制足部的姿势和稳定性。

（2）腓骨短肌：

腓骨短肌的功能包括足外翻和协助踝跖屈（距小腿关节的动作）。它的起点位于腓骨外侧远端的2/3处，止于第5跖骨的粗隆。腓骨短肌的神经分布由腓浅神经(L4、L5、S1)提供。腓骨短肌位于腓骨外侧面，细长而位于腓骨长肌的深层。它们的远端肌腱位于外踝的后方，并沿着足跟的边缘附着。

4. 小腿后侧肌群

（1）跖肌：

跖肌的功能包括微弱的踝关节跖屈（距小腿关节的动作）和微弱的膝关节屈曲（胫股关节的动作）。它的起点位于股骨外侧髁上线，止于通过跟腱附着于跟骨。跖肌的神经分布由胫神经(L4、L5、S1、S2)提供。跖肌的肌腹相对较短，而肌腱是体内最长的。肌腹位于腘窝内，位于两个腓肠肌肌头之间的斜内角。肌腱沿着小腿向下延伸，并附着于跟骨。从进化论的角度来看，跖肌被认为仍然保留了较大的足部屈肌的作用，并保留了古老而基本的屈肌特征。

（2）比目鱼肌：

比目鱼肌的功能包括跖屈踝关节（距小腿关节的动作）。它的起点位于比目鱼肌线、胫骨近端后面和腓骨头后面，止于通过跟腱附着于跟骨。比目鱼肌位于腓肠肌的深层，但其内外侧肌纤维从小腿的边缘凸出，并向下延伸超过腓肠肌的肌头末端。它也被称为"第二个心脏"，因为它强力收缩有助于推动血液从小腿回流至心脏，发挥重要作用。

（3）腓肠肌：

腓肠肌的功能包括屈曲膝关节（胫股关节）和跖屈踝关节（距小腿关节）。它的起点位于股骨的内外侧髁的后面,止于通过跟腱附着于跟骨。腓肠肌的神经分布由胫神经(S1、S2)提供。腓肠肌与比目鱼肌一起构成了小腿的三头肌。它们都附着于强大的跟腱上,易于触摸。虽然腓肠肌的名字表明它是圆胖的,但实际上与较厚实的比目鱼肌相比,腓肠肌的线条相对较细。

二、生物力学

踝关节的中立位是在解剖位置上。由于旋转轴呈一定角度,因此踝关节被认为具有三个平面的运动能力,这个术语用来描述围绕倾斜轴在所有三个平面上的运动。在这个轴上,外踝相对内踝更远且更靠后。为了形象化地描述三平面轴,可以将两个示指放在左踝关节内外踝的远端。请注意:从上方观察时,外踝处的手指更靠后;从前方观察时,外踝处的手指更远。可以想象手指是穿过关节的直棒。需要注意的是,手指并非在左右方向上排列。左手的手指稍微向后和向下倾斜,而右手的手指略微向前和向上倾斜。这条轴线基本上就是踝关节的轴线。它与水平面成 8° 的倾斜,与矢状平面成 82° 的倾斜,与冠状面成 20°～30° 的倾斜。当踝关节背屈时,足部不仅会向上抬升,而且会稍微向外移动(外展)。当踝关节背屈时,足部向下和向内移动(内收)。背屈和跖屈的末端感觉都是坚硬的,并被归类为由于关节囊、韧带和肌腱的张力引起的软组织拉伸。踝关节背屈时,趾骨的凸面在胫骨的凹面上向后滑动;踝关节跖屈时,距骨向前滑动。内翻和外翻用于描述距下关节和跗横关节处发生的运动。内翻包括内收、旋后和跖屈的组合,而外翻包括外展、旋前和背屈的组合。因此,跖屈和背屈主要发生在距小腿关节,而内翻和外翻主要发生在距下关节和跗横关节。所有这些关节的组合运动使得足部几乎可以适应任何空间位置。

三、生理及病理机制

1. 踝关节生理机制

(1)骨骼结构:由胫骨、腓骨的远端与距骨构成。胫骨远端内侧的内踝、腓骨远端的外踝以及胫骨后下方的后踝共同形成踝穴,距骨在其中进行活动,为踝关节提供了基本的稳定性和活动基础。

(2)关节韧带:包括内侧副韧带、外侧副韧带和下胫腓韧带。内侧副韧带维持踝关节内侧稳定性,防止外翻;外侧副韧带防止踝关节内翻;下胫腓韧带连接胫骨和腓骨,维持下胫腓联合的稳定性,保证踝穴的完整性。

(3)肌肉作用:小腿前侧的胫骨前肌等可使踝关节背屈,小腿后侧的小腿三头肌等能使踝关节跖屈。此外,还有一些肌肉负责踝关节的内翻和外翻运动,各肌肉协调作用,使踝关节完成各种复杂运动。

(4)神经支配:主要由坐骨神经的分支腓总神经和胫神经支配,负责传递感觉和运动信号,使踝关节能感知位置、压力、疼痛等,并精准控制肌肉运动。

(5)血液循环:由胫前动脉、胫后动脉及其分支为踝关节提供血液供应,保证关节软骨、韧带等组织的营养代谢和废物排出。

2. 踝关节病理机制(见表 7-1)

表 7-1　踝关节病理

骨骼	关节	肌肉	神经	血管
关节骨软骨损伤	踝关节前外侧撞击	胫骨前肌肌腱病	腓深神经根卡压	踝穴综合征
跟骨前侧突骨折	跖跗关节损伤	跟腱肌腱病	跟骨内侧神经卡压	趾间神经瘤
胫骨平台骨折	胫腓关节损伤	跟腱止点肌腱病	跗管综合征	
跟骨应力性骨折	踝关节后侧撞击	跟腱断裂	腓肠神经卡压	
距骨应力性骨折	跟腱滑囊炎	胫骨后肌肌腱病		
舟骨应力性骨折	内侧三角韧带损伤	拇长屈肌肌腱病	Joplin 神经炎	
骰骨综合征	分歧韧带损伤	腓骨长肌肌腱病		
骨软骨炎症	外侧韧带急性损伤	足底筋膜炎		
跖骨应力性骨折		足跟脂肪垫炎症		
		拇外展肌肌腱病		

(1) 创伤性损伤:如踝关节扭伤,多因运动中突然的内翻或外翻暴力,导致外侧或内侧副韧带损伤。严重的外伤还可能引起骨折,如内踝、外踝或后踝骨折,破坏关节的完整性和稳定性。

(2) 退变性疾病:长期的关节磨损、年龄增长等因素可导致踝关节骨关节炎,关节软骨逐渐磨损、剥脱,骨质增生形成,引起关节疼痛、肿胀、活动受限。

(3) 炎症性疾病:类风湿关节炎等自身免疫性疾病可累及踝关节,免疫系统攻击关节滑膜,导致滑膜炎症、增生,分泌大量炎性介质,引起关节疼痛、僵硬,晚期可导致关节畸形。

(4) 神经肌肉性疾病:如坐骨神经损伤等可影响踝关节的神经支配,导致肌肉无力、萎缩,踝关节运动控制能力下降,易出现异常的应力分布,进而引发关节损伤和疼痛。

(5) 代谢性疾病:如痛风,由于血液中尿酸水平升高,尿酸盐结晶沉积在踝关节周围组织,引发炎症反应,导致关节红肿、剧痛。

四、康复物理治疗评定

(一) 主观评估

主观评估在足及踝关节康复物理治疗评定中具有重要意义,其主要目的是收集患者的病史和症状信息,以下是足踝关节主观评估的关键内容。①疼痛的位置:了解患者感受到疼痛的具体位置。②疼痛的特点:询问疼痛的性质,例如刺痛、钝痛、酸痛等。③症状之间的相互关系:了解疼痛与其他症状(如肿胀、不稳定感)之间的关联情况。④邻近关节:

评估患者是否有其他关节的症状或功能受限情况。⑤其他因素：询问加重或减轻疼痛的因素，以及疼痛在不同时间段（晨起、白天、夜间）的表现。

1. 病史收集

主诉：了解患者最主观的症状，包括疼痛程度、肿胀状况和足踝关节的稳定性。

疼痛描述：详细了解疼痛的性质（如刺痛、隐痛）、位置、强度、频率和持续时间。

发病史：询问症状出现的起始时间、可能的诱因，以及与活动强度或受伤情况的关联程度。

既往病史：收集患者过去是否有足踝关节损伤、手术或相关疾病的信息。

2. 症状评估

疼痛：了解患者在不同活动或姿势下的疼痛情况，包括静止时、活动时、夜间或进行特定运动时的疼痛状况。可以使用视觉模拟评分（Visual Analog Scale，VAS）或疼痛数值评分（Numeric Pain Rating Scale，NRS）等工具，以便患者自我评估疼痛程度。

肿胀：询问并观察患者是否有关节肿胀或水肿的表现。

不稳定感：了解患者是否感受到足踝关节的不稳定感或易于扭伤的感觉。通过主观评估，物理治疗师可以获得患者的病史和症状信息，为后续客观评估和治疗计划提供重要依据。

（二）客观评估

1. 渥太华原则（The Ottawa Ankle Rules）

（1）踝的内外髁或后缘有压痛（从远端向近端大概 6 cm 范围）。

（2）踝的后缘或中踝有压痛。

（3）第五跖骨和足舟骨有压痛。

（4）最后步骤：要求患者独立连续行走四步。

2. 踝的肌肉测试-主动抗阻

（1）跖屈（plantar flexion）：

5 级-完整 ROM（关节活动范围），在站立测试位置进行 4～5 次高质量重复。

4 级-全 ROM，在站立测试位置进行 2～3 次高质量重复。

3 级-全 ROM，在站立测试位置进行 1 次高质量重复。

2 级-通过范围移动，消除阻力（俯卧测试位置）。

1 级-可能在一定范围内移动，但很小，治疗师触及肌肉收缩活动。

0 级-无运动 & 无收缩活动触及。

（2）背屈（dorsi flexion）：

5 级-全 ROM，患者对抗较大阻力。

4 级-全 ROM，患者坐位对抗部分阻力。

3 级-全 ROM，患者坐位主动背屈。

1～2 级-全 ROM/部分 ROM，患者侧卧位。

0 级-无运动 & 无收缩活动触及。

（3）足外翻（eversion）：

5 级-可以对抗较大阻力做全 ROM,患者坐位。

4 级-可以对抗部分阻力做全 ROM,患者坐位。

3 级-可以对抗重力做全 ROM,患者坐位。

2 级-通过范围移动,消除阻力,患者仰卧位。

1 级-可能在一定范围内移动,但很小,治疗师触及肌肉收缩活动,患者仰卧位。

0 级-无运动 & 无收缩活动触及,患者仰卧位。

(4) 足内翻(inversion):

5 级-可以对抗较大阻力做全 ROM,患者坐位。

4 级-可以对抗部分阻力做全 ROM,患者坐位。

3 级-可以对抗重力做全 ROM,患者坐位。

2 级-通过范围移动,消除阻力,患者仰卧位。

1 级-可能在一定范围内移动,但很小,治疗师触及肌肉收缩活动,患者仰卧位。

0 级-无运动 & 无收缩活动触及,患者仰卧位。

3. 踝的关节测试-被动活动

(1) 被动踝关节背屈,膝伸直(passive ankle dorsi flexion)被动活动度 20°～30°。

(2) 被动踝关节跖屈(passive plantar flexion)被动活动度 40°～50°。

(3) 被动踝关节外翻(passive ankle eversion)被动活动度 40°。

(4) 被动踝关节内翻(passive ankle inversion)被动活动度 20°。

4. 踝的关节测试-韧带损伤测试

(1) 前抽屉测试(atfl -距腓前韧带):测试韧带损伤情况。

操作方法:患者呈仰卧位或坐位,检查者一只手抓住小腿远端前面,另一只手抓住跟骨,患者检查侧脚在跖屈 10°～15°位置推跟骨向前移动。正常情况下踝关节的前向移动幅度较小,且两侧踝关节的移动幅度应基本一致。如果患侧踝关节的前向移动幅度明显大于健侧,或出现疼痛、松弛感,提示外侧副韧带(尤其是距腓前韧带)损伤或松弛。

(2) 距腓后韧带测试(ptfl -距腓后韧带):检查距腓后韧带后束是否出现撕裂。

操作方法:仰卧位,膝关节屈曲,踝关节放松。站在患者足部一侧,一手固定小腿远端防止其移动;另一手握住足跟,将足部向后推移,模拟距骨后移。感受距骨后移的程度,并与健侧对比。

(3) 三角韧带中束测试:三角韧带中束是否撕裂。

操作方法:仰卧位或坐位,膝关节伸直,踝关节放松。站在患者足部一侧,一手握住小腿远端(胫骨和腓骨),确保小腿稳定,防止其移动;另一手握住足跟,将足部向外翻(eversion),同时轻微跖屈感受距骨在踝穴内的倾斜程度,并与健侧对比。距骨倾斜角度较小(通常小于 5°),且两侧对称为正常距骨倾斜角度明显增加(大于 10°)或两侧不对称,提示外侧韧带(ATFL 和/或 CFL)可能损伤或松弛。

(4) 三角韧带前束测试:检查内侧三角韧带的前束是否撕裂。

操作方法:仰卧位,膝关节伸直,踝关节放松。站在患者足部一侧,一手握住小腿远端(胫骨和腓骨),确保小腿稳定,防止其移动;另一手握住足部。询问患者是否感到疼痛。

感受踝关节是否有异常活动或松弛。

（5）跟腓韧带测试（cfl－跟腓韧带）：

操作方法：检查跟韧带后束是否撕裂仰卧位或侧卧位，膝关节伸直，踝关节放松。站在患者足部一侧，一手握住小腿远端（胫骨和腓骨），确保小腿稳定，防止其移动；另一手握住足部，将足部向内翻（inversion）。在施加内翻应力的同时，将足部轻微向下压（跖屈）。感受距骨在踝穴内的倾斜程度。询问患者是否感到疼痛。

（6）胫腓联合测试（胫腓联合损伤）：

① 操作方法（squeeze 测试）：仰卧位或坐位，膝关节屈曲，踝关节放松。站在患者足部一侧。用手在胫骨和腓骨的中段（小腿中部）向中间挤压。挤压时患者感到下胫腓联合区域（踝关节上方）疼痛，提示下胫腓联合损伤。

② 操作方法（external rotation 测试）：仰卧位，膝关节屈曲 90°，踝关节中立位。站在患者足部一侧。一手固定小腿远端，另一手握住足部。将足部向外旋转。外旋时患者感到下胫腓联合区域疼痛，提示下胫腓联合损伤。

③ 操作方法（dorsi flexion 测试）：仰卧位，膝关节伸直，踝关节放松。站在患者足部一侧。一手固定胫骨远端，另一手握住腓骨远端。尝试前后移动腓骨，评估其活动度。腓骨活动度增加或患者感到疼痛，提示下胫腓联合损伤。

5. 功能评估

（1）单腿站立、单腿原地跳跃（平衡、本体感、冲击负荷、敏捷性）。

（2）单腿跳跃 10 米、六角形跳跃、保持单腿跳、跑动、躲闪（高难度平衡、本体感、冲击负荷、敏捷性）。

6. 徒手测试

（1）被动活动度-屈曲、伸展、旋后、旋前。

（2）肌力测试-屈曲、伸展、旋后、旋前。

7. 神经和血管测试

（1）Tinel 测试。

（2）Vasculer 测试：用于评估肢体血液循环情况，特别是在外伤、骨折或血管损伤后，检查是否存在血管受损或血液循环障碍。坐位或仰卧位，肢体放松。观察肢体颜色（苍白、发绀、红斑等）。触摸肢体温度（温暖、冰凉）。正常：颜色红润，温度温暖。异常：苍白、发绀或冰凉，提示血液循环障碍。

8. 步态评估

（1）观察患者在行走时的步态，包括步态周期、步长、步速、支撑相和摆动相等方面的特征。

（2）注意是否存在异常步态模式，例如跛行、抬脚困难、行走不稳定等。

（3）检查患者的步态对称性和平衡能力。

（4）观察患者的踝关节运动范围和控制能力。

9. 其他的特殊检查

（1）踝关节的主动活动度检查（见图 7－1～图 7－7）。

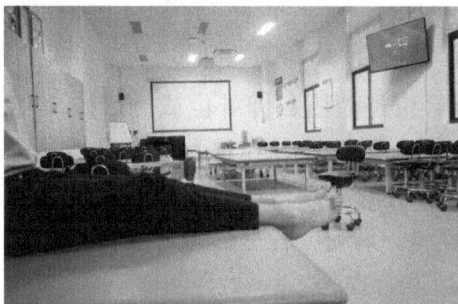

图 7‑1　踝关节主动检查测试

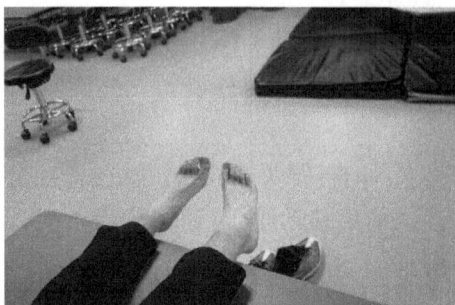

图 7‑2　踝关节主动检查测试‑内收

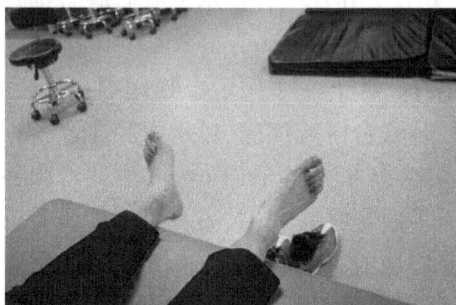

图 7‑3　踝关节主动检查测试‑外展

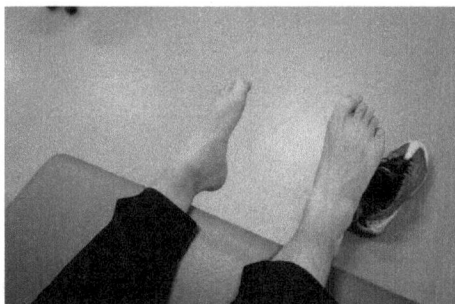

图 7‑4　踝关节主动检查测试‑跖屈

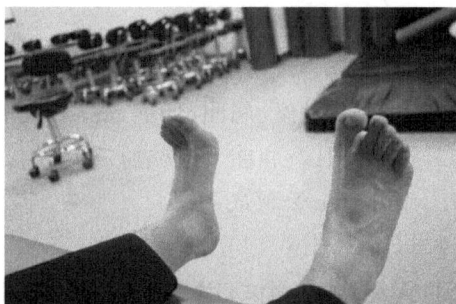

图 7‑5　踝关节主动检查测试‑背伸

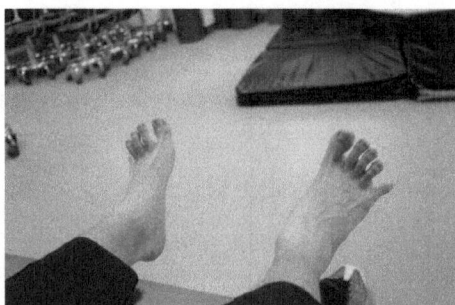

图 7‑6　踝关节主动检查测试‑外翻

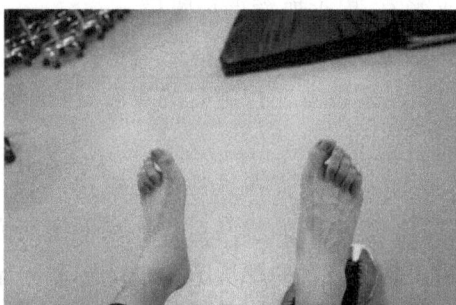

图 7‑7　踝关节主动检查测试‑内翻

（2）距骨小腿关节的前向后滑动和后向前滑动（见图7-8、图7-9）。

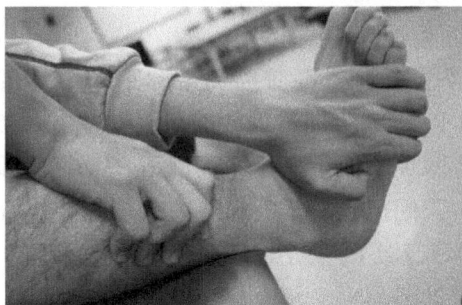

图7-8 距骨小腿关节的前向后滑动

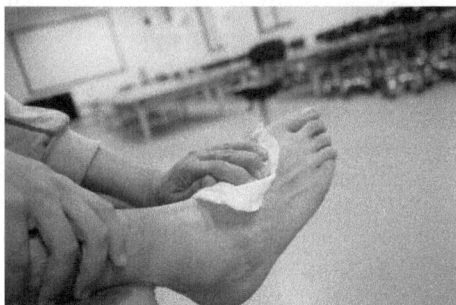

图7-9 距骨小腿关节的后向前滑动

（3）距骨的滚动（见图7-10）。

（4）前抽屉试验（Anterior Drawer Test）：

在踝关节扭伤之后，可能会造成踝关节的不稳，前抽屉试验用来检查距腓韧带损伤，在损伤的急性期敏感性可达96%，特异性84%，但在慢性期敏感性和特异性都下降很多。患者仰卧位，让检查侧的膝关节微曲，把脚掌的露出床沿，检查者一手握住患者的跟骨，让患者的足部轻轻地搭在检查者的前臂上，另一手尽可能地放在胫骨靠近关节面的上方，固定住胫骨，把整个足部往前拉。另一种方法是把患者的足部放在床面上，用毛巾

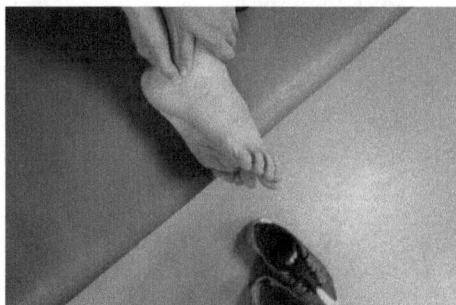

图7-10 距骨滚动

将踝关节放在跖屈10°～15°的位置，一手握住足部，另一手放在靠近关节面的上方，将胫骨向后滑动。如果一侧的向前滑动明显的多于没有受伤的一侧或者在踝关节的前外侧出现了明显的凹陷，试验为阳性，提示可能距腓前韧带的损伤（见图7-11、图7-12）。

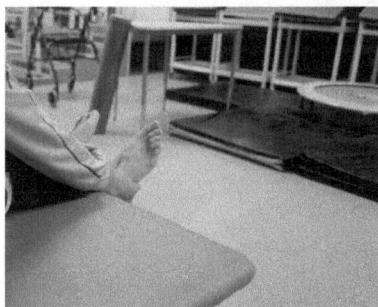

图7-11 前抽屉试验(1)

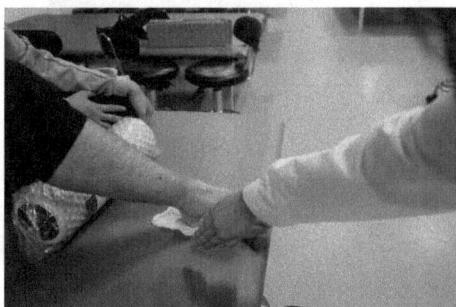

图7-12 前抽屉试验(2)

（5）膝墙测试：

该测试用来测量踝关节负重状态下的踝关节背屈的范围。患者用膝盖顶住墙面，然后脚掌尽可能往后移动，要保持整个脚面贴在地面上。然后去测量墙面到第一跖趾关节的距离。正常距离是12.5 cm左右。如果距离小于这个范围，或者这个过程中出现踝关节

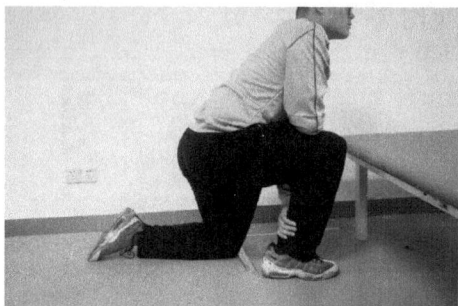

图 7 - 13　膝墙测试

前侧的撞击疼痛,可能提示踝关节活动度不足(见图 7 - 13)。

(6) 距骨倾斜试验:

该测试是检查距腓前韧带和距腓后韧带,跟腓韧带,以及三角韧带的完整性。患者坐在床面边缘,将膝关节以下垂于床面以下,为了检查距腓前韧带,我们把踝关节放到踝关节跖屈的位置(见图 7 - 14),然后手握住跟骨(见图 7 - 15)将踝关节内翻(见图 7 - 16～图 7 - 18)。

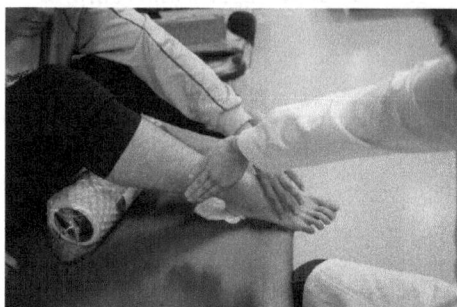

图 7 - 14　距骨倾斜(1)

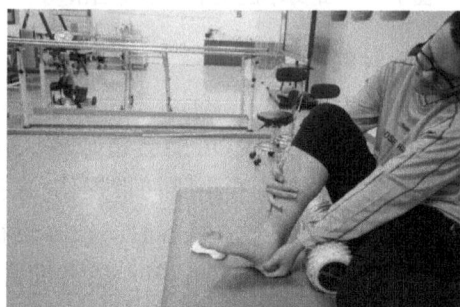

图 7 - 15　距骨倾斜(2)

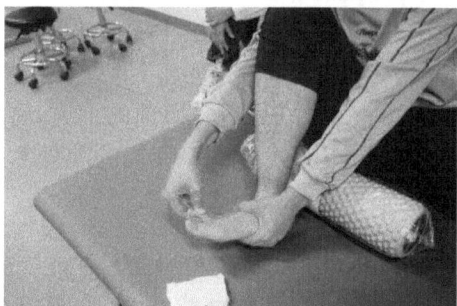

图 7 - 16　距骨倾斜(3)

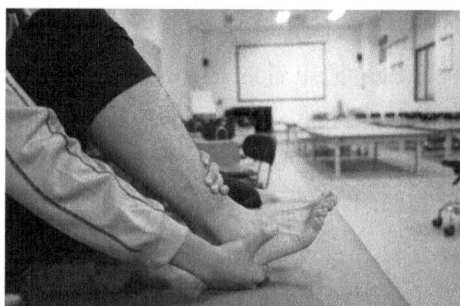

图 7 - 17　距骨倾斜(4)

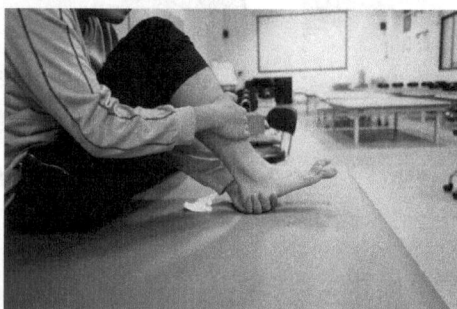

图 7 - 18　距骨倾斜(5)

五、康复物理治疗干预

(一) 手法治疗

使用适当的手法对踝关节进行治疗,包括按摩、牵拉、关节松动和其他手法技术。这些手法可以促进血液循环、缓解疼痛、改善关节运动范围和柔韧性。

(二) 运动治疗

1. 关节间律动

通过触碰骨标记来建立关节间律动的意识,特别是距上和距下关节。多平面的练习有助于恢复关节的共轴性。

2. 肌肉力量训练

激活踝关节周围的深层稳定肌肉,找到肌肉张力之间的平衡对于踝关节的健康至关重要。首先,加强深层稳定肌肉,然后进行向心和离心能力的力量训练。

3. 神经滑动

对于有神经通路阻碍的情况,进行神经滑动以增加神经通路的空间,并改善对应肌肉的神经电信号和功能。同时,注意补充与神经相关的营养物质。

4. 功能性训练

根据患者的目标和日常需求,进行特定的功能性活动训练,包括平衡训练、协调训练、力量训练、灵活性训练等。确保训练方向符合患者的需求和能力,并注重整体性,不仅局限于踝关节,还要考虑整个下肢的配合、核心能力和下肢与躯干的链接。

(三) 物理因子治疗

应用物理因子,如热敷、冷敷、电疗、超声波等,以促进康复过程、减轻疼痛、缓解肌肉紧张和促进组织修复。

六、康复宣教

向患者提供相关的教育,包括康复进程的理解、自我管理技巧、预防再伤和正确姿势的注意事项等。教育患者如何在日常生活中保护踝关节,避免不良习惯和活动,以促进康复效果的持久性。以上是对踝关节康复物理治疗的干预的主要方面。在实施这些干预措施时,需要根据患者的具体情况和康复目标进行个性化的治疗计划制订,以最大限度地促进康复和功能恢复。

第三节　复习题

一、试题

（一）选择题

1. 主观评估的主要目的是（　　）

A. 收集患者的病史和症状信息　　　　B. 收集客观病史

C. 提供物理治疗干预　　　　　　　　D. 进行 X 射线检查

2. 以下哪个项目属于客观评估中的关节测试？（　　）

A. 跌打测试　　　　　　　　　　　　B. 单腿站立测试

C. 渥太华原则　　　　　　　　　　　D. 神经滑动测试

3. 何种测试用于判断是否需要进行 X 射线检查？（　　）

A. 踝的肌肉测试　　　　　　　　　　B. 功能评估

C. 神经和血管测试　　　　　　　　　D. 渥太华原则

4. 手法治疗的主要目的是（　　）

A. 改善平衡　　　　　　　　　　　　B. 提供物理因子治疗

C. 增加关节运动范围　　　　　　　　D. 增强深层稳定肌肉

5. 以下哪项不属于运动中的主要部分？（　　）

A. 肌肉力量训练　　B. 功能性训练　　C. 神经滑动　　　　D. 热敷

6. 物理因子治疗可以用于（　　）

A. 提供病史信息　　B. 评估步态　　　C. 促进血液循环　　D. 进行主观评估

7. 教育患者的主要目的是（　　）

A. 提供康复进程的理解　　　　　　　B. 提供相关的病史信息

C. 促进血液循环　　　　　　　　　　D. 进行 X 射线检查

8. 踝关节是由以下哪两根骨骼组成的？（　　）

A. 胫骨和股骨　　B. 股骨和腓骨　　C. 胫骨和联合韧带　D. 胫骨和腓骨

9. 距下关节的运动包括哪些方向？（　　）

A. 内翻和外翻　　B. 屈曲和伸直　　C. 旋转和上下运动　D. 无法运动

10. 趾长伸肌的主要功能是什么？（　　）

A. 弯曲趾头　　　B. 弯曲足踝　　　C. 内翻足部　　　　D. 伸展足趾

11. 以下哪个肌肉被称为"第二个心脏"？（　　）

A. 腓骨肌　　　　B. 比目鱼肌　　　C. 胫骨肌　　　　　D. 蹞长伸肌

12. 踝关节中立位的轴线相对于哪个平面有倾斜？（　　）

A. 矢状平面　　　B. 水平平面　　　C. 冠状平面　　　　D. 背翻平面

13. 内翻和外翻描述的是足部的哪些运动？（　　）

A. 屈曲和伸展　　　B. 内旋和外旋　　　C. 内翻和外翻　　　D. 内收和外展

14. 以下哪个疾病通常与距骨应力性骨折相关?(　　)

A. 糖尿病　　　　　B. 应力性骨折　　　C. 骨折性关节炎　　D. 肌肉痉挛

15. 踝关节前外侧撞击可能导致哪个韧带受损?(　　)

A. 胫骨韧带　　　　B. 腓骨韧带　　　　C. 阿基里斯腱　　　D. 外侧韧带

16. 距骨应力性骨折是哪种疾病的常见例子?(　　)

A. 骨折性关节炎　　B. 应力性骨折　　　C. 糖尿病　　　　　D. 肌肉痉挛

17. 踝穴综合征可能涉及哪个神经的炎症?(　　)

A. 闭孔神经　　　　B. 腓肠神经　　　　C. Joplin 神经　　　D. 闭孔动脉

18. 跖骨是足部骨骼的一部分,通常有多少块跖骨?(　　　)

A. 5　　　　　　　B. 3　　　　　　　C. 7　　　　　　　D. 9

19. 以下哪个是足底最大的肌肉,有助于维持足弓?(　　　)

A. 腓肠肌　　　　　B. 姆长伸肌　　　　C. 姆长屈肌　　　　D. 比目鱼肌

20 以下哪个是常见的足部解剖结构,位于足底,用于减轻行走和跑步时的压力?(　　　　)

A. 伞形足垫　　　　B. 静脉　　　　　　C. 跖骨　　　　　　D. 韧带

21 "平足"是指足部的什么特征?(　　　)

A. 脚背上凸　　　　B. 弯曲足趾　　　　C. 高弓　　　　　　D. 脚底较宽

22. 足底跖骨骨折通常发生在哪个骨骼上?(　　　)

A. 第三跖骨　　　　B. 第五跖骨　　　　C. 乌鸦跖骨　　　　D. 第一跖骨

23. 踝关节又称为什么关节?(　　　)

A. 下腿踝关节　　　B. 胫腓关节　　　　C. 上腿踝关节　　　D. 跖骨关节

24. 踝部最常见的韧带损伤是哪个韧带?(　　　)

A. 内侧韧带　　　　B. 胫骨韧带　　　　C. 外侧韧带　　　　D. 比目鱼韧带

25. 足底筋膜炎通常涉及足底的哪一部分?(　　　)

A. 跖骨　　　　　　B. 足底筋膜　　　　C. 韧带　　　　　　D. 足底韧带

26. 什么是常见的足趾畸形,表现为趾头向内弯曲?(　　　)

A. 胶水趾　　　　　B. 短趾　　　　　　C. 高足　　　　　　D. 爪趾

27. "扁平足"可能导致足底疼痛和哪一种问题?(　　　)

A. 增强足弓　　　　B. 增长趾头　　　　C. 减小足弓　　　　D. 扩展足部

28. 下列哪个是踝关节中的骨头?(　　　)

A. 髌骨　　　　　　B. 距骨　　　　　　C. 桡骨　　　　　　D. 胫骨

29. 下列哪个是跖骨骨折的常见症状?(　　　)

A. 鼠标征　　　　　B. 肿胀　　　　　　C. 蓝紫色瘀斑　　　D. 头晕

30. 下列哪个是足部最大的关节?(　　　)

A. 跖骨关节　　　　B. 髋关节　　　　　C. 踝关节　　　　　D. 膝关节

31. 下列哪个韧带稳定踝关节的侧向运动?(　　　)

A. 外侧韧带　　　　B. 胫骨韧带　　　　C. 内侧韧带　　　　D. 比目鱼韧带

32. 距骨位于足部的哪个部位?(　　　)

A. 脚背　　　　　B. 脚趾尖　　　　　C. 脚踝　　　　　D. 脚底

33. 高跟鞋可能增加下列哪种足部问题的风险?（　　）

A. 踝骨骨折　　B. 平足　　　　C. 跖骨骨折　　　D. 趾骨骨折

34. 哪个部位的骨头在髋关节中连接到脊椎?（　　）

A. 股骨头　　　B. 胫骨头　　　C. 桡骨头　　　　D. 髋骨头

35. 下列哪个部位不包括在踝骨中?（　　）

A. 胫骨　　　　B. 跖骨　　　　C. 距骨　　　　　D. 桡骨

36. 哪个足部骨骼位于小腿骨头的前部,与跖骨相邻?（　　）

A. 跖骨　　　　B. 胫骨　　　　C. 距骨　　　　　D. 桡骨

37. 足底筋膜炎通常引发哪个足底问题?（　　）

A. 增强足弓　　B. 扩展足部　　C. 减小足弓　　　D. 踇长伸肌疼痛

38. 拇趾通常由多少个脚趾骨组成?（　　）

A. 3个　　　　B. 2个　　　　C. 4个　　　　　D. 5个

39. 下列哪个部位位于足部的背部?（　　）

A. 髌骨　　　　B. 摇篮骨　　　C. 桡骨　　　　　D. 跖骨

40. 在足部关节中,"踝跳跃"韧带稳定哪两个骨头之间的连接?（　　）

A. 胫骨和跖骨　B. 跖骨和距骨　C. 胫骨和腓骨　　D. 髋骨和股骨

（二）名词解释

1. 胫骨

2. 跖骨

3. "踝跳跃"韧带

4. 生物力学分析

5. 矫形器

（三）简答题

1. 请简要解释足部和踝关节的生物力学原理,以及这些原理如何在康复中发挥作用。

2. 详细描述足部和踝关节的解剖结构,包括骨骼、韧带、肌肉和神经,以及它们如何相互作用以支持正常的运动和功能。

3. 讨论足部和踝关节的最常见康复挑战,包括损伤和疾病,以及针对这些挑战的康复方法。

（四）案例分析题

患者贺某,年龄35岁,是一名业余足球运动员。

主诉:最近在比赛中受伤。她抱怨右踝关节疼痛、肿胀和明显的瘀血。她回顾性地告诉你,在一次比赛中,她试图突破对手时,不慎踩空,导致右踝关节扭伤。她没有听到明显的"爆裂"声,但当时感到剧痛。

问题:

1. 患者最可能的临床诊断及依据?

2. 该疾病的病理分期常分为哪三个阶段?

3. 康复治疗原则及康复治疗方法？

二、评分参考答案

(一) 选择题

1～5　ACDCD　6～10　CADAD　11～15　BADBD　16～20　BCADA

21～25　ADBCB　26～30　DCDBC　31～35　ADBDC　36～40　BCADC

(二) 名词解释

1. 胫骨是下肢骨骼中的一部分,位于小腿部位。它是一根长骨,主要位于胫骨侧。胫骨通过与腓骨连接在踝关节处,参与构成了踝部的骨骼结构。在足和踝关节康复和病理方面,胫骨的解剖结构和功能对于理解和治疗许多足踝问题非常关键。

2. 跖骨是足部骨骼的一部分,位于脚掌的底部。通常有 5 块跖骨,它们形成了脚掌的骨架,支撑身体的重量。跖骨的解剖结构对于脚部的稳定性和灵活性至关重要。在康复和病理领域,了解跖骨的结构和功能有助于诊断和治疗脚部问题。

3. "踝跳跃"韧带,也被称为踝前跳跃韧带,是位于踝关节前部的重要韧带。它连接了胫骨和腓骨,稳定了这两根骨骼之间的连接。这个韧带在足部的运动和支撑体重时扮演着关键的角色。在足和踝关节的康复和病理过程中,踝跳跃韧带可能受伤,需要特别的治疗和康复措施来帮助患者康复。

4. 生物力学分析是一种研究人体运动和力学特性的科学方法。在足和踝关节康复中,生物力学分析用于评估患者的步态和运动模式。这通常包括使用先进的仪器和技术,如步态分析系统,来测量运动、力量、压力分布和关节运动范围。通过生物力学分析,康复专业人员可以了解患者的康复需求,制订个性化的治疗计划,以最大限度地提高康复效果和康复患者的生活质量。

5. 矫形器是一种医疗设备,通常用于足和踝关节康复过程中。它是一种外部支撑装置,常常制作成与身体部位相吻合的定制支架,旨在提供支持、稳定性和对康复部位施加适当的压力。在足和踝康复中,矫形器可以用于治疗和支持受伤的足踝部位,促进康复和减少疼痛。

(三) 简答题

1. 答:

足部和踝关节是复杂的生物力学结构,支持我们的体重并允许各种运动。这些关节由多个骨骼、韧带、肌肉和软组织组成。在康复中,了解这些原理至关重要。生物力学原理包括平衡、稳定性、关节角度和力的分布。康复师会使用这些原理来设计运动计划,以增强肌肉力量、提高关节稳定性、改善平衡和减少疼痛。

2. 答:

足部包括 26 块骨头,其中包括跖骨、距骨、骸骨和足踝骨。韧带如踝跳跃韧带连接胫骨和腓骨,提供稳定性。肌肉如腓肠肌和胫骨前肌通过收缩来支持正常的步行和运动。神经如腓动脉神经和胫动脉神经为足部提供神经支配。这些结构相互协调以支持足部的正常功能,但在受伤或损伤时,康复专业人员将使用特定方法来加速康复过程。

3. 答：

最常见的康复挑战包括扭伤、跖骨骨折、跟腱炎、跖骨底筋膜炎等。康复方法通常包括物理疗法、运动疗法、冷敷热敷、抗炎药物和韧带支架。康复师还可能使用功能训练来恢复正常的步行和运动模式。

（四）案例分析题

1. 患者最可能的临床诊断及依据：患者最可能患有右踝关节扭伤，依据包括疼痛、肿胀、明显的瘀血以及受伤机制。虽然没有听到"爆裂"声，但这种机制通常与踝关节扭伤有关。

2. 该疾病的病理分期常分为哪三个阶段：踝关节扭伤通常分为三个阶段。第一阶段是急性阶段，包括疼痛、肿胀和瘀血，通常在伤后的 48 小时内。第二阶段是亚急性阶段，在伤后 2 天到 6 周，伴随着肌力和平衡的康复，疼痛逐渐减轻。最后一个阶段是慢性阶段，通常在伤后 6 周后，这个阶段旨在康复和重新获得正常功能。

3. 康复治疗原则及康复治疗方法：康复治疗的原则包括控制疼痛和炎症，恢复正常的关节运动范围，增强肌肉力量，改善平衡和稳定性，并最终回到正常的运动活动。康复治疗方法可以包括物理疗法（如冷敷和热敷）、疼痛管理（如非甾体抗炎药）、康复性体育训练、肌肉强化、平衡训练、康复性按摩和康复性瑜伽等。关键是个性化的康复计划，以满足患者的具体需求和康复阶段。

第八章 颈椎与颞颌关节

第一节 教学大纲

一、教学要求

(一) 知识要求

(1) 掌握颈椎问题的病理生理学机制及评估。

(2) 掌握颈椎的康复评定。

(3) 了解颈椎的临床诊断。

(4) 掌握颈椎的健康管理。

(5) 掌握颈椎的物理治疗。

(二) 能力要求

(1) 熟悉颈椎的康复评定。

(2) 了解颈椎的病理学机制。

(3) 学会颈椎的物理治疗。

(三) 素养要求

(1) 培养学生关心、爱护、体贴患者的意识。

(2) 具有良好的沟通能力和团队精神。

二、教学内容

(一) 概述

颈椎问题的病理生理学机制。

(二) 康复评定

(1) 颈椎的康复评定。

(2) 颈椎的临床诊断。

(三) 康复治疗

(1) 颈椎的健康管理。

（2）颈椎的物理治疗。

三、教学重点与难点

重点：颈椎的康复评定及健康管理。
难点：颈椎的物理治疗。

第二节　理论内容

一、相关解剖位置

（一）颈椎

第一颈椎又叫寰椎，它没有椎体和棘突，由前后弓和侧块组成。第二颈椎又叫枢椎，它与一般的颈椎相似，但椎体上方有齿状的隆突称为齿突，此齿突可视为寰椎的椎体。第三、四、五、六是普通颈椎，锥体较小，呈椭圆形，上面的横径凹陷，上位颈椎位于下位颈椎的凹陷处，互相嵌入增加了颈椎的稳定性。

1. 关节

小关节是由上下关节突形成的动关节。它们也称为关节突关节。关节面相对于横轴大约呈45°角，在矢状面上大约呈85°角。这种方向对于重量传递和防止前移很重要。

2. 韧带

韧带为颈椎提供稳定性。上颈椎天生不稳定，因此韧带的完整性在该区域非常重要。前纵韧带和后纵韧带有助于稳定前柱和中柱，是椎间关节的主要稳定器。这两者几乎都贯穿了脊柱的整个长度。ALL 比 PLL 更紧密地黏附。颈椎的前纵韧带并不发达，它成为寰枕水平的前寰枕膜，而 PLL 与盖膜合并。PLL 可防止过度屈曲和分心。

后柱由以下韧带支撑，这些韧带维持椎弓之间的稳定性。

（1）颈韧带——颈椎棘上韧带的延续。颈韧带是颈椎的稳定器。

（2）囊韧带——位于颈椎相邻椎骨的关节突关节周围，包裹关节腔，形成关节囊结构。

（3）黄韧带——连接两个椎骨的相邻椎板，也连接并加强腹侧的小关节囊。

（4）棘间韧带——相邻棘突之间。

（5）棘上韧带——沿着棘突的尖端延伸。

（6）棘间韧带和黄韧带控制过度屈曲和前移。

3. 神经

脊神经从 C2～C7 的相应编号的椎体上方发出。第一神经 C1 位于枕骨和寰椎（C1）之间，第八神经存在于 C7 和 T1 之间。交感神经系统和脊神经本身之间存在许多相互联系。颈神经控制许多身体功能和感觉活动，粗略估计如下。

C1：头部和颈部；C2：头部和颈部；C3：隔膜；C4：上半身（如三角肌、二头肌）；C5：腕伸肌；C6：腕伸肌；C7：三头肌；C8：手。颈椎损伤或脊神经受累会影响它们供应的区域。

寰枕关节和寰枢关节由第一和第二颈髓神经的前支支配。小关节由前支和后支供应。C2～C3 小关节受神经支配：第三颈髓神经后支的两支、通信分支、内侧支（也称为第三枕神经）。C3～C4 至 C7～T1 关节面，由后支内侧分支从关节的头侧和尾侧发出 1 级，因此，每个小关节都受上下内侧分支的支配。

4. 肌肉

（1）浅层肌肉：

颈部肌肉中,对视觉效果影响较大的是浅层的胸锁乳突肌和斜方肌上束,其中胸锁乳突肌位于颈侧,斜方肌上束位于颈后。

胸锁乳突肌起于胸骨柄和锁骨内上缘,斜向上止于脸侧下颌的乳突。一侧胸锁乳突肌收缩使头向同侧屈,并转向对侧。两侧同时收缩则使头后伸。

斜方肌上束位于颈后,起于项韧带、颈椎棘突,止于锁骨、肩峰内缘及肩胛冈下缘。两侧同时收缩使头后仰,单侧收缩使颈向同侧倾斜、面向后仰旋向对侧。

(2) 深层肌肉:

第一类起于颈椎,止于颈椎之外的骨或韧带,作用是让颈椎向不同方向倾斜或旋转。

第二类起于颈椎,止于其他颈椎或胸椎,作用是让颈椎向不同方向弯曲。斜角肌是位于颈前的第一类肌肉,起于颈椎横突,止于肋骨,两侧收缩时使颈前倾,单侧收缩使颈向侧前方倾。提肩胛肌、小菱形肌、头夹肌、颈夹肌是位于颈后的。

颈长肌、头长肌属于第二类,附着于颈椎前部,收缩时使颈前屈,单侧收缩使颈向同侧前方屈。半棘肌属于第二类,附着于颈椎后部,收缩时使颈后伸,单侧收缩向同侧后方弯曲。后伸即向后弯,同上,注意和后倾的区别。

(二) 颞下颌关节

1. 关节

(1) 关节窝(glenoid fossa):

关节窝呈横的卵圆形,从鳞鼓裂延伸到关节结节,关节窝骨质较薄,窝中央与颅中窝仅隔薄层骨板。关节窝表面衬以薄层纤维组织,后方与外耳道和中耳紧密相邻,两者之间仅隔颞骨鼓板。

(2) 关节结节(eninence):

关节结节位于颧弓根部,侧面观为一斜向前下的突起,分为前斜面和后斜面,后斜面比前斜面大。后斜面为关节的功能面,是关节的负重区,表面覆盖较厚的纤维组织和纤维软骨。

(3) 髁突(condyle):

髁突位于下颌骨升支末端,呈椭圆形突起。髁突前后径比内外径小,从侧面观,在髁突顶上有一横嵴,并将髁突分为较小的前斜面和较大的后斜面。前斜面是关节的功能面,前斜面下方的髁突颈部为翼外肌的附着处。髁突的内外极为关节盘的附着处,两侧髁突横嵴的延长线相交于枕骨大孔前缘,角度为 $145°\sim160°$。

(4) 关节盘(disc):

关节盘位于关节窝、关节结节和髁突之间,呈双凹卵圆形,内外径大于前后径。关节盘由前向后分成 3 个带:前带较厚,前方有颞前附着和下颌前附着;中间带最薄,位于关节后斜面和髁突前斜面之间;后带最厚,正常人闭口时,后带位于髁突横嵴与关节窝顶之间。

(5) 韧带:

在颞下颌关节周围有许多韧带,它们是颞下颌韧带、蝶下颌韧带、翼下颌韧带、茎突下颌韧带以及盘锤韧带。其主要作用是悬吊下颌骨和维持下颌在正常范围的运动。

2. 滑囊

颞下颌关节没有独立的滑囊结构,但关节囊(aupsule)的滑膜层在功能上类似于滑囊,为关节的运动提供了必要的润滑。关节囊由纤维结缔组织组成,外层为松而薄的结缔组织纤维层,内层为含丰富血管的滑膜层。关节囊上起关节结节和关节窝周缘,向下附着于髁突的颈部,由上至下形成封套包绕整个颞下颌关节。具体来说,颞下颌关节的关节囊可分为两层。

(1)外层:为纤维结缔组织,厚而坚韧,可增强关节的稳固性,保护关节免受损伤。

(2)内层:为滑膜层,薄而柔软,表面光滑,能够分泌滑液。滑液是一种稍黏稠而透明的液体,可以减少关节中相连骨的摩擦,起到润滑关节面的作用。

此外,需要注意的是,颞下颌关节周围可能存在其他类型的囊肿,如腱鞘囊肿和滑膜囊肿。但这些囊肿并非关节的正常组成部分,而是由于劳损、创伤、炎症或其他原因导致的异常结构。它们可能会压迫周围组织,引起疼痛、肿胀等症状,需要及时就医治疗。

综上所述,颞下颌关节本身没有独立的滑囊结构,但关节囊的滑膜层具有分泌滑液、润滑关节的功能。如果出现颞下颌关节周围的囊肿或其他异常结构,应及时就医,以便得到专业的诊断和治疗。

3. 神经

颞下颌关节的动脉来自关节周围的颈外动脉分支,在关节内外互相吻合成血管网。其中最主要是来自颞浅动脉和颌内动脉的分支参与颞下颌关节的血供。颞下颌关节的神经支配主要是三叉神经下颌支的分支,包括耳颞神经、咬肌神经、颞深神经和翼外肌神经的关节分支。

4. 肌肉

咀嚼肌(masticatory muscle)与下颌骨相连,是下颌运动的主要肌群,包括咬肌、颞肌、翼内肌、翼外肌以及舌骨上肌群。咬肌、颞肌、翼内肌收缩时,作用力方向朝上,可上提下颌骨,故称为升颌肌群。翼外肌的作用为下颌前伸及侧方运动。舌骨上肌群中的二腹肌前腹、下颌舌骨肌与颏舌骨肌,附着于下颌骨,当舌骨固定时,可下降下颌骨,故称为降颌肌群。升颌肌群与降颌肌群之间保持着一种生理平衡,产生自然的咀嚼运动,并参与吸吮、吞咽、言语、摄取食物等下颌运动。

二、生物力学

(一) 颈椎

颈椎的运动范围在整个脊柱中是最大的,可以在包括水平面、冠状面及矢状面的各个平面运动,其中自寰枢关节至第三颈椎是运动范围最大的部分。

颈椎的运动通常得益于寰枢椎提供最大限度的旋转、屈曲、伸展和侧弯,其余椎体及椎旁肌肉协同联动。

颈椎屈曲时,椎管变长,椎间孔变大,椎间盘前部受挤压,伸展时椎管变短,椎间孔变小,椎间盘后部受到挤压。颈椎水平旋转或侧弯的时候,对侧的椎间孔变大,同侧的椎间孔变小。

(二) 颞下颌关节

颞下颌运动包括转动和滑动运动,基本方式有开闭口、前伸、后退及侧向运动。

1. 开闭口运动

开闭口运动是转动和滑动相结合的运动。开口初,舌骨上肌群中的二腹肌前腹、下颌舌骨肌与颏舌骨肌收缩,髁突和关节盘在关节窝内做转动运动。

2. 前后运动

下颌的前伸和后退运动主要是滑动运动。

3. 侧向运动

是一种不对称的下颌运动,由翼外肌和颞肌交替收缩完成。

三、生理及病理机制

(一) 颈椎

根据颈椎病所表现出来的症状,和受累的病灶部位,总共分为 6 大类:

(1) 颈型颈椎病。

(2) 神经根型颈椎病。

(3) 椎动脉型颈椎病。

(4) 脊髓型颈椎病。

(5) 交感神经型颈椎病。

(6) 混合型颈椎病(含两种或两种以上的颈椎病又统称为混合型)。

(二) 颞下颌关节

颞下颌关节紊乱病有两类:第一类为疼痛性疾病,包括肌痛(局限性肌痛、肌筋膜痛、牵涉型肌筋膜痛)、关节痛和 TMD 头痛。第二类为关节内疾病,包括可复性关节盘移位、可复性关节盘移位伴绞锁(简称关节盘绞锁)、不可复性关节盘移位伴开口受限、不可复性关节盘移位不伴开口受限、退行性关节病和关节半脱位。

四、康复物理治疗评定

(一) 颈椎的主观评估

主观评估在进行颈椎的康复物理治疗评定中占据重要地位,该环节专注于收集患者的病史和症状信息。以下列出了关于肩关节主观评估的主要内容。

1. 病史

本病多发生于一些长期低头伏案或长时间保持一个姿势工作的人员,要详细询问发病原因,患者的职业,生活习惯与爱好,有无颈部外伤史及受凉史等。

2. 症状和体征

颈椎病患者多有颈肩臂背疼痛,一侧手麻、头疼、头晕、心慌、胸闷、多汗、上下肢无力、行走不变及大小便失禁等症状。常见的体征有:头、颈、肩的压痛点(枕孔、棘突、棘间、颈椎旁、冈上窝、肩胛区);肌肉紧张,活动受限;压顶试验、颈丛神经牵拉试验、低头仰头试验阳性、上肢腱反射亢进或减弱,病理反射阳性(Hoffmann 征、Rossolimo 征、Babinski 征),大小鱼际肌、骨间肌萎缩,上下肢肌力减弱,肌张力增高。不稳定感:了解患者是否有膝关节不稳定、易于扭伤的感觉。

3．功能障碍评估(使用量表)

颈椎功能障碍指数(Neck Disability Index，NDI)：NDI共10个项目，包括颈痛及相关的症状(疼痛的强度、头痛、集中注意力和睡眠)和日常生活活动能力(个人护理、提起重物、阅读、工作、驾驶和娱乐)两部分。每个项目最低得分为0分，最高得分为5分，分数越高表示功能障碍程度越重。

颈椎JOA评分(Japanese Orthopaedic Association Scores)：是日本骨科协会推荐的颈脊髓功能评分法(1975年提出)，包括上肢运动功能、下肢运动功能、感觉功能和膀胱功能四部分，总分17分。分数越低，表明脊髓功能障碍越严重。

一般健康量表：SF-36、Euro-Qol-5D、Odom标准。

颈椎退行性变的评分系统分类：有学者认为颈椎退行性变评分系统可分为三大类——一般生活质量、疼痛和疾病特异性结果。常用的量表中VAS是疼痛量表(Pain Scale)，SF-36、Euro-Qol-5D、Odom标准是一般健康量表(General Health Measure)，JOA、NDI、Nurick评分和ODI等是疾病特异性量表(Disease-Specific Measures)。

大多数研究者认为NDI和数字化疼痛评分量表具有较强的可信性，NDI被认为是作为评估神经根型颈椎病的良好选择。

(二) 颞下颌关节的主观评估

1．病史

除一般项目外，记录患者就诊要求解决的主要问题，包括主诉相关的症状发生的时间、性质、部位及程度等；疼痛、弹响或杂音及下颌运动障碍情况，如颞下颌关节疼痛，疼痛的部位在关节区还是咀嚼肌区；疼痛的时间，是晨起时疼痛、下午时还是其他时间疼痛；疼痛的性质，疼痛是偶发还是持续，是否与大张口、咀嚼、进食硬物、外伤、精神紧张、不良修复体等有关，以及对下颌功能的影响等。疼痛的轻中重程度可通过目测类比评分法(VAS)相对定量疼痛。

2．口腔检查

包括牙列情况，如牙齿缺失、牙松动、牙周病变等。记录有无畸形、下颌运动与咬合的关系以及覆盖等。在后牙咬合时，检查上下切牙中线是否偏斜。下颌侧方运动时，下切牙中线与上切牙中线的距离。下颌前伸时，上下切牙切缘的水平距离。检查并记录开口度和开口型(垂直型、左或右偏斜、摆动)。观察关节开口、闭口、侧方、前伸运动过程中，下颌运动的范围和被动张口度，有无关节疼痛。

3．临床检查

颞下颌关节检查应包括关节区的望诊、触诊、听诊以及下颌运动的检查。在确定治疗方案前，应采用TMD双轴诊断方法对患者进行躯体疾病和精神心理状况的全面评估，这对患有慢性疼痛、病程迁延的存在明显心理问题的患者十分必要。

4．视诊与触诊

关于视诊，治疗师需要看的不仅是关节和肌肉，同样也需要看舌头的外观以及牙咬合的情况等，关于触诊我们需要触诊下面这些跟颞下颌关节相关的肌肉组织以及关节的活动情况。

5. 主动测试

对于颞下颌关节我们要分别进行张嘴、下颌前移、后移以及侧移的评估,并分别记录下来他们的活动距离(范围)。

(1) 被动活动测试:包括下颌的打开、前移、后缩以及侧移。

(2) 关节的附属运动测试:包括分离、横向向内滑动及腹侧背侧的滑动。

(3) 抗阻测试:首先,把患者的下颌略微打开。然后,在各个方向上缓慢地施加阻力,使患者保持下颌位置不变的前提下进行对抗。其次将双手置于下颌骨后侧,下颌后缩进行抗阻。

6. 影像学检查及其他检查

影像学检查包括 X 线检查、计算机辅助断层扫描(CT/CBCT)、核磁共振(MRI)、关节造影等。其他检查包括肌电图检查、下颌运动轨迹检查、关节弹响记录、实验室检查、关节液检查、病理学检查等。

(三) 客观评估

1. 功能评估

(1) 关节活动范围评定:

颈的屈曲与伸展活动度,寰枕关节占50%。旋转度寰枢关节占50%,上颈椎的病变引起颈椎活动受限。神经根水肿或受压时,颈部出现强迫性姿势,影响颈椎的活动范围。主要针对颈椎的屈曲伸展、侧弯旋转进行评定。

(2) 肌力评定:

① 徒手肌力评定:对易受累的肌肉进行肌力评定,并与健侧对比。常评定的肌肉如下:冈上肌(外展、外旋肩关节)、三角肌(屈曲、外展、后伸、旋转肩关节)、胸大肌(肩关节屈曲、内收、内旋)、肱二头肌(肘关节屈曲、前臂旋后)、肱三头肌(肘关节伸展)、伸腕肌(腕关节伸展)、骨间肌(手指内收、外展)。

② 握力评定:使用握力计进行测定,测试姿势为上肢在体测下垂,用力握 2～3 次,取最大值,反映屈指肌力。正常值为体重的 50%。

(3) 疼痛评定:

疼痛是最常见的症状,其部位与病变的类型和部位有关,常用的评定方法有:视觉模拟分法、数字疼痛评分法、口述分级评分法、McGill 疼痛调查表、日常生活活动(ADL)能力评定、社会心理学评定。

(4) 感觉:

每一对颈髓后根的感觉纤维支配一定的皮肤区域,如 C2 支配枕部皮肤,C3 支配颈部皮肤,C4 支配肩胛部皮肤,C5～C7 支配手、前臂、上臂桡侧面皮肤,C8～T1 支配手、前臂、上臂尺侧面皮肤。根据出现感觉障碍的皮肤节段,可以评估神经感觉受损的情况。

2. 其他的特殊检查

(1) 压顶试验:患者取坐位,头部微向一侧偏斜。治疗师位于患者背后,将手按于其头顶部向下加压,若该侧上肢发生放射性疼痛,则为本试验阳性。阳性提示颈椎病存在(见图 8-1)。

（2）臂丛牵拉试验：患者低头，治疗师一手扶患者头颈部，另一手握患肢腕部，往相反方向推拉，看患者是否感到放射痛或麻木，这称为 Eaten 试验。如牵拉同时再迫使患肢作内旋动作，则称为 Eaten 加强试验（见图 8-2）。

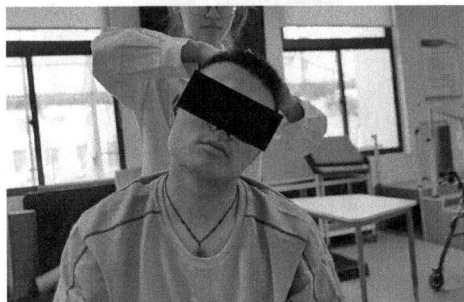

图 8-1　压顶试验

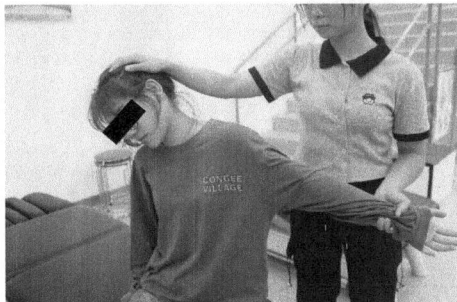

图 8-2　臂丛牵拉试验

（3）前屈旋颈试验：治疗师令患者头颈前屈，做头部左右旋转运动，如颈椎出现疼痛为阳性。提示颈椎有退行性改变。

（4）上肢后伸试验：治疗师一手置于健侧肩部起固定作用、另一手握于患者腕部，并使其逐渐向后、外呈伸展状，以增加对颈神经根牵拉，若患肢出现放射痛，表明颈神经根或臂丛有受压或损伤（见图 8-3～图 8-5）。

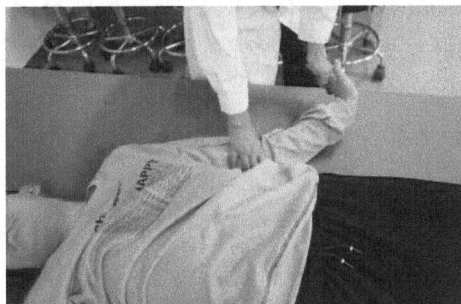

图 8-3　上肢后伸试验(1)

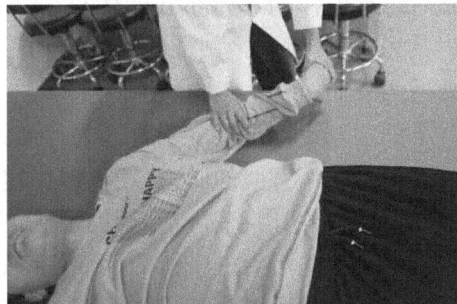

图 8-4　上肢后伸试验(2)

（5）低头试验：患者站立，双足并拢，双臂自然下垂，低头看足 1 分钟。如出现明显的头昏、头晕、视雾、闪光、恶心、呕吐或倾倒，即为阳性。

（6）仰头试验：患者站立，姿势同低头试验，头后仰，双眼看天花板 1 分钟，症状及意义同低头试验。

（7）牵引试验：牵引试验用于病史陈述中有神经根症状和表现出神经根病变体征的患者。它是用来减轻症状。检查者一手托于患者面部，另一手扶其枕部，然后慢慢抬升患者头部，实际上起到牵引患者颈椎的效果。抬头或牵引时疼痛缓解或减轻为阳性结果。本试验也可用于检查放散到肩关节前部或后部的神经根体征。如果在牵引试验中，患者上臂外展，则患者肩部的症状会进一步减轻。这种情况下，仍只是提示颈椎神经根压力的变化，而不是肩关节的病变（见图 8-6）。

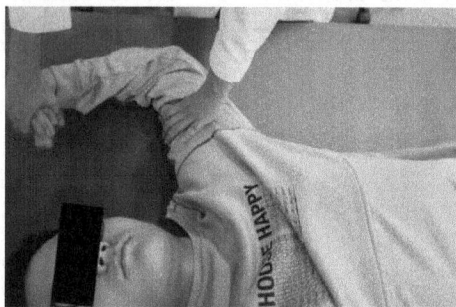

图 8-5　上肢后伸试验(3)

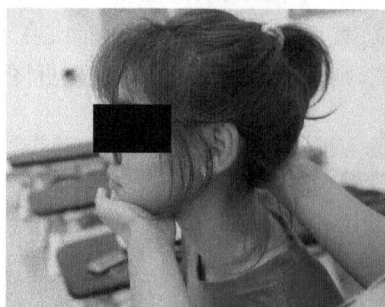

图 8-6　牵引试验

五、康复物理治疗干预

(一) 颈椎

颈椎病的治疗有手术和非手术之分。大部分颈椎病患者经非手术治疗效果优良,仅一小部分患者经非手术治疗无效或病情严重而需要手术治疗。目前报道 90%～95% 的颈椎病患者经过非手术治疗获得痊愈或缓解。非手术治疗目前主要是采用中西医结合以及康复治疗等综合疗法。

1. 运动治疗

症状急性发作期需局部制动休息,不宜增加运动刺激。有较明显或进行性脊髓受压症状时禁忌运动,特别是颈椎的后仰运动。椎动脉型颈椎病时颈部旋转运动宜轻柔缓慢,幅度要适当控制。

颈椎的运动治疗是指采用合适的运动方式对颈部等相关部位以至全身进行锻炼。运动治疗可增强颈肩背肌的肌力,使颈椎稳定,改善椎间各关节功能,增加颈椎活动范围,减少神经刺激,减轻肌肉痉挛,消除疼痛等不适,矫正颈椎排列异常或畸形,纠正不良姿势。长期坚持运动疗法可促进机体的适应代偿过程,从而达到巩固疗效,减少复发的目的。运动疗法适用于各型颈椎病症状缓解期及术后恢复期的患者。具体的方式方法因不同类型颈椎病及不同个体体质而异,应在专科医师指导下进行。

2. 手法治疗

手法治疗是颈椎病治疗的重要手段之一,是以颈椎骨关节的解剖及生物力学的原理为治疗基础,针对其病理改变,对脊椎及脊椎小关节进行推动、牵拉、旋转等手法进行被动活动治疗,以调整脊椎的解剖及生物力学关系,同时对脊椎相关肌肉、软组织进行松解、理顺,达到改善关节功能、缓解痉挛、减轻疼痛的目的。常用的方法有中式手法及西式手法。中式手法指中国传统的按摩推拿手法,一般包括骨关节复位手法及软组织按摩手法。西式手法在我国常用的有麦肯基(Mckenzie)方法、关节松动手法(Maitland 手法)、脊椎矫正术(chiropractic)等。应特别强调的是,颈椎病的手法治疗必须由训练有素的专业医务人员进行。

3. 牵引

主要作用为解除颈部的痉挛,使椎间隙和间孔增大,解除神经根刺激。脊髓型颈椎牵引要慎重，一般不推荐做。

4. 物理因子治疗

主要作用为消除神经根及周围组织水肿；镇痛、缓解肌肉痉挛；改善脊髓、神经根和颈部的血液循环，促进神经功能恢复；增加肌张力，改善小关节功能；恢复萎缩的肌肉。常用的物理治疗如下。

（1）温热疗法：红外线、热敷。

（2）电疗：直流电离子导入、低频、调制中频电疗。

（3）超短波。

（4）磁疗、磁振热。

5. 矫形支具应用

颈椎的矫形支具主要用于固定和保护颈椎，矫正颈椎的异常力学关系，减轻颈部疼痛，防止颈椎过伸、过屈、过度转动，避免造成脊髓、神经的进一步受损，减轻脊髓水肿，减轻椎间关节创伤性反应，有助于组织的修复和症状的缓解，配合其他治疗方法同时进行，可巩固疗效，防止复发。最常用的有颈围、颈托，可应用于各型颈椎病急性期或症状严重的患者。

（二）颞下颌关节紊乱

1. 肌力训练（等长收缩训练）

（1）患者面对镜子，眼睛平视前方。

（2）用一侧手的示指，给予下颌向后、向上、向左、向右四个方向的力。

（3）同时嘱患者感知颞颌关节处，此时关节处要有和示指相反的发力感觉，并保持关节处无关节活动。

（4）每个维持 6～10 秒，每个方向做 6～10 个为 1 组，每日 2～3 组，循序渐进。

2. 本体感觉训练（橡胶管训练）

（1）患者面对镜子，眼睛平视前方。

（2）动作一：患者用一根弹性硬度适当、与小拇指粗细相当的橡胶管，放到上下牙齿之间，要做到不咬扁橡胶管，又要维持橡胶管的稳定，训练颞颌关节的力度控制。

（3）动作二：将橡胶管向左、向右两个方向移动，训练颞颌关节的左右移动能力。

（4）动作三：练习橡胶管向左、向右两个方向移动后，将橡胶管咬扁一半，训练颞颌关节的力度控制和幅度控制，以及两者之间的配合度。

（5）动作四：让患者先张大口，然后把橡胶管含住，让患者慢慢向前伸下颌；下颌处于前伸位后，嘱患者将橡胶管咬扁一半，然后让下颌慢慢向后移动，回到中立位，训练髁突和关节盘之间正常盘-髁关系的稳定性。

（6）动作五：患者将橡胶管放到上下牙齿之间，手指施加不同的力拔出橡胶管，颞颌关节用不同的力来维持橡胶管不被拔出，训练颞颌关节的咬合力量。

3. 物理因子疗法

（1）超短波/短波治疗：促进局部血液循环、加快炎症产物的代谢，消炎消肿。

（2）激光：促进局部血液循环、加快炎症产物的代谢，消炎消肿。

（3）超声波治疗：热效应→促进血液循环和营养代谢→降低组织张力，缓解痉挛和疼痛非热效应→细胞按摩，改变细胞膜通透性→修复组织韧带、松解粘连。

4. 手法治疗

软组织松动术及咬肌放松、软组织松动术及翼内肌、翼外肌放松。

六、康复宣教

颈椎的预防较为重要，可以采取以下的预防方法。

（1）双手十指交叉，掌心托在脑后的枕骨下方。双手拇指的根部，均置于枕骨下面，拇指尖竖直朝下，向颈后两侧用力。双肘分开两侧，双手用力向上托举头颈，用头颈对抗这股力量，不作丝毫移动。重复 12～15 次，稍作休息。

（2）颈椎活动范围训练：坐位或站立位，放松颈部，分别前屈、后伸、侧屈及旋转颈部，每个方向动作重复 5 次。可每 30 min 重复 1 次。

（3）等长收缩练习：坐位或站立位，放松颈部，通过手施加向前、向后、向左、向右的阻力，颈部保持中立位不动，维持 5 秒后放松，重复 3～5 次。

（4）颈部屈肌群训练：坐位或站立位，向后收下颌，感觉头后部的肌肉被拉伸，维持 5 秒，重复 3～5 次。此动作也可在俯卧位进行。

第三节　复习题

一、试题

（一）选择题

1. 颈椎病的最常见类型为（　　　）

A. 脊髓型　　　　　　　　　　　　B. 软组织型

C. 椎动脉型　　　　　　　　　　　D. 神经根型

E. 交感神经型

2. 患者袁某，女性，46岁。双膝无力2个月，上下楼梯时明显困难，无双下肢麻木。患者尚有胸腹部的束带样感觉，步态欠稳。首先考虑下列哪种疾病？（　　　）

A. 神经根型颈椎病　　　　　　　　B. 颈型颈椎病

C. 脊髓型颈椎病　　　　　　　　　D. 椎动脉型颈椎病

E. 交感神经型颈椎病

3. 患者雷某，男，40岁，职员，颈项部疼痛半天。晨起时突觉颈部疼痛不适，右侧旋转活动和俯仰困难。查体：颈项部肌肉紧张，右斜方肌痉挛，明显压痛。颈部各项试验无神经压迫症状，X线片检查见颈椎生理弧度变直，但椎间隙无变窄。本患者可初步诊断为（　　　）

A. 颈型颈椎病　　　　　　　　　　B. 椎动脉型颈椎病

C. 落枕　　　　　　　　　　　　　D. 椎动脉供血不足

E. 脊髓型颈椎病

4. 患者汤某，女，39岁。办公室工作人员。右侧颈部疼痛并右上肢麻木，颈部旋转时症状加重。查体：颈部活动明显受限，压顶试验阳性，臂丛牵拉试验阳性。病程中无低热、盗汗、消瘦症状。首先考虑的诊断是（　　　）

A. 颈部肿瘤　　　　　　　　　　　B. 颈部结核

C. 颈肌劳损　　　　　　　　　　　D. 肩周炎

E. 颈椎病

5. 第4题的患者如有右上肢皮肤麻木，肱二头肌肌力下降，腱反射减弱，病变部位为（　　　）

A. 颈3　　　　　　　　　　　　　B. 颈4

C. 颈6　　　　　　　　　　　　　D. 颈5

E. 颈7～胸1

6. 第4题的患者为了明确诊断，首选检查是（　　　）

A. CT　　　　　　　　　　　　　B. B超

C. X线　　　　　　　　　　　　　D. MRI

E. PET

7. 患者伍某,男,55岁。双下肢无力半年,右侧明显,近2个月行走不稳,右手不能扣纽扣。无外伤史,无发热。体格检查,颈背部无明显压痛,两上肢前臂、手及上臂尺侧皮肤感觉减退,右侧尤其明显,四肢肌张力增高,肱二头肌反射亢进,双侧膝踝反射亢进,右踝阵挛阳性,右巴宾斯基征阳性。最可能的诊断是(　　　)

A. 神经根型颈椎病　　　　　　　　B. 颈型颈椎病

C. 脊髓型颈椎病　　　　　　　　　D. 椎动脉型颈椎病

E. 交感神经型颈椎病

8. 颈部星状神经节相当于(　　　)

A. 第4颈椎下缘水平　　　　　　　B. 第4颈椎上缘水平

C. 第5颈椎上缘水平　　　　　　　D. 第7颈椎上缘水平

E. 第6颈椎上缘水平

9. 颈椎外伤,最容易受损的部位是(　　　)

A. C1～C2　　　　　　　　　　　　B. C3～C4

C. C1～C4　　　　　　　　　　　　D. C1～C3

E. C5～C7

10. 颈椎是脊椎活动度最大的部分,下列关于枕-寰-枢复合体的叙述错误的是(　　　)

A. 枕-寰-枢复合体是人体中轴骨中最复杂的关节

B. 枕-寰-枢复合体中,轴向旋转发生在枕～颈1关节

C. 枕-寰-枢复合体的伸屈范围达23.4%

D. 枕-寰-枢复合体之间的平移度很小

E. 枕-寰-枢复合体以旋转运动为主

11. 脊髓型颈椎病与下列哪些无关?(　　　)

A. 下肢发紧、发麻、行走困难　　　B. 上肢发麻,手部肌力弱,持物不稳

C. 压头及牵拉试验阳性　　　　　　D. 大小便障碍

E. 不规则躯干和下肢感觉障碍,腱反射亢进,肌张力增高

12. 颈椎病发生的基本原因是(　　　)

A. 发育性颈椎管狭窄　　　　　　　B. 急性颈部损伤

C. 颈椎间盘退行性变　　　　　　　D. 颈部肌肉痉挛

E. 颈椎不稳

13. 椎动脉型颈椎病最突出的临床表现为(　　　)

A. 闪电样锐痛　　　　　　　　　　B. 猝倒

C. 眩晕　　　　　　　　　　　　　D. 持物不稳

E. 耳鸣耳聋

14. 颈交感神经型颈椎病的临床表现为(　　　)

A. 恶心呕吐　　　　　　　　　　　B. 肌张力升高

C. 共济失调　　　　　　　　　　　D. 肢体麻木

E. 视力模糊

15. 患者卲某,男,58 岁,双手麻木无力 3 个月,大小便正常。查体:颈椎活动度正常,颈后无明显压痛点,颈神经根牵拉试验双侧阳性,T6 以下痛觉减退,双侧肱二头肌、肱三头肌反射稍亢进,双侧 Hoffmann 征(＋),双侧膝腱、跟腱反射减弱,Babinski 征(－),X 线提示:C5～C6 椎间隙狭窄。此患者慎用下列哪项物理治疗?(　　　)

A. 超短波治疗　　　　　　　　　　B. 药物离子导入

C. 超声疗法　　　　　　　　　　　D. 红外线治疗

E. 颈椎牵引

16. 关于脊髓的生物力学,正确的叙述是(　　　)

A. 颈椎后伸时椎管横断面积减少 30％以上

B. 椎管狭窄造成脊髓受压时,做大范围的颈椎活动不受影响

C. 颈椎前屈时,脊髓被拉长,脊髓变细,其横断面积减小

D. 颈椎做前屈、后伸运动时,脊髓的横断面积并不发生变化

17. 关于钩椎关节,正确的说法是(　　　)

A. 椎体上面两侧侧缘向上的突起,称为钩突

B. 钩椎关节构成椎间孔的后壁

C. 钩椎关节骨赘时可挤压神经根但并不影响椎动脉

D. 钩突与上位椎体下面侧方的斜坡形成钩椎关节

E. 颈椎病时,病变极少累及钩椎关节

18. 臂丛神经发出于(　　　)

A. C4～C7　　　　　　　　　　　　B. C6～T1

C. C6～T2　　　　　　　　　　　　D. C5～T1

E. C7～T3

19. 枕头的合适高度一般为(　　　)

A. 自己拳头的 0.5 倍　　　　　　　B. 自己拳头的 1 倍

C. 自己拳头的 2 倍　　　　　　　　D. 平躺时可不用枕头

E. 自己拳头的 1.5 倍

20. 最容易受钩椎关节和椎间盘退变影响的结构是(　　　)

A. 神经根　　　　　　　　　　　　B. 椎动脉

C. 脊髓　　　　　　　　　　　　　D. 交感神经

E. 椎间静脉

21. 出现前臂外侧痛觉减退,三角肌力减弱,受累的神经是(　　　)

A. 颈 4　　　　　　　　　　　　　B. 颈 6

C. 颈 5　　　　　　　　　　　　　D. 颈 7

E. 颈 8

22. 椎间孔挤压试验及臂丛神经牵拉试验阳性,最常见的类型是(　　　)

A. 软组织型　　　　　　　　　　　B. 脊髓型

C. 椎动脉型　　　　　　　　　　　D. 神经根型

E. 交感型

23. 脊髓型颈椎病患者出现肢体麻木,受累的传导束是(　　)

A. 脊髓丘脑束

B. 薄束、楔束

C. 脊髓小脑束

D. 脊髓小脑前束

E. 内侧纵束

24. 旋颈试验阳性可诊断的颈椎病类型是(　　)

A. 软组织型

B. 椎动脉型

C. 脊髓型

D. 交感型

E. 神经根型

25. 颈椎病患者做头部旋转动作时,若有局限性剧痛提示(　　)

A. 肌肉张力增高

B. 软组织受刺激或炎症

C. 交感神经受影响

D. 椎动脉受挤压

E. 关节突综合征或关节囊受刺激

26. 颈椎侧曲时同侧疼痛提示(　　)

A. 肌肉损伤

B. 肌张力增加

C. 椎动脉受压

D. 关节疾患

E. 交感神经受影响

27. 运动处方的核心部分为(　　)

A. 运动强度

B. 运动持续时间

C. 运动频率

D. 运动方式

E. 运动程度

28. 关于颈椎的活动度描述不正确的是(　　)

A. 轴性旋转可发生在枕~颈1关节

B. 颈2~颈7的活动范围随年龄增长逐渐变小

C. 枕-寰-枢复合体是人体中轴骨中最复杂的关节

D. 枕-颈1和颈1-颈2的关节均有伸屈运动

E. 多节段椎间隙狭窄将影响颈椎的活动度

29. 患者梁某,男,58岁。双手麻木无力3个月,大小便正常。查体:颈椎活动度正常,颈后无明显压痛点,颈神经根牵拉试验双侧阳性,双侧肱二头肌、肱三头肌反射稍亢进,双侧Hoffmann征(+),双侧膝腱、跟腱反射减弱,Babinski征(-),X线提示:C5~C6椎间隙狭窄。患者首先应考虑诊断为(　　)

A. 神经根型颈椎病

B. 椎动脉型颈椎病

C. 交感型颈椎病

D. 混合型颈椎病

E. 脊髓型颈椎病

30. 下列对该患者最不利的是(　　)

A. 颈部突然前后摆动

B. 长时间低头伏案写作

C. 枕头过高

D. 头过度后伸

E. 牵引

31. 神经根型颈椎病患者在进行运动训练时,不宜进行的是(　　)

A. 有规律地运动训练　　　　　　　B. 循序渐进增加运动强度

C. 即使引起剧烈疼痛也应该坚持训练　　D. 有轻度疼痛继续运动练习

E. 不做引起上臂疼痛的颈部练习

32. 诊断神经根型颈椎病，主要根据(　　　)，大部分患者可以得到及时诊断(X 型题)

A. 患者的根性症状：一般都主诉颈、肩、臂部的疼痛和手指的麻木

B. 上肢腱反射及痛觉改变等体征：椎间孔压迫试验阳性，臂丛神经牵拉试验可呈阳性。

C. 后颈部棘突位置等触诊：患椎的棘突大多数都有病理性移位、压痛，相应的关节突关节肿胀，明显压痛

D. 出现霍纳氏征

E. 颈椎 X 线片：部分关节部骨质增生，部分病例可由患椎移位而引起的颈椎位置改变

33. 神经根型颈椎病症状(　　　)(X 型题)

A. 颈肩部疼痛和手指麻木感　　　　　B. 颈肩部活动受限

C. 颈部肌肉紧张　　　　　　　　　　D. 肱二头肌肌腱反射减弱

E. 吃饭时有呕吐现象

34. 颈肩腰腿痛的诊查要点为(　　　)(X 型题)

A. 详细询问病史及工作、生活等有关情况

B. 进行细致而有针对性的体检

C. 必要的有针对性的辅助检查

D. 综合分析，作出判断

E. 颈椎病预后的判断

35. 颈椎病主要与以下什么骨性结构改变有关？(　　　)(X 型题)

A. 椎间孔变窄　　　　　　　　　　　B. 横突孔变窄

C. 椎管变窄　　　　　　　　　　　　D. 代偿性骨质增生

E. 钩椎关节变形

36. 颈椎病的病因外来因素包括(　　　)(X 型题)

A. 长期伏案、高枕睡眠　　　　　　　B. 颈部扭、闪伤

C. 腰痛伴坐骨神经痛　　　　　　　　D. 慢性劳损

E. 咽部及颈部感染

37. 神经根型颈椎病主要与以下什么病进行鉴别(　　　)(X 型题)

A. 美尼尔氏综合征　　　　　　　　　B. 颈肋综合征

C. 颈肌炎　　　　　　　　　　　　　D. 神经官能症

E. 雷诺氏病

38. 颈椎牵引的作用包括(　　　)(X 型题)

A. 能使颈部制动，保持中立位和正常颈椎姿势

B. 缓解颈部肌肉痉挛

C. 改善和恢复神经根的位置

D. 椎间隙增大,减轻压迫和刺激

39. 关于颈椎牵引对各型颈椎病的治疗效果,以下说法正确的是(　　)(X 型题)

A. 对抗颈肌痉挛并使之缓解

B. 使椎间孔及椎间隙增大(牵引前后 X 线对比,每一椎间隙可增宽 2.5～5 mm)

C. 牵开被嵌顿的小关节滑膜

D. 使病人逐渐养成正确的坐姿和颈姿

E. 缓冲椎间盘组织向周缘的外突压力,并有利于已外突的组织复位

40. 关节松动术治疗颈椎病的手法主要有(　　)(X 型题)

A. 旋转　　　　　　　　　　　B. 松动棘突

C. 拔伸牵引　　　　　　　　　D. 松动横突

E. 侧屈牵引

(二) 名词解释

1. 斜方肌

2. 胸廓出口综合征

3. 颈椎病

4. 神经根型颈椎病

5. 钩椎关

6. 椎间孔

7. 脊髓型颈椎病

(三) 简答题

1. 试述上肢张力测试或臂神经丛张力测试的操作及阳性症状代表的含义。

2. 试述颈部上交叉综合征的表现及形成原因,并简述常见的运动康复方法。

3. 简述神经根型颈椎病的治疗原则。

4. 简述颈椎牵引的治疗机制。

5. 简述颈椎病的诱因。

(四) 案例分析题

患者纪某,男,61 岁。

主诉:颈部疼痛 10 余年,加重伴左上肢麻木 1 个月。

既往史:既往体健。

检查:神志清楚,心肺均未见明显异常。颈椎生理曲度变直,颈椎棘突及两旁侧压痛阳性,伴左上肢放射性麻木,颈椎活动稍受限。压头试验及臂丛神经牵拉试验阳性。

问题:

1. 简述颈椎病的分型? 该患者属于何种类型的颈椎病?

2. 如何通过 SOAP 思路完善颈椎病的康复评估与检查?

3. 简述颈椎病的康复治疗方法(写出名称即可)?

二、参考答案

(一)选择题

1~5　BCAEC　6~10　DCDEB　11~15　CCCEE　16~20　CDDEA

21~25　CDABE　26~30　DDAEA　31~35　C、ABCE、ABD、ABCD、ABCDE

36~40　ABCDE、BC、ABCD、ABCDE、ABCD

(二)名词解释

1. 由前、中、后斜角肌组成。前斜角肌:上方起源于颈椎3、4、5、6节的横突前结节;止于第1肋的斜角肌结节;中斜角肌:上方起源于颈椎2、3、4、5、6、7节的横突后结节;止于第1肋的斜角肌结节。斜角肌参与颈椎的前屈和侧屈活动。

2. 臂丛神经、锁骨下动脉和锁骨下静脉伴行可能会受到来自前中斜角肌、锁骨、胸小肌的压力,产生放射痛、麻木、肿胀等症状,出现的可能性较小,常用的检查有:Roos试验、肋颈综合征试验等。

3. 是由颈椎间盘退行性变以及由此继发的颈椎组织病理变化累及颈神经根、脊髓、椎动脉、交感神经等组织结构而引起的一系列临床症状和体征。

4. 神经根型颈椎病是由椎间盘突出、关节突移位、骨质增生或骨赘形成等在椎管内或椎间孔处刺激和压迫颈神经根所致。在各型中发病率最高,占60%~70%,是临床上最常见的类型。

5. 第3~7颈椎体上面两侧缘向上突起称为钩突,与相邻椎体下面侧方的斜坡形成钩椎关节。

6. 椎骨的椎体和椎弓围成一孔,称为椎间孔。

7. 主要由于脊髓受到压迫或刺激而出现感觉、运动和反射障碍,特别是出现双下肢的肌力减弱。

(三)简答题

1. 答:

(1)桡神经张力测试:患者仰卧,检查者一手将受测者肩膀压低,另一只手将受测者手外展10°(此时肘关节保持在屈曲90°)。接着将前臂尽可能旋前,手腕屈曲并朝尺侧偏,手部关节也完全屈曲。肩膀尽可能做内旋动作,最后再将肘关节完全伸直,对整个上肢进行牵拉。

检查结果:如上肢出现症状(远端出现辐射性的疼痛或感觉异常)则为阳性,表示该侧的臂丛神经或颈椎受到压迫或发生功能障碍。

(2)正中神经张力测试:患者仰卧,检查者一手将受测者肩膀压低,另一只手将受测者的手外展10°,接着将肩关节外旋、前臂尽可能旋后,手腕完全伸直,手部关节全部伸直,最后再将手肘完全打直。过程中检查者要逐步将上肢的每个关节予以伸直牵拉。

检查结果:若上肢又出现症状,远端出现辐射性的疼痛或感觉异常则为阳性,表示臂丛神经或颈椎受到压迫。

(3)尺神经张力测试:检查者一手将受测者肩膀压低,并外展成90°,将前臂尽可能地旋后,手腕完全伸直并向桡侧偏移,手部关节完全伸直。肩膀尽可能做外旋动作,最后将肘关节完全屈曲。

检查结果:若上肢远端出现症状则检查结果为阳性,表示尺神经或者颈椎受到压迫。

2. 答:

(1)患者颈部深层屈肌、菱形肌、前锯肌和斜方肌中下束,都是常见的会变得无力的肌肉;相反地,胸大肌、胸小肌、上斜方肌和肩胛提肌是会变得较紧的肌肉。

(2)前锯肌力量训练,如膝位推肩俯卧撑;菱形肌和斜方肌中下束力量训练,如倚墙滑动;胸大肌和胸小肌拉伸;斜方肌上束的拉伸;颈部深层肌群力量训练。

3. 答:

神经根型颈椎病的治疗原则:以非手术治疗为主。牵引有明显的疗效,前倾放松位牵引,牵引重量 6～8 kg,时间 20～30 分钟,每日 2 次。药物治疗较明显。超短波和乌头碱导入、碘离子导入都有治疗意义。推拿治疗切忌操作粗暴而引起意外。

4. 答:

颈椎牵引的治疗机制:

(1)限制颈椎活动,调整和恢复已被破坏的椎管内外平衡,消除刺激症状,恢复颈椎正常功能。

(2)解除颈部肌肉痉挛,从而减少对椎间盘的压力。

(3)增大椎间隙和椎间孔,减轻神经根所受的刺激和压迫,松解神经根和周围组织的粘连。

(4)缓解椎间盘组织向周缘的外突压力,有利于外突组织的复位。牵引力使得后纵韧带紧张,有利于突出物回纳。

(5)使扭曲于横突孔间的椎动脉得以伸张,改善脑部血供。

(6)牵引被嵌顿的小关节滑膜,调整错位关节和椎体的滑脱,改善颈椎的曲度。

5. 答:

颈椎病的诱发因素:颈椎病的诱发因素很多,如不良的睡姿、不当的工作姿势、不当的锻炼、头颈部外伤、咽喉部炎症、寒冷潮湿的气候等。

(四)案例分析题

1. 分型包括:颈型颈椎病(软组织型)、神经根型颈椎病、椎动脉型颈椎病、交感神经型颈椎病、脊髓型颈椎病、混合型颈椎病。该患者属于神经根型颈椎病。

2. S:主观评估患者的基本信息。 主诉:如颈椎病的病史;现病史,如疼痛的部位、性质、持续时间和严重程度,颈椎疼痛缓解或加剧的因素,是否伴随症状如上肢放射性疼痛或手麻等;既往史,有无外伤、手术;个人史,是否长时间维持不良姿势,如低头、久坐。

O:客观评估:观察、视诊;一般检查:主动活动、被动活动、等长抗阻运动;筛查检查:周边关节筛查、颈椎肌节、感觉筛查测试,反射和皮肤感觉分布,关节内活动;触诊:前侧、后侧、外侧;影像学检查。

特殊检查:神经症状检查,如小孔压迫测试(压顶试验)、Jackson's 挤压测试、颈椎分离试验、上肢张力测试;臂丛神经损伤的 Tinel 征、Romberg's 检查、Lhermitte's 征、血管检查、颈椎不稳定检查、胸廓出口症状检查等。

A：评价：列出患者受限的功能活动、分析导致功能受限的原因、判断康复潜能，提出治疗方法。

P：计划：根据 ICF 制订具体的治疗方法，包括对环境的要求、活动的次数、强度和时间、对家属的宣教等。

3. 颈椎病的康复治疗

（1）手法治疗：肌肉放松手法/按摩/推拿手法、肌肉牵伸、颈椎活动度训练、颈部悬吊疗法、关节松动术/动态关节松动术、神经松动术、颈部麦肯基疗法。

（2）颈椎牵引治疗。

（3）物理因子治疗：高频电疗、直流电离子导入、低中频电疗、磁疗、其他：石蜡疗法、红外线疗法、湿热敷疗法、超声波疗法等。

（4）自主干预方案：自我牵伸、姿势纠正、生活习惯改善、简单肌力训练等。

第九章 胸 椎

第一节 教学大纲

一、教学要求

（一）知识要求

（1）掌握胸椎问题的病理生理学机制及评估。

（2）掌握胸椎的康复评定。

（3）了解胸椎的临床诊断。

（4）掌握胸椎的健康管理。

（5）掌握胸椎的物理治疗。

（二）能力要求

（1）熟悉胸椎的康复评定。

（2）了解胸椎的病理学机制。

（3）学会胸椎的物理治疗。

（三）素养要求

（1）培养学生关心、爱护、体贴患者的意识。

（2）具有良好的沟通能力和团队精神。

二、教学内容

（一）概述

胸椎问题的病理生理学机制。

（二）康复评定

（1）胸椎的康复评定。

（2）胸椎的临床诊断。

（三）康复治疗

（1）胸椎的健康管理。

（2）胸椎的物理治疗。

三、教学重点与难点

重点：胸椎的康复评定及健康管理。
难点：胸椎的物理治疗。

第二节　理论内容

一、相关解剖位置

胸椎是构成人体脊柱的一部分,位于颈椎和腰椎之间。了解胸椎的解剖结构对于理解其功能和相关疾病的发生机制至关重要。在本节中,我们将深入研究胸椎的骨骼组成、椎间盘和关节的结构与功能,以及胸椎与相邻结构如肋骨、胸壁和胸部内脏的关系。

1. 骨骼

胸椎由 12 个骨块组成,分别标记为 T1～T12。每个胸椎具有独特的特征和形态,使其能够适应特定的生理功能和运动模式。胸椎的整体结构与脊柱的曲度有关,形成了胸部的生理曲线。

2. 椎间盘和关节

胸椎椎间盘位于相邻的椎骨之间,起到减震和保护神经结构的作用。

椎间盘由纤维环和中心的髓核组成,纤维环具有弹性,髓核具有凝胶状特性。

胸椎关节包括椎体间关节和椎弓根关节。

椎体间关节是胸椎椎体之间的关节,通过关节面和关节囊连接。椎弓根关节是胸椎椎弓根之间的关节,通过关节面和关节囊连接。这些关节的类型和结构决定了胸椎的运动范围和稳定性。

3. 相邻结构

胸椎与相邻结构如肋骨、胸壁和胸部内脏密切相关。肋骨通过与胸椎横突和椎体的关节连接,形成胸廓。胸壁的结构包括胸骨、肋骨和胸椎横突,为胸部提供保护和支撑。胸椎与胸部内脏如心脏、肺部和食管等有密切的解剖关系,它们相互影响并共同维持身体的正常功能。

二、生物力学

胸椎的生物力学特性影响着其功能和运动模式。在本节中,将介绍胸椎的运动范围和稳定性,胸椎受力分析以及胸椎姿势和运动对胸椎健康的重要性。

(一) 胸椎的运动范围和稳定性

(1) 胸椎的主要运动包括弯曲、旋转和侧弯。

(2) 胸椎弯曲是指前屈和后伸的运动,通常在胸椎上部较少,下部较多。

(3) 胸椎旋转是指绕纵轴的旋转运动,胸椎的旋转范围较小。

(4) 胸椎侧弯是指胸椎向侧面倾斜的运动,这种运动范围相对较小。

(5) 胸椎的稳定性由椎间盘、关节以及周围肌肉和韧带的支持和控制提供。

(二) 胸椎受力分析

(1) 胸椎承受的力可以分为静态和动态力量。

（2）静态力量是指在静止状态下对胸椎施加的力，如重力和肌肉的静态张力。

（3）动态力量是指在运动过程中对胸椎施加的力，如姿势改变、动作和运动负荷。正常胸椎能够承受适当的静态和动态力量，但超过其承载能力的力量可能导致损伤和疼痛。

（三）胸椎姿势和运动的影响

正确的姿势对胸椎健康至关重要。良好的坐姿和站姿可以保持胸椎的正常生理曲度，减少背部和肌肉的压力。

错误的姿势，如长时间的弯腰、驼背或不正确的睡姿，可能导致胸椎异常负荷和姿势失衡。

适当的运动对胸椎健康同样重要。合理的运动可以增强胸椎周围肌肉的稳定性，改善胸椎的灵活性和运动范围。

三、生理及病理机制

胸椎的生理功能和常见的病理机制对于理解胸椎相关疾病和损伤的发生和发展具有重要意义。在本节中，我们将探讨胸椎与呼吸和心血管系统的关系，以及常见的胸椎疾病和损伤，如胸椎骨折、退行性变等的病理机制和临床特征。

（一）胸椎的生理功能

1. 呼吸功能

胸椎的运动对呼吸起着重要作用。正常的胸椎运动可以促进肺部的通气，使呼吸肌肉协调运动，帮助气体交换。胸椎的活动度和灵活性对正常呼吸功能的维持至关重要。

2. 心血管功能

胸椎与心血管系统密切相关。胸椎的正确姿势和运动可以保持心血管系统的血液循环和压力平衡。胸椎姿势异常或功能障碍可能对心脏、血管和血流产生不利影响。

（二）常见的胸椎疾病和损伤

1. 胸椎骨折

胸椎骨折是胸椎骨骼受到外力冲击或损伤而断裂或压缩的病理情况。常见的原因包括交通事故、跌倒、运动伤害以及骨质疏松等。骨折的临床特征和治疗原则将被详细讨论，包括分型、影像学评估、保守治疗和手术干预等方面。

2. 退行性变

随着年龄的增长，胸椎可能会出现退行性变，如椎间盘退变、骨质增生等。这些退行性变化可能导致胸椎的功能受限、疼痛和姿势异常。我们将深入研究这些退行性变的病理机制、临床表现和康复干预方法。

通过理解胸椎的生理功能和常见疾病的病理机制，我们可以更好地评估患者的病情，制订个性化的康复方案，并提供适当的康复物理治疗干预。

四、康复物理治疗评定

（一）主观评估

胸椎主观评估是通过治疗师与患者进行交流和观察，收集关于病史、疼痛和功能状况的信息。这些信息对于制订个性化的康复方案和评估治疗进展至关重要。胸椎主观评估的具体内容,包括病史询问、疼痛评估和功能状况评估。

1. 病史

主诉:患者进行详细的面对面交谈,了解其胸椎相关的病史。询问患者的症状,包括疼痛的部位、程度、性质和时间特点等。了解疼痛的影响因素,如活动、姿势、咳嗽或深呼吸等。询问患者的日常活动受限情况,如行走、上下楼梯、睡眠等方面的问题。

2. 疼痛评估

使用合适的工具或问卷量表对患者的疼痛程度和影响进行评估。常用的评估工具包括视觉模拟评分(VAS)、面部表情量表等。通过评估疼痛的程度和特点,可以了解患者的疼痛状况,以便制订相应的治疗计划。

3. 功能状况评估

评估患者的胸椎活动度、肌力和功能受限情况。使用标准化的测试和测量工具,如胸椎测量仪、手持测量器等,来测量胸椎的活动范围。评估患者的肌力,包括胸椎周围肌肉的力量和耐力。观察和记录患者的功能受限情况,如举起重物、转身、弯腰等日常活动的困难程度。

通过胸椎的主观评估,可以获得关于患者症状、疼痛和功能状况的详细信息,以便制订个性化的康复计划和评估治疗的进展情况。

(二) 客观评估

胸椎客观评估是通过使用特定工具和测试来测量患者的生理和功能状态。这些客观评估方法提供了客观的数据和量化指标,以评估患者的胸椎活动度、力量、平衡和步态等方面的功能。治疗师根据各种胸椎客观评估方法和如何解读评估结果,并制订个性化的治疗计划。

1. 胸椎活动度测量

使用测量工具如胸椎测量仪或手动测量方法来评估胸椎的活动范围。测量胸椎的前屈、后伸、侧弯和旋转等各项运动的活动度。记录测量结果并与正常范围进行比较,以评估患者的胸椎活动度。

2. 力量测量

使用特定的力量测量仪器或手持测力计来评估患者的胸椎周围肌肉力量。测量肌肉力量和耐力,如背阔肌、胸大肌和腹肌等。通过比较测量结果与正常值或对侧的对称性,评估患者的胸椎肌力状况。

3. 平衡评估

使用平衡板、稳定性测量仪或其他平衡评估工具来评估患者的平衡能力。评估患者的静态平衡和动态平衡能力,如双手支撑、单手支撑、上肢 Y 平衡测试等。分析平衡评估结果,了解患者的平衡控制问题,并制订相应的康复干预计划。

通过胸椎的客观评估,可以获得具体的数据和量化指标,用于评估患者的胸椎功能和康复进展情况。这些评估结果将帮助我们制订个性化的康复治疗计划,并定期评估治疗的效果。

4. 其他特殊检查

(1)坍塌试验/坐位硬脊膜牵拉试验(Slump 试验)：

患者坐于检查台上,令其"塌腰",则脊柱前屈,肩膀前伏,同时检查者固定其颈部和头部垂直位,询问患者是否有症状出现。若无,则将患者的头颈向下按压并观察;如仍无症状,使患者被动伸膝后观察;如还是无症状,使患者伸膝并足背屈后观察。同法检查另一条腿。臀部疼痛或症状重复出现为阳性结果,提示硬脊膜、脊髓或神经根受到牵拉。Butler 主张在用坍塌试验检查胸椎时应加上躯干的左右侧旋,他认为此法可增加对肋间神经的牵拉。出现阳性结果的部位通常就是受损部位(见图 9-1、图 9-2)。

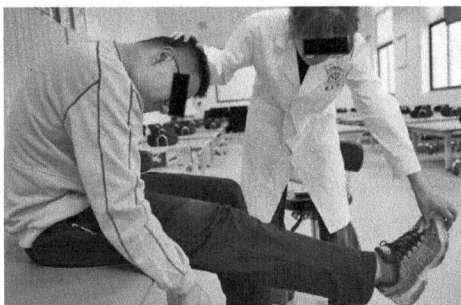

图 9-1 坍塌试验(1)

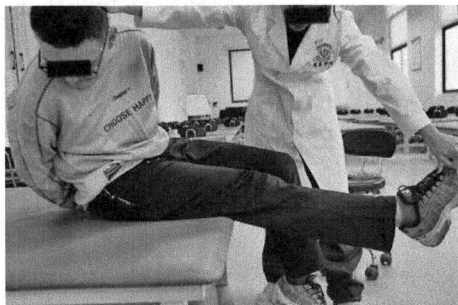

图 9-2 坍塌试验(2)

(2)胸廓出口综合征的特殊检查：

胸廓出口综合征(thoracic outlet syndrome,TOS)是胸廓出口区重要的血管神经受压引起的复杂的临床症状,又名前斜角肌综合征、颈肋综合征、胸小肌综合征、肋锁综合征、过度外展综合征等,是指胸廓上口出口处,某种原因导致臂丛神经、锁骨下动静脉受压迫而产生的一系列上肢血管、神经症状的总称。

(3)肩外展试验(wright test)：

患者坐位,检查者扪及患者腕部桡动脉搏动后,慢慢使前臂旋后,外展 90°～100°,屈肘 90°,桡动脉搏动消失或减弱为阳性。此项检查阳性率很高,但存在一定的假阳性。

(4)斜角肌挤压试验(Adson test)

患者坐位,检查者扪及患者腕部桡动脉搏动后,使其肩外展 30°,略后伸,并令患者头颈后伸,逐渐转向患侧,桡动脉搏动减弱或消失为阳性。此检查阳性率很低,但常常有诊断价值。

五、康复物理治疗干预

(一) 手法治疗

手法治疗是利用手部技术来改善组织的结构和功能。在胸椎康复中,手法治疗可以帮助减轻疼痛、改善胸椎的运动范围和减少肌肉紧张。以下是常见的手法治疗方法和它们在康复物理治疗中的应用。

1. 按摩

通过手法的轻柔触摸、揉捏和推拿等技术来促进血液循环、缓解疼痛和放松紧张的肌肉。按摩还可以改善胸椎周围组织的弹性和柔韧性。

2. 牵引

牵引是应用外部力量来分离椎间盘和减轻椎间压力的一种治疗方法。通过适当的牵引技术,可以减轻胸椎的压力,改善神经结构的功能,并减轻疼痛。

3. 关节松动术

关节松动术是通过手动技术来改善关节运动范围和关节功能的方法。在胸椎康复中,关节松动术可以通过调整关节的位置和运动来改善胸椎的功能和稳定性。

（二）运动治疗

运动治疗是通过特定的运动和锻炼来改善患者的功能和运动能力。在胸椎康复中,运动治疗可以帮助增强胸椎周围肌肉的力量、改善灵活性和增加平衡能力。以下是运动治疗的原理和方法。

1. 肌肉强化

通过一系列的肌肉强化练习,包括背阔肌、菱形肌、前锯肌、胸大肌和腹肌等,以提高胸椎周围肌肉的力量和耐力。这将有助于改善胸椎的稳定性和支撑功能。

2. 灵活性训练

通过各种伸展运动和灵活性训练方法,改善胸椎的灵活性和活动范围。这将有助于减少胸椎僵硬和增加运动的舒适度。

3. 平衡训练

通过平衡练习和协调训练,提高患者的平衡能力和姿势控制。这对于改善胸椎的稳定性、预防跌倒和改善日常活动的功能至关重要。

（三）物理因子治疗

物理因子治疗利用物理能量来促进康复过程。在胸椎康复中,物理因子治疗可以通过热疗、冷疗、电疗和超声疗等方法来改善症状、减轻疼痛和促进组织修复。以下是常见的物理因子治疗方法及其在康复物理治疗中的应用。

1. 热疗

应用热能来改善血液循环、减轻疼痛和放松紧张的肌肉。常见的热疗方法包括热敷、热包、热水浴等。热疗可以帮助减少胸椎区域的炎症和肌肉紧张,促进组织修复和康复。

2. 冷疗

应用冷能来减轻疼痛、减少炎症和肿胀。常见的冷疗方法包括冰敷、冷包、冷水浴等。冷疗可以通过降低胸椎区域的温度来减少炎症反应,缓解疼痛和肌肉痉挛。

3. 电疗

利用电流来促进神经肌肉的传导和调节疼痛。常见的电疗方法包括电刺激、电疗和电磁疗法等。电疗可以通过刺激神经和肌肉来促进血液循环、减轻疼痛和增加肌肉收缩力。

4. 超声治疗

利用高频声波来促进组织修复和减轻疼痛。超声治疗可以通过声波的机械效应和热效应来促进血液循环、减少炎症反应和促进组织修复。

六、康复宣教

健康教育在胸椎康复中起着重要的作用。康复物理治疗师应该提供给患者必要的健康教育,帮助他们理解和管理自己的健康状况。以下是健康教育的一些重点内容。

(1) 正确姿势的重要性:教导患者如何采取正确的姿势,包括站姿、坐姿和卧姿,以减少胸椎的压力和负荷,改善姿势对胸椎的保护作用。

(2) 预防再伤:教育患者如何预防再次受伤,包括注意日常活动的姿势、避免重复性的运动或动作,以及适当的锻炼和体力活动。

(3) 改善生活方式:教导患者关于健康饮食、适当的体重控制和合理的睡眠习惯,以促进胸椎健康和康复。

(4) 康复维持:提供患者关于胸椎康复维持的建议和指导,包括定期锻炼、保持良好的姿势和寻求必要的康复治疗的重要性。

物理因子治疗和健康教育的应用,可以帮助患者缓解疼痛、促进康复和提高生活质量。

第三节　复习题

一、试题

(一) 选择题

1. 关于胸椎的骨骼组成,下列哪个描述是正确的?(　　)

A. 胸椎由 7 个椎骨组成　　　　　　　　B. 胸椎由 5 个椎骨组成

C. 胸椎由 12 个椎骨组成　　　　　　　　D. 胸椎由 8 个椎骨组成

2. 能防止脊柱过度后伸的韧带是(　　)

A. 项韧带　　　　B. 棘间韧带　　　　C. 前纵韧带　　　　D. 棘上韧带

3. 胸椎的运动范围主要包括以下哪些方向?(　　)

A. 弯曲和旋转　　　B. 屈曲和旋转　　　C. 屈曲和伸展　　　D. 旋转和侧弯

4. 胸椎姿势和运动的影响对胸椎健康的重要性是什么?(　　)

A. 重要,正确的姿势和运动可以促进胸椎的健康和功能

B. 不重要,胸椎的健康主要与遗传因素有关

C. 不重要,胸椎的健康主要与环境因素有关

D. 重要,正确的姿势和运动对胸椎没有影响

5. 胸椎生理功能中与呼吸和心血管系统有关的是(　　)

A. 胸椎的弯曲和旋转功能　　　　　　　　B. 胸椎的骨骼组成

C. 胸椎的运动稳定性　　　　　　　　　　D. 胸椎与肋骨的关系

6. 下列哪种胸椎疾病与退行性变相关?(　　)

A. 胸椎骨折　　　　　　　　　　　　　　B. 胸椎退变性关节病

C. 胸椎椎间盘突出　　　　　　　　　　　D. 胸椎肌肉劳损

7. 评估胸椎活动度时,通常使用什么工具或方法?(　　)

A. X 线检查　　　　　　　　　　　　　　B. 关节活动度尺

C. 磁共振成像　　　　　　　　　　　　　D. 问卷调查

8. 手法治疗在胸椎康复中的作用是(　　)

A. 改善胸椎的骨骼结构　　　　　　　　　B. 增加胸椎的活动范围

C. 增强胸椎的稳定性　　　　　　　　　　D. 提供疼痛缓解和肌肉放松效果

9. 运动治疗在胸椎康复中的目的是(　　)

A. 提供疼痛缓解和肌肉放松效果　　　　　B. 增强胸椎的稳定性

C. 增加胸椎的活动范围和柔韧性　　　　　D. 改善胸椎的骨骼结构

10. 物理因子治疗在胸椎康复中常用的方法包括以下哪些?(　　)

A. B、C、D 都是　　　　　　　　　　　　B. 热疗和冷疗

C. 按摩和牵引　　　　　　　　　　　　　D. 超声疗和电疗

11. 胸椎的解剖位置位于脊柱的哪个部分?( )

A. 颈椎   B. 腰椎   C. 骶椎   D. 胸椎

12. 胸椎的主要生物力学功能是什么?( )

A. 促进运动和灵活性   B. 吸收冲击力

C. 提供稳定支撑   D. 保护脊髓

13. 下列哪种病理状态可能导致胸椎疼痛?( )

A. B、C、D 都是   B. 胸椎退变性关节病

C. 胸椎骨折   D. 胸椎椎间盘突出

14. 在胸椎主观评估中,以下哪个方面是需要询问患者的?( )

A. 疼痛程度和特点   B. 日常活动受限情况

C. A、B、D 都是   D. 其他症状和相关病史

15. 在胸椎客观评估中,以下哪种测试可用于测量胸椎的活动范围?( )

A. 皮尺   B. 活动度尺

C. 疼痛评估工具   D. 呼吸功能评估

16. 手法治疗中的按摩主要通过以下哪种方式产生作用?( )

A. B、C、D 都是   B. 放松肌肉和软组织

C. 改善血液循环   D. 减轻疼痛

17. 运动治疗中的肌肉强化练习有助于以下哪方面的改善?( )

A. 增加胸椎的稳定性   B. 提高胸椎的灵活性

C. A、B、D 都是   D. 增加胸椎的活动范围

18. 物理因子治疗中的热疗主要通过以下哪种方式产生作用?( )

A. 放松肌肉和缓解疼痛   B. A、C、D 都是

C. 减少炎症和肿胀   D. 促进血液循环

19. 健康教育在胸椎康复中的作用是( )

A. 帮助患者理解和管理自己的健康状况   B. 提供康复治疗的相关知识和技能

C. A、B、D 都是   D. 促进患者采取正确的姿势和预防措施

20. 胸椎的运动范围主要包括( )

A. 弯曲和旋转   B. 屈曲和旋转

C. 伸展和侧弯   D. 旋转和屈曲

21. 物理因子治疗中的冷疗主要通过以下哪种方式产生作用?( )

A. 放松肌肉和缓解疼痛   B. 促进血液循环

C. 减少炎症和肿胀   D. 所有上述方式

22. 在胸椎康复中,如何评估康复目标的实现情况?( )

A. 通过疼痛评估工具进行量化评估   B. 使用影像学检查确认病情改善

C. 依据患者的主观感受进行评估   D. 观察患者的活动能力和日常功能

23. 以下哪种康复措施是物理因子治疗的一部分?( )

A. 手法治疗   B. 运动治疗

C. 热疗和冷疗   D. 健康教育

24. 下列哪种测试可以用于评估胸椎的肌力？（　　　）

A. 活动度尺 　　　　　　　　　　　B. 肌力测量仪

C. 皮尺 　　　　　　　　　　　　　D. 疼痛评估工具

25. 物理因子治疗中的超声疗主要通过以下哪种方式产生作用？（　　　）

A. 减轻疼痛和肌肉放松 　　　　　　B. 促进组织修复和愈合

C. A、B、D 都是 　　　　　　　　D. 提高血液循环和代谢

26. 健康教育中的预防措施包括以下哪些方面？（　　　）

A. 正确的姿势和体位 　　　　　　　B. A、C、D 都是

C. 避免过度劳累和重复性动作 　　　D. 提供适当的床垫和枕头

27. 在康复治疗中，如何评估康复进展和效果？（　　　）

A. 使用特定的评估工具和测试 　　　B. 观察患者的疼痛程度和活动能力

C. 进行定期的影像学检查 　　　　　D. 依据患者的主观感受进行评估

28. 以下哪种康复措施属于健康教育的一部分？（　　　）

A. 手法治疗 　　　　　　　　　　　B. 提供生活方式建议

C. 运动治疗 　　　　　　　　　　　D. 疼痛管理

29. 物理因子治疗中的电疗主要通过以下哪种方式产生作用？（　　　）

A. 提供疼痛缓解和肌肉放松 　　　　B. 促进组织修复和愈合

C. A、B、D 都是 　　　　　　　　D. 改善神经传导和功能

30. 健康教育中的正确姿势和体位对于胸椎康复的重要性在于（　　　）

A. 避免进一步损伤和疼痛 　　　　　B. A、C、D 都是

C. 提供支持和稳定性 　　　　　　　D. 促进正常的生物力学运动

（二）名词解释

1. T4 综合征

2. 胸廓出口综合征

3. 椎间盘突出

4. 胸椎弯曲

5. 肋横突关节

6. 退行性变

7. 胸椎骨折

8. 疲劳骨折

9. 胸椎侧弯

10. 胸椎关节紊乱

（三）简答题

1. 简述胸椎的解剖及其特点。

2. 简述胸椎的生理功能。

3. 简述胸椎的运动范围和稳定性。

4. 胸椎主观评估的内容和方法有哪些？

5. 胸椎客观评估的方法和意义是什么?

6. 简述手法治疗在胸椎康复中的应用。

7. 常见的胸椎疾病和损伤有哪些?

8. 简述运动治疗在胸椎康复中的作用和方法。

9. 胸椎生理及病理机制的关系是什么?

10. 胸椎康复治疗的原则和方法有哪些?

(四) 案例分析题

1. 患者樊某,男,45 岁

主诉:因胸痛和呼吸困难来诊。病史询问得知,患者有高血压和高血脂的病史。体格检查发现心脏听诊有杂音,血压略高。心电图显示 ST 段压低。

问题:

(1) 最可能的临床诊断及依据是什么?

(2) 康复治疗原则及康复治疗方法是什么?

2. 患者霍某,女,50 岁

主诉:近期感到心慌胸闷、气短,有时伴有胸痛。体检发现心率不规则,血压偏高。心电图显示房颤。

问题:

(1) 最可能的临床诊断及依据是什么?

(2) 康复治疗原则及康复治疗方法是什么?

3. 患者龚某,男,55 岁

主诉:近期感到乏力、呼吸困难,经常出现心慌胸闷的感觉。体检发现心率加快,血压偏低。心脏超声检查显示左心室收缩功能下降。

问题:

(1) 最可能的临床诊断及依据是什么?

(2) 康复治疗原则及康复治疗方法是什么?

二、参考答案

(一) 选择题

1~5 CDBAD 6~10 BBDCA 11~15 DCACB 16~20 ACBCA
21~25 CDCBC 26~30 BABCB

(二) 名词解释

1. T4 综合征是指 T4 胸椎区域出现的病理变化和症状,如疼痛、肌无力、感觉异常等。可能的原因包括椎间盘退变、神经压迫或肌肉损伤。

2. 胸廓出口综合征是一种神经血管压迫性疾病,主要发生在胸廓出口区域,导致上肢血流和神经传导受限,引起手臂麻木、无力和疼痛等症状。

3. 椎间盘突出是指椎间盘的核心物质突出并压迫周围神经或脊髓。常见症状包括背痛、放射性疼痛和肌肉无力。

4. 胸椎弯曲是指胸椎在冠状面上的弯曲,通常呈现前凸的曲度。这种曲度有助于维持胸廓的稳定性和吸气运动。

5. 肋横突关节是指连接肋骨和横突的关节,位于胸椎侧面。这些关节对于胸廓的稳定性和运动功能至关重要。

6. 退行性变是指随着年龄的增长,胸椎骨骼和椎间盘发生的结构和功能的逐渐退化。这可能导致退变性关节病、椎间盘退变和骨质增生等病理变化。

7. 胸椎骨折是指胸椎骨骼的断裂或破裂。常见原因包括外伤、跌倒和运动损伤。胸椎骨折可能导致胸痛、呼吸困难和运动受限。

8. 胸椎关节紊乱是指胸椎关节的功能异常,导致关节的运动范围受限或不稳定。这可能导致胸痛、运动障碍和姿势异常等症状。

9. 胸椎侧弯是指胸椎在冠状面上的侧向弯曲。这可能是由结构异常、姿势不良或神经肌肉失衡引起的。胸椎侧弯可能导致背部不对称和姿势异常。

10. 疲劳骨折是由于长期重复应力或过度使用而引起的骨骼损伤。在胸椎中,疲劳骨折可能发生在椎骨或肋骨上,导致胸痛、疼痛加重和活动受限。

(三) 简答题

1. 答:胸椎是人体脊柱的一部分,由 12 个椎骨组成,位于颈椎和腰椎之间。胸椎的特点包括:每个胸椎骨上有一个肋骨与之相连,形成肋椎关节;椎体较大且稍厚,胸椎椎体的前后面呈楔形;胸椎椎弓孔较小,限制了脊髓的运动空间。

2. 答:胸椎具有以下生理功能:提供胸廓的结构支撑,保护胸部内脏器官,如心脏和肺部。参与呼吸运动,通过胸椎的运动,促进肋骨的抬升和下降,使肺部获得足够的空间进行通气。通过胸椎的运动,参与上肢的活动和功能,如抬举、旋转等动作。

3. 答:胸椎的运动范围包括弯曲(前屈)、伸展(后仰)、旋转和侧弯。然而,相比颈椎和腰椎,胸椎的运动范围较小,主要是由于肋骨的存在和胸廓的限制。胸椎的稳定性主要依赖于椎间盘、关节、韧带和肌肉的支持和协调作用。

4. 答:胸椎主观评估的内容包括病史询问和疼痛评估。病史询问的重点是了解患者的症状、疼痛特点、日常活动受限情况等。疼痛评估可以使用合适的工具或问卷量表来评估患者的疼痛程度和影响,如视觉模拟评分(VAS)等。

5. 答:胸椎客观评估的方法包括运动范围测量、力量测量、平衡评估和步态分析等。运动范围测量可以通过测量胸椎的前屈、后伸、旋转和侧弯范围来评估其活动度。力量测量可以评估胸椎周围肌肉的力量情况,如背肌、胸肌等。平衡评估可以通过各种平衡测试来评估患者的平衡能力。步态分析可以评估患者的行走方式和步态特点。胸椎客观评估的意义在于客观地量化患者的生理和功能状态,为制订个性化的康复治疗计划提供依据。

6. 答:手法治疗在胸椎康复中应用广泛,常见的手法治疗包括按摩、牵引和关节调整等。按摩可以通过手法技术来改善背部肌肉的紧张和血液循环,缓解疼痛和改善肌肉松弛。牵引可以通过拉伸脊柱和椎间盘,减轻压力和压迫,改善神经功能和症状。关节调整可以通过手法技术来调整胸椎关节的位置和功能,改善关节的活动度和稳定性。手法治疗在胸椎康复中的应用有助于缓解疼痛、改善功能和促进康复进程。

7. 答:

（1）胸椎骨折:由外力作用或骨质疏松等原因导致的胸椎骨折,可能会对脊柱和脊髓造成损伤。

（2）胸椎退行性变:随着年龄的增长,胸椎椎间盘可能会退化、变薄,关节退行性变可能会导致疼痛和运动受限。

（3）胸椎间盘突出:椎间盘的异常突出可能会压迫神经根,引起疼痛和神经功能障碍。

（4）胸椎肿瘤:肿瘤的出现可能会导致胸椎的结构改变和神经压迫,引起疼痛和其他症状。

8. 答:运动治疗在胸椎康复中起着重要作用。运动治疗可以通过特定的运动和锻炼来改善患者的功能和运动能力。常见的运动治疗方法包括肌肉强化训练、柔韧性训练、平衡训练和核心稳定性训练等。肌肉强化训练可以通过针对背部和腹部肌肉的锻炼,增强肌肉的力量和稳定性。柔韧性训练可以通过伸展和放松背部肌肉,提高胸椎的灵活性。平衡训练可以通过平衡器械和动作训练,提高患者的平衡能力。核心稳定性训练可以通过加强躯干肌肉的控制和稳定性,改善胸椎的支持和运动功能。运动治疗在胸椎康复中的作用是促进肌肉协调、改善姿势和动作控制,提高胸椎的稳定性和功能。

9. 答:胸椎的生理功能与呼吸和心血管系统密切相关。胸椎通过运动范围的调节,参与胸廓的抬升和下降,从而促进肺部的通气。胸椎的运动也能影响心脏的功能,通过改变胸腔内的压力和血液循环的流动。胸椎疾病和损伤会对这些生理机制产生影响,如胸椎退行性变可能导致胸椎活动度减少,影响呼吸功能;胸椎骨折可能导致胸廓形态改变,进而影响心脏的正常运动。

10. 答:胸椎康复治疗的原则是个体化和综合化。个体化即根据患者的具体情况和康复目标,制订个性化的治疗计划。综合化即采用多种治疗方法和手段,综合运用康复物理治疗、药物治疗、心理支持等综合手段,以达到最佳的治疗效果。

（四）案例分析题

1. （1）该患者最可能的临床诊断是冠心病。依据包括胸痛、呼吸困难、心脏听诊有杂音、高血压、高血脂、ST 段压低等病史和体征。

（2）康复治疗原则包括控制病情、缓解症状、改善生活质量和预防复发。康复治疗方法包括药物治疗、心脏康复运动训练、心理支持、饮食调整和教育指导等。

2. （1）该患者最可能的临床诊断是房颤。依据包括心慌胸闷、气短、不规则心率、血压偏高和心电图显示房颤。

（2）康复治疗原则包括控制房颤、预防并发症、改善心功能和提高生活质量。康复治疗方法包括药物治疗、心脏康复运动训练、戒烟戒酒、饮食调整和心理支持等。

3. （1）该患者最可能的临床诊断是心衰。依据包括乏力、呼吸困难、心慌胸闷、心率加快、血压偏低和心脏超声检查显示左心室收缩功能下降等症状和检查结果。

（2）康复治疗原则包括控制病情、改善心功能、减轻症状和提高生活质量。康复治疗方法包括药物治疗、心脏康复运动训练、饮食调整、液体限制和心理支持等。

第十章 腰 椎

第一节 教学大纲

一、教学要求

（一）知识要求

（1）掌握腰椎问题的病理生理学机制及评估。

（2）掌握腰椎的康复评定。

（3）了解腰椎的临床诊断。

（4）掌握腰椎的健康管理。

（5）掌握腰椎的物理治疗。

（二）能力要求

（1）熟悉腰椎的康复评定。

（2）了解腰椎的病理学机制。

（3）学会腰椎的物理治疗。

（三）素养要求

（1）培养学生关心、爱护、体贴患者的意识。

（2）具有良好的沟通能力和团队精神。

二、教学内容

（一）概述

腰椎问题的病理生理学机制。

（二）康复评定

（1）腰椎的康复评定。

（2）腰椎的临床诊断。

（三）康复治疗

（1）腰椎的健康管理。

（2）腰椎的物理治疗。

三、教学重点与难点

重点：腰椎的康复评定及健康管理。

难点：腰椎的物理治疗。

第二节　理论内容

一、相关解剖位置

1. 骨骼

腰椎有 5 个,椎体高大,前高后低,呈肾形。椎孔大,呈三角形,大于胸椎,小于颈椎。腰椎是由 1 个锥体、2 个椎弓根、2 个椎板、2 个横突、2 个上关节突、2 个下关节突和 1 个棘突构成。腰椎横突较细长,以第 3 腰椎为最长,第 2 腰椎和第 5 腰椎次之。

2. 椎间盘

腰部椎间盘有 5 个。椎间由纤维环、髓核、透明软骨终板和 sharpey 纤维组成。纤维由坚韧的纤维组织环绕而成,外层主要是 Ⅰ 型胶原纤维,排列紧密,部分胶原纤维插入锥体;内层主要是较低密度的 Ⅱ 型胶原纤维,与外层相比,缺乏明显的排列。髓核在腰部位于椎间盘中心稍后方。椎间盘前方和侧方的纤维环最厚最强韧,与强劲的前纵韧带紧密附着,而后方纤维环最薄弱。

3. 韧带

各椎骨之间由韧带连接,脊柱韧带众多,长短不一,具有强大的韧性。

(1)前纵韧带:位于椎体的前面,包绕椎体前方之大部,与椎体密切相贴,但与椎间软骨接触不甚紧密。

(2)后纵韧带:位于椎体后面,与椎间软骨紧密相连,但与椎体连接不紧,两侧未将纤维环完全覆盖。

(3)黄韧带:连接各椎板之间的韧带,富有弹性,由弹性结缔组织构成,呈淡黄色,左右各 1 个。黄韧带可以限制脊柱过度及维持身体直立姿势的作用。

(4)棘间、棘上和横突间韧带:棘间韧带位于相邻的棘突之间;棘上韧带起自第 7 颈椎,向上与项韧带移行,向下沿椎骨的棘突尖部,止于骶正中。横突间韧带连于相邻两椎骨的横突之间。

4. 椎间关节/关节突关节

由上下位椎骨的上下关节突的关节面构成,关节面覆盖一层透明软骨,关节囊较松,借薄弱的纤维束而加强。当脊柱活动时,椎间关节可有微小活动。

5. 肌肉

分布于腰骶部的肌肉有:背侧组、外侧组、前侧组。

背侧组:背阔肌、竖脊肌、横突棘肌。

外侧组:腰方肌、腰大肌、腰小肌。

前侧组:腹内斜肌、腹外斜肌和腹直肌。

二、生物力学

腰椎从灵活性上讲,它不如颈椎;从稳定性上讲,它不如胸椎,但是,从生物力学角度讲,腰椎却起着举足轻重的作用。

一个健康成年人站立时,腰椎通常表现出 40°~50° 的前凸角度(见图 10-1、图 10-2)。

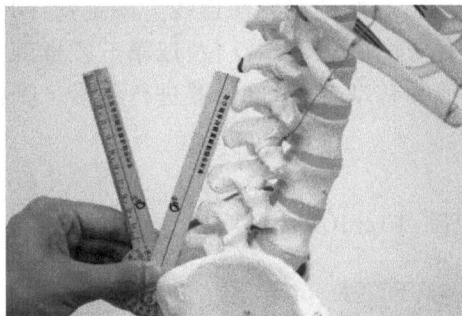

图 10-1 腰椎的前凸角度(1)

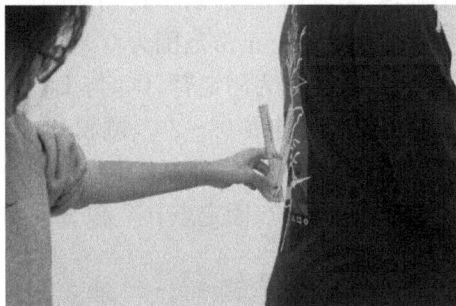

图 10-2 腰椎的前凸角度(2)

从中立位出发,腰椎可以在三个自由度内活动。分别是屈曲 40°~50°、伸展 15°~20°、5°~7° 的旋转和 20° 左右的侧屈。

1. 在矢状面上的屈伸运动

脊柱腰段主要运动形式为矢状面运动,其主要原因是腰椎关节突关节大部分朝向矢状面,且屈伸运动仅由 5 个椎间关节完成。

2. 水平面运动学

轴向旋转。整个腰段仅能向两侧进行 5°~7° 的旋转,且旋转时会发生关节突关节的活动。如当第 1 腰椎和第 2 腰椎之间进行右旋运动,第 1 腰椎左侧的下关节面将会相对于第 2 腰椎左侧上关节面靠近或挤压。同时,第 1 腰椎右侧上关节面会相对第 2 腰椎右侧下关节面分离。

3. 额状面运动学

侧屈曲。腰段可以向两侧各进行 20° 左右的侧屈。侧屈运动对侧的韧带会对该运动加以限制。通常,髓核也会朝着远离运动方向的位置稍微变形。

三、生理及病理机制

腰痛伴活动度受限:腰椎小关节紊乱/腰椎退行性关节病。

腰痛伴运动协调障碍:腰部扭伤/腰椎不稳/腰肌拉伤/腰背肌筋膜炎。

腰痛伴下肢牵涉痛:腰椎间盘病变/退变。

腰痛伴下肢放射痛:腰椎神经根病变/椎间孔狭窄。

四、康复物理治疗评定

(一) 主观评估

主观评估是康复评定的基础。主观评估主要是患者提供的资料,包括患者主诉、一般情况（例如年龄、职业等）、疾病发生发展情况、当前症状、个人病史、家族病史等。主观资料的获得主要通过临床问诊，临床问诊实质是资料的搜集、思考、质疑并整合患者提供的相关信息，以得出康复评估和治疗方案的临床推理过程。

（二）客观评估

1. 腰椎活动度评定

①旋转：患者站立位，以非转动侧的肩峰为轴心，起始位双肩峰连线为固定臂，用量角器测量旋转活动度。正常范围为0°～30°。②屈伸、侧屈：患者站立位，以第五腰椎棘突为轴心，于地面垂直线为固定臂，C7与L5棘突连线为移动臂，用量角器进行测量。腰椎屈伸正常为0°～90°，伸展0°～30°，侧屈0°～30°。

（1）胸腰椎屈曲的测量：

患者处于站立位，固定点：C7和S2。正常范围：10 cm（见图10-3、图10-4）。

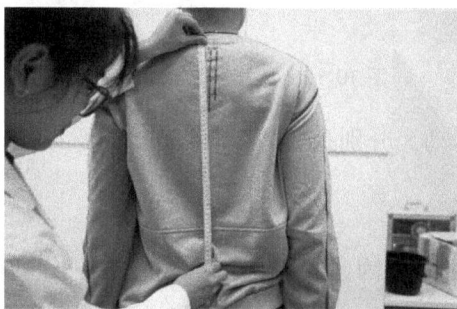

图10-3　胸腰椎屈曲的测量(1)　　　　图10-4　胸腰椎屈曲的测量(2)

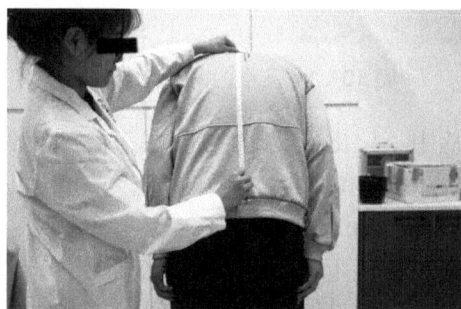

患者站立位，双脚与肩同宽（双脚并拢或者双脚之间放一脚）。

治疗师要求患者缓慢向前弯曲尽可能远的距离，尝试用手指触摸地板，同时保持膝盖伸直并站稳，活动末端用尺子测量中指与地面的垂直距离（见图10-5）。

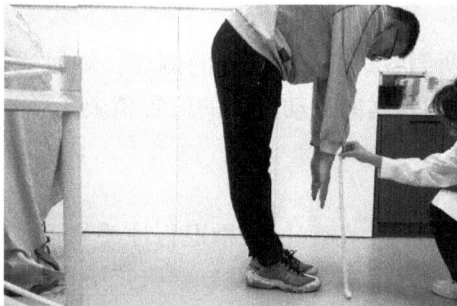

图10-5　胸腰椎屈曲的测量(3)

（2）胸腰椎伸展：

患者站立位。测量方法：标记患者C7和S2椎骨的棘突。将卷尺对准两个棘突之间并记录测量结果在运动期间保持卷尺对齐，并在活动末端的末尾记录测量值。运动开始时进行的测量之间的差异末尾表示胸部和腰椎后伸量（见图10-6、图10-7）。

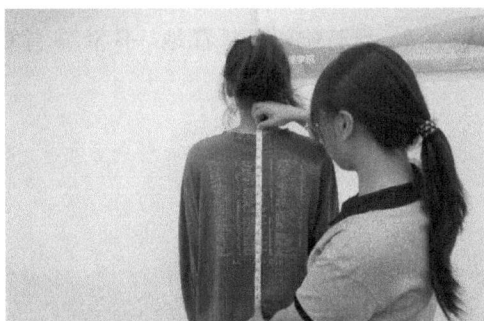

图 10‑6　胸腰椎伸展(1)

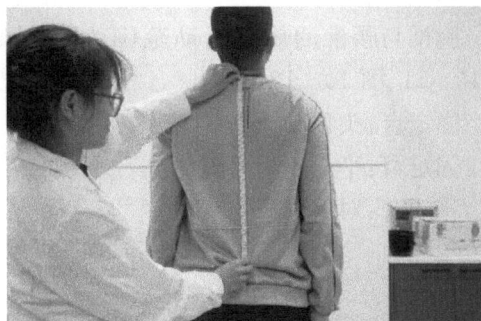

图 10‑7　胸腰椎伸展(2)

（3）胸腰椎侧屈：

固定点：S2。

固定臂：垂直于地面。

移动臂：对准 C7。

正常范围：35°（见图 10‑8～图 10‑10）。

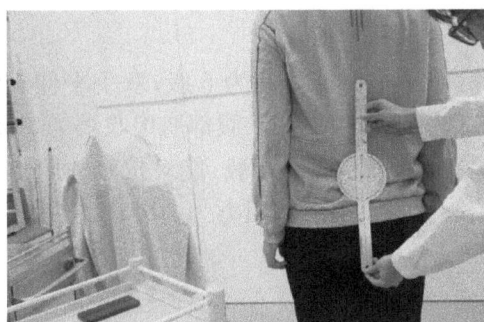

图 10‑8　胸腰椎侧屈(1)

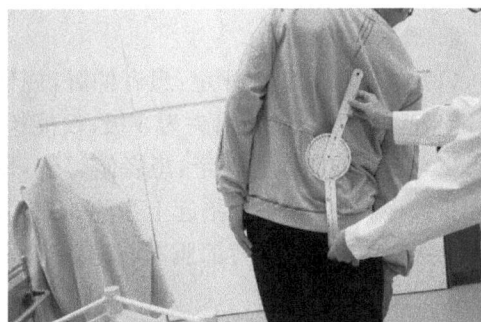

图 10‑9　胸腰椎侧屈(2)

患者位于站立位，双脚与肩同宽。测量方法：手臂自然下垂在身体两侧，双腿伸直，一侧手沿着大腿向下滑动。在 ROM 的末尾，用中指的尖端在腿的水平线上做一个标记，并使用卷尺测量腿上的标记，与地板之间的距离（见图 10‑10）。

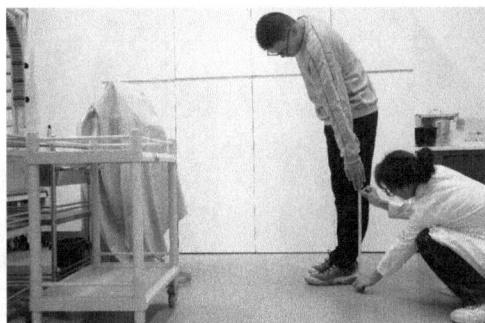

图 10‑10　胸腰椎侧屈(3)

（4）腰椎旋转：

胸椎与腰椎的旋转活动范围为 0°～45°。患者处于坐位，双脚着地，不带靠背（见图 10－11、图 10－12）。

固定点：头顶中点。

固定臂：平行于肩峰连线。

移动臂：对齐肩峰连线。

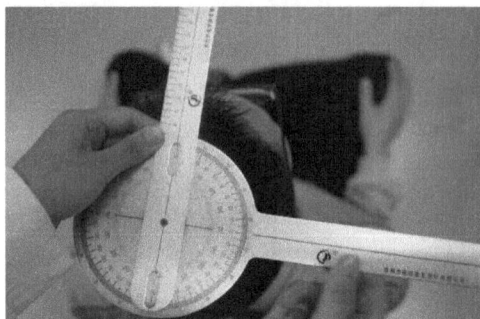

图 10－11　腰椎旋转(1)

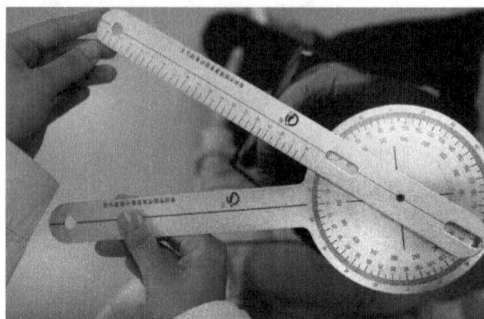

图 10－12　腰椎旋转(2)

2. 肌力评定

（1）躯干屈肌肌力评定：患者仰卧，屈髋屈膝，双手抱头能坐起为 5 级；双手平伸于体侧，能坐起为 4 级；仅能抬头为 3 级；仅能抬起头部为 2 级；仅能触及腹部肌肉收缩为 1 级。

（2）躯干伸肌肌力评定：患者俯卧位，胸以上在床沿外，固定下肢，能对抗较大阻力抬起为 5 级；对抗中等阻力抬起上身为 4 级；仅能抬起上身不能对抗阻力为 3 级；仅能抬起头部为 2 级；仅能触及腰背部肌肉收缩为 1 级肌力。

3. 特殊检查

（1）直腿抬高试验：检查时患者仰卧，检查者一手握住患者踝部，另一手置于膝关节上方，使膝关节保持伸直位，抬高到一定角度，患者感到下肢出现放射性疼痛或麻木或原有的疼痛或麻木加重时为阳性。记录其抬高的角度，必须注明左侧和右侧。正常人在仰卧位时下肢伸直，被动抬高的角度为 60°～120°，在抬高下肢至 30°～70°时，神经根可在椎间孔里拉长 2～5 毫米，并无疼痛感，故以抬高 70°以上为正常（见图 10－13、图 10－14）。

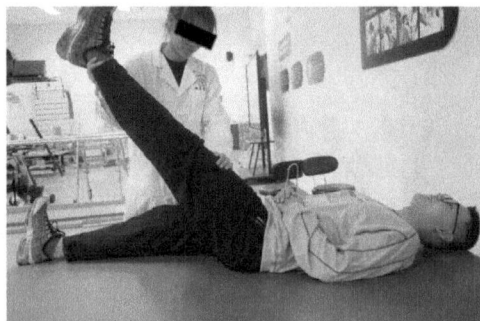

图 10－13　直腿抬高试验(1)

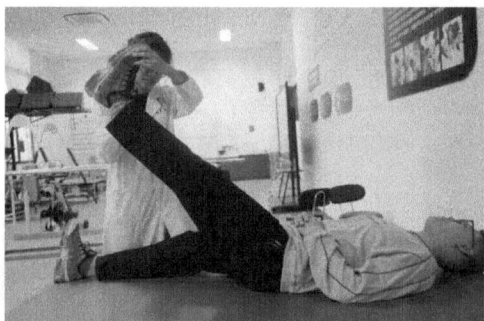

图 10－14　直腿抬高试验(2)

（2）直腿抬高加强试验：当直腿抬高下肢发生疼痛后，略降低患肢，其放射痛消失，治疗师一手握住患者足部背伸，如患肢放射疼痛麻木加重为阳性（见图 10－15、图 10－16）。

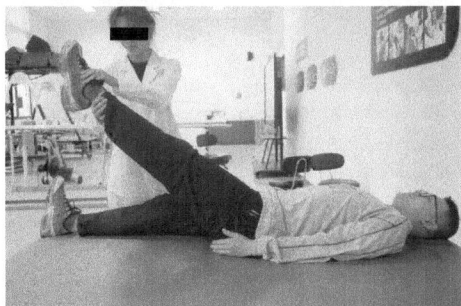

图 10－15　直腿抬高加强试验(1)

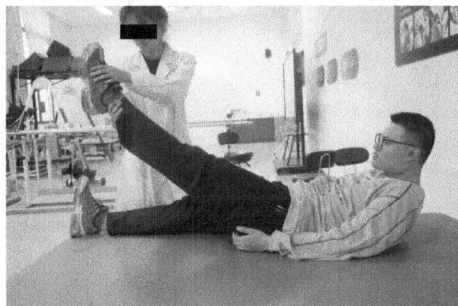

图 10－16　直腿抬高加强试验(2)

（3）梨状肌紧张试验：患者仰卧于检查床上，屈髋屈膝后做内收内旋动作，若坐骨神经有放射性疼痛，则迅速将患者外展外旋，如疼痛缓解，即为阳性。

（4）髂骨分离试验：患者仰卧，治疗师双手放于患者两侧髂骨的髂前上棘处，向下外用力，检查者的上肢交叉，增加骶髂韧带的牵拉，若疼痛则为阳性。

（5）腰椎的稳定性试验（prone instability test）：

测试分为两部分，首先，先让病人上半身俯卧在治疗床上，下半身接触地面。然后，在腰椎做后向前的关节松动来触发疼痛；然后让病人把双脚抬离床面，做同样的手法。如果疼痛消失为阳性（见图 10－17、图 10－18）。

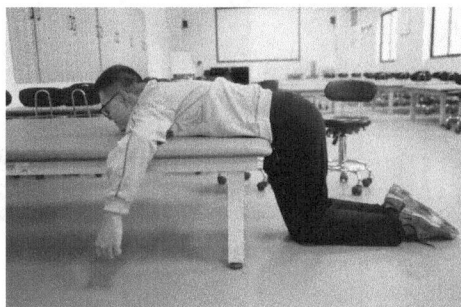

图 10－17　腰椎的稳定性试验(1)

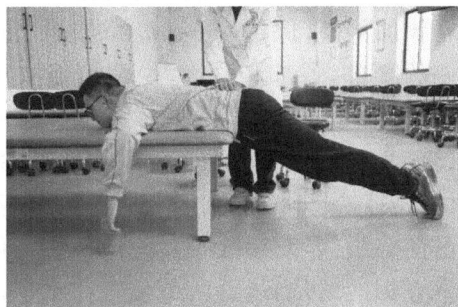

图 10－18　腰椎的稳定性试验(2)

（6）坍塌试验（slump test）：这是一个常用的下肢神经的检查。

一篇 2010 年的综述文章显示该测试的敏感性范围是 $44\%\sim87\%$，特异性范围是 $23\%\sim63\%$。让患者坐在检查床的边沿，双腿支撑，髋关节保持中立位，没有内收，外展和旋转，病人双手放到下背部（见图 10－19）。顺序如下：让患者胸椎腰椎前屈，这时头部还是保持在中立位（见图 10－20）。然后，治疗师把手放到肩部去施加压力，接着让病人用下颌尽可能去够自己的胸部。让患者伸直膝盖（见图 10－21），治疗师用另外一手去做一个被动的踝关节的背屈（见图 10－22）。在整个过程的每一个阶段，如果有神经症状的重现，就不需要进行下一步的检查。有神经症状的重现，试验就为阳性。

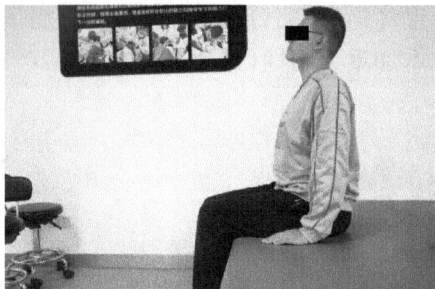

图 10-19　坍塌试验(1)

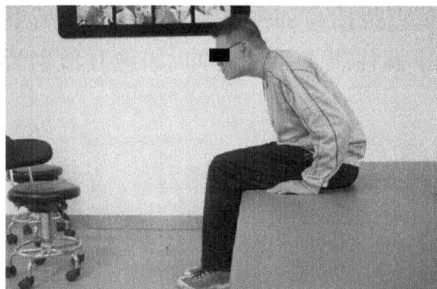

图 10-20　坍塌试验(2)

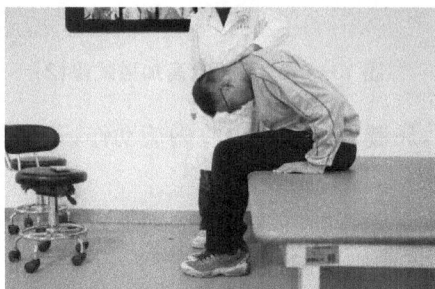

图 10-21　坍塌试验(3)

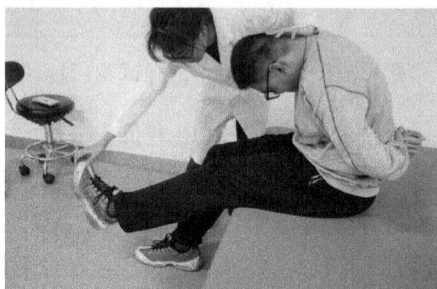

图 10-22　坍塌试验(4)

（7）俯卧屈膝试验：患者俯卧位，然后被动将患者膝关节屈膝到最大，保持 45～60 s，来看有没有症状产生。如果患者不能屈膝超过 90°，可以改良为屈膝加伸髋，保持 45～60 s。如果出现症状在单侧的腰部，臀部和股部，说明可能有 L2、L3 神经根的病变。（见图 10-23～图 10-25）

（8）髂后上棘和髂前上棘对称性触诊：患者俯卧位，轻轻抬起和放下骨盆，治疗师站在治疗床的自己优势眼侧，双手手指对称地按在两侧髂后上棘下方相同的位置，看两个位置在水平面上的

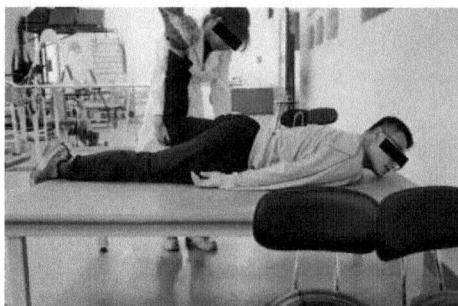

图 10-23　俯卧屈膝试验(1)

相对位置。之后患者仰卧位，轻轻抬起和放下骨盆，治疗师站在治疗床的自己优势眼侧，双手手指对称地按在两侧髂前上棘下方相同的位置，看两个位置在水平面上的相对位置。

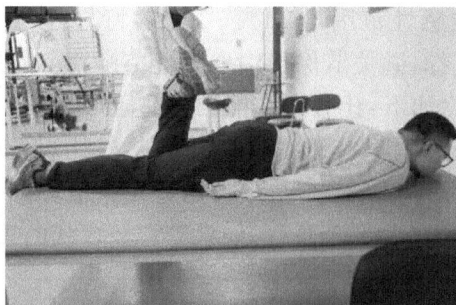

图 10-24　俯卧屈膝试验(2)

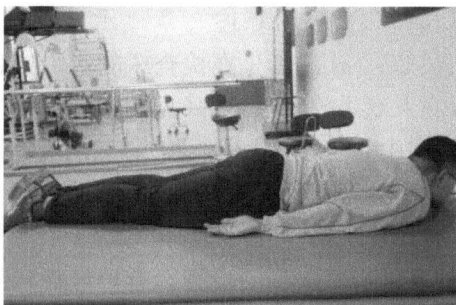

图 10-25　俯卧屈膝试验(3)

五、康复物理治疗干预

(一) 手法治疗

对损伤部位局部及附近的肢体进行手法治疗,帮助消肿和缓解肌肉痉挛,为功能锻炼做准备。

1. 推拿治疗

常用的治疗有肌肉松解类、牵伸类和被动整复类手法。应根据评估情况选择合适的治疗方案。

2. 手法治疗

主要作用为缓解疼痛、改善脊柱的活动度。各种手法治疗都成体系。腰椎以Maitland 的脊柱关节松动术和 McKenzie 脊柱力学治疗法为主。

(二) 运动治疗

运动疗法对缩短病程,减少慢性腰痛的发生率,改善功能有着十分重要的作用。一般来说,腰痛急性期疼痛较重,患者不进行特异性的腰背活动,尽可能保持日常活动。除了徒手运动疗法外,器械运动训练也是十分重要的组成部分。比如 Bobath 球训练以及选调运动治疗系统。

(三) 物理因子治疗

物理因子治疗具有促进局部血液循环、缓解局部无菌性炎症、减轻水肿和充血、缓解疼痛、松解粘连等作用,在临床上应用广泛。对缓解各类疼痛、改善患部微循环、消除水肿、减轻肌肉及软组织痉挛、促进腰部及肢体功能的恢复起着重要的作用。常用的理疗有:直流电离子导入法、低频/中频电疗法、超短波、微波、红外线、超声波疗法等。

1. 腰椎牵引治疗

腰椎牵引是治疗腰椎间盘突出症的有效办法,根据牵引力的大小和作用时间的长短,可分为快速牵引和慢速牵引。

2. 支具的使用

佩戴腰托可以限制腰椎的活动,特别是协助背部肌肉限制一些不必要的前屈活动,以保证受损组织充分休息。此外,合理使用腰围可以减轻腰背肌肉劳损,减轻腰椎周围韧带负担,在一定程度上缓解和改善椎间隙的压力。

六、康复宣教

健康宣教也是康复治疗重要的环节。在腰痛急性期就应开始对患者进行健康教育。告知腰痛不是一种严重的疾病,多数预后良好,指导患者保持活动,逐步增加运动量,尽早恢复工作。

减少腰痛的发生,应重在预防。包括良好的姿势,减少背负重物。避免久坐,若需要久坐时应使用靠垫支撑下背,并使用高背座椅。平躺时脊椎受力最小,急性发作时可卧床休息。

日常生活中应注意保护腰背部,如取物时应下蹲取物而非弯腰。适当的运动可改善和预防腰痛症状,如核心肌力训练、游泳等。避免体重过重,给腰椎造成额外的负担。避免风寒、潮湿等。

第三节　复习题

一、试题

(一) 选择题

1. 腰椎间盘突出症患者表现踇屈肌力减弱,提示受压的神经根可能是(　　)

A. S1　　　　　　　B. L4　　　　　　　C. L5　　　　　　　D. L3

2. 股神经牵拉试验阳性,表明为哪个位置的椎间盘突出?(　　)

A. L1/L2　　　　　B. L2/L3　　　　　C. L4/L5　　　　　D. L3/L4

3. 慢性腰肌劳损的体征描述正确的是(　　)

A. 直腿抬高试验阳性　　　　　　　　　B. 神经系统检查多无阳性体征

C. 腱反射亢进　　　　　　　　　　　　D. 腿部肌肉萎缩

4. 在小腿下端以胫骨为界,胫骨前皮肤感觉过敏,迟钝或痛觉丧失,表明为(　　)

A. 腰 4/腰 5 椎间盘突出　　　　　　　 B. 腰 1/腰 2 椎间盘突出

C. 腰 2/腰 3 椎间盘突出　　　　　　　 D. 腰 3/腰 4 椎间盘突出

5. 在小腿下端以胫骨为界,胫骨后皮肤感觉过敏,迟钝或痛觉丧失,表明为(　　)

A. 腰 1/腰 2 椎间盘突出　　　　　　　 B. 腰 2/腰 3 椎间盘突出

C. 腰 5/骶 1 椎间盘突出　　　　　　　 D. 腰 3/腰 4 椎间盘突出

6. 腰 4/腰 5 椎间盘突出症(　　)呈阳性

A. 股神经牵拉试验　　　　　　　　　　B. "4"字试验

C. 直腿抬高试验　　　　　　　　　　　D. 椎间孔挤压试验

7. 引起慢性腰肌劳损的原因不包括(　　)

A. 长期弯腰搬重物或工作　　　　　　　B. 肥胖

C. 平素体虚,居住环境潮湿　　　　　　 D. 急性腰部损伤治疗不当

E. 长期腰部姿势不良

8. 腰椎管狭窄的主要临床特征错误的是(　　)

A. 间歇性跛行

B. 慢性反复的腰痛

C. 休息或腰前屈时腰痛减轻或消失

D. 许多患者可长时间骑自行车而不觉得疼痛

E. 行走或腰过伸时疼痛减轻或消失

9. 长期弯腰搬重物患者,最易致何种韧带损伤?(　　)

A. 棘上韧带　　　　　　　　　　　　　B. 黄韧带

C. 前纵韧带　　　　　　　　　　　　　D. 后纵韧带

E. 棘间韧带

10. 腰部的急性扭伤可使以下组织损伤,不包括(　　)

A. 肌肉　　　　　　　　　　　　　　B. 筋膜

C. 关节软骨　　　　　　　　　　　　D. 韧带

E. 关节囊

11. 患者廖某,男性,43岁,诉反复左侧腰部疼痛3个月,活动受限,否认有外伤史,检查发现左侧腰肌较紧张,于腰3横突处压痛明显,余无特殊。此患者有可能的诊断是(　　)

A. 腰肌筋膜劳损　　　　　　　　　　B. 棘上韧带损伤

C. 棘间韧带损伤　　　　　　　　　　D. 第三腰椎横突综合征

12. 下列哪个腰部疾病一般不使用手法进行治疗?(　　)

A. 腰椎结核　　　　　　　　　　　　B. 慢性腰肌劳损

C. 腰椎间盘突出症　　　　　　　　　D. 腰椎管狭窄

13. 腰椎间盘突出症好发于(　　)

A. 老年人　　　　B. 青壮年　　　　C. 小儿　　　　D. 脑力劳动者

14. 下述不属于腰椎间盘突出症临床表现的是(　　)

A. 腰痛　　　　　　　　　　　　　　B. 一侧或双侧坐骨神经或股神经痛

C. 直腿抬高试验阳性　　　　　　　　D. 马鞍区感觉减退或消失

E. 间歇性跛行

15. 腰椎间盘突出症病人的常见症状是(　　)

A. 腰僵硬　　　　B. 腰部活动受限　　　　C. 腰痛　　　　D. 双下肢无力

16. 腰椎间盘突出症病人急性期最基本的治疗方法为(　　)

A. 休息,卧硬板床　　　　　　　　　B. 理疗

C. 止痛药　　　　　　　　　　　　　D. 推拿按摩

17. 对腰椎的描述,下列选项除哪一项外,其他都是正确的?(　　)

A. 椎体粗大　　　　　　　　　　　　B. 棘突呈板状水平向后

C. 上下关节突构成关节　　　　　　　D. 横突有孔

18. 下列哪一骨性标志不可能触摸到?(　　)

A. 腰椎棘突　　　　B. 腰椎椎体　　　　C. 腰椎横突　　　　D. 腰椎小关节

19. 躯干运动时,前纵韧带主要限制脊柱过度(　　)

A. 侧屈　　　　B. 前屈　　　　C. 回旋　　　　D. 后伸

20. 使脊柱后伸最主要的骨骼肌是(　　)

A. 斜方肌　　　　B. 夹肌　　　　C. 竖脊肌　　　　D. 胸锁乳突肌

21. 腰椎间盘突出症的辅助检查不包括(　　)

A. B超　　　　B. X线　　　　C. CT　　　　D. MRI

22. 椎间盘组成不包括(　　)

A. 纤维环　　　　B. 髓核　　　　C. 软骨板　　　　D. 前纵韧带

23. 下列不属于后天性腰椎管狭窄症最常见原因是(　　)

A. 腰椎骨质增生　　　　　　　　　　B. 腰扭伤

C. 陈旧性腰椎间盘突出　　　　　　　D. 黄韧带及椎板增厚

E. 小关节突肥大

24. 脊柱过度前凸性弯曲,称为脊柱前凸,多发生在腰椎部位(　　)

A. 错误　　　　　　　　　　　　　　B. 正确

25. 腰椎的描述下列哪项错误?(　　)

A. 椎体大而肥厚　　　　　　　　　　B. 棘突呈板状水平向后

C. 上、下关节面近矢状位　　　　　　D. 棘突伸向后下

26. 两髂棘连线平第(　　)腰椎棘突

A. 4　　　　　　B. 2　　　　　　C. 3　　　　　　D. 5

27. 患者彦某,男,35岁,体重70 kg,急性 L4～L5 椎间盘突出症 2 天,初次行腰椎牵引,错误的是(　　)

A. 仰卧位骨盆牵引　　　　　　　　　B. 结束即松开骨盆带

C. 屈髋、屈膝 90°位　　　　　　　　D. 牵引重量 40 kg

28. 患者焦某,女,46岁,腰痛半个月余,加重伴左下肢放射痛 3 天。腰椎 CT:L4～L5 椎间盘突出,该患者治疗措施不包括(　　)

A. 卧床休息　　B. 局部理疗　　C. 手术治疗　　　D. 皮质类固醇注射

29. 患者松某,男,40岁,反复腰痛史,猛抬重物后腰剧痛并向右下肢放射,咳嗽时加重。最可能的诊断为(　　)

A. 腰椎骨折　　　　　　　　　　　　B. 腰椎滑脱

C. 腰部肌筋膜炎　　　　　　　　　　D. 腰椎间盘突出症

30. 患者陆某,男,41岁,2 周前搬重物时出现腰部疼痛,排便时加重,并向下肢放射,逐渐出现左小腿皮肤感觉减退。查体:腰部活动受限,左侧直腿抬高(＋),左下肢放射疼痛,X 线检查无异常。最可能的诊断为(　　)

A. 腰椎骨折　　　　　　　　　　　　B. 腰椎间盘突出症

C. 腰椎滑脱　　　　　　　　　　　　D. 腰部肌筋膜炎

31. 关于韧带生物力学,不正确的是(　　)

A. 棘间韧带不能起到加强脊柱外在稳定的作用

B. 棘上韧带起到稳定脊柱的作用

C. 腰椎前屈时,黄韧带受到拉伸

D. 腰椎后伸可使黄韧带松弛

32. 有关腰椎小关节病的治疗,一般不考虑(　　)

A. 局部保护　　　　　　　　　　　　B. 物理治疗

C. 手术　　　　　　　　　　　　　　D. 腰部肌肉训练

E. 阻滞疗法

33. 患者杭某,男,28岁,因外伤后反复腰部钝痛 1 年入院。查体:腰 5 左侧方压痛(＋)。CT:L5 椎间关节突关节间隙狭窄并骨赘形成。最可能的诊断是(　　)

A. 强制性脊柱炎　　　　　　　　　　B. 结核性关节炎

C. 化脓性关节炎　　　　　　　　　　D. 类风湿关节炎

E. 腰椎小关节病

34. 患者胡某,男,27 岁,腰痛半年,晨起明显,活动后可缓解。查体发现腰椎和胸廓活动度减小,骶髂关节压痛。类风湿因子(—),红细胞沉降率 47 mm/h,HLA – B27(＋)。X 线:双骶髂关节间隙变窄。最可能诊断为(　　　)

A. 腰椎滑脱　　　　　　　　　　　B. 腰椎小关节病

C. 腰背肌筋膜炎　　　　　　　　　D. 强制性脊柱炎

E. 类风湿关节炎

35. 腰椎牵伸技术中,有关腰椎前屈的说法错误的是(　　　)

A. 牵伸肌群:腰背部伸肌群

B. 病人体位:站立位

C. 牵伸目的:增加腰椎后伸活动范围(以牵伸腰部伸肌群)

D. 治疗师位置:站立位,上放手放于胸椎背部,下放手放于腰骶部

36. 下列不属于腰椎牵引适应证的是(　　　)

A. 腰椎小关节紊乱　　　　　　　　B. 腰椎滑脱

C. 早期强直性脊柱炎　　　　　　　D. 椎弓崩裂

37. 腰椎快速牵引的禁忌证为(　　　)

A. 重度骨质疏松　　　　　　　　　B. 重度腰椎间盘突出

C. 早期强直性脊柱炎　　　　　　　D. 腰椎假性滑脱

38. 腰椎间盘突出的治疗错误的是(　　　)

A. 腰围固定　　　　　　　　　　　B. 绝对长时间卧床休息

C. 牵引　　　　　　　　　　　　　D. 物理治疗

39. 不属于腰椎间盘突出症局部用药的作用的是(　　　)

A. 镇痛　　　　　B. 抗炎　　　　　C. 减轻粘连　　　　D. 消肿

40. 患者邱某,男,28 岁,诊断为腰椎间盘突出,行核除术后 2 天,下列哪项训练更适合该患者?(　　　)

A. 直腿抬高训练　　　　　　　　　B. 股四头肌等长收缩

C. 腰背肌等长收缩训练　　　　　　D. 下床活动

(二) 名词解释

1. 非特异性下腰痛

2. 腰椎管狭窄

3. 髂腰肌

4. 直腿抬高试验

5. 直腿抬高加强试验

6. 腰椎间盘突出症

7. 梨状肌紧张试验

8. 腰椎牵引

9. 臀桥运动

10. 髂骨分离试验

(三) 简答题

1. 简述腰痛康复的健康教育。

2. 腰痛的预后怎么样？请简述。

3. 腰托支具的作用是什么？

4. 试述麦肯基疗法在下腰痛应用中常用的 4 个动作要领及目的。

5. 简述腰椎的活动。

6. 请简述腰痛临床 ICF 分类与 ICD 对照。

7. 简述腰痛的预防。

(四) 案例分析题

1. 患者巫某，男，30 岁，从事 IT 行业

主诉：患者诉下腰部疼痛反复发作半年余，并向下伴行至小腿部麻木。久坐加重，活动后好转。腰椎 MRI 示：L4/L5，L5/S1 间盘膨出。查体发现直腿抬高试验（＋），加强试验（＋），活动度受限，弯腰难完成。

问题：

(1) 简述腰痛常见的分型，该患者属于哪一型？

(2) 基于上述病例，简述评估流程及方法？

(3) 列举 3 个患者容易完成的居家康复动作。

2. 患者靳某，男，48 岁，腰痛伴左下肢放射痛 5 天，出租车司机

主诉：每天工作结束后腰痛，未特别治疗。5 天前过度劳累后出现左下肢放射样疼痛，腰部不敢活动，打喷嚏或咳嗽时左下肢放电样疼痛加剧。因难以忍受就诊。查体发现直腿抬高试验（＋），加强试验（＋），活动度受限，腰部肌肉痉挛。X 线：腰椎生理前凸减少，L5～S1 椎间隙变窄。

问题：

(1) 该患者的诊断及诊断依据。

(2) 患者可能需要的进一步检查？

(3) 评估后选择麦肯基治疗，请简述？

3. 患者程某，男，36 岁，教师

主诉：4 年轻无明显诱因出现间歇性跛行伴左下肢麻木疼痛，后逐渐加重 1 周。

问题：

(1) 腰椎间盘突出症分型是什么？

(2) 该患者还需进行哪些评估及检查？

(3) 随后患者行 L4～L5，L5～S1 椎间盘后路减压术及锥体间融合术。现术后半个月，请为该患者选择合适的运动训练。

二、参考答案

(一) 选择题

1～5　CDBAC　6～10　CBEAC　11～15　DABEC　16～20　ADBDC

21～25　ADBBD　26～30　ABCDB　31～35　ACEDC　36～40　DABDC

（二）名词解释

1. 非特异性下腰痛：85％以上的下腰部疼痛由于症状、病理变化和影像学结果之间的相关性较弱，而不能得到明确诊断，统称为非特异性下腰痛。

2. 腰椎管狭窄：是指各种形式的椎管、神经管以及椎间孔的狭窄，及软组织引起的椎管容积改变及硬膜囊本身的狭窄等引起的一系列腰腿痛及一系列神经系统症状出现。

3. 髂腰肌，系髋肌前群肌之一。由腰大肌和髂肌构成。腰大肌起自腰椎体的侧面和横突，髂肌起自髂窝。两肌相结合，经腹股沟韧带的深处下至髋关节的前面而止于股骨的小转子。

4. 直腿抬高试验：检查时患者仰卧，检查者一手握住患者踝部，另一手置于膝关节上方，使膝关节保持伸直位，抬高到一定角度，患者感到下肢出现放射性疼痛或麻木或原有的疼痛或麻木加重时为阳性。记录其抬高的角度，必须注明左侧和右侧。正常人在仰卧位时下肢伸直，被动抬高的角度为 $60°$～$120°$，在抬高下肢至 $30°$～$70°$时，神经根可在椎间孔里拉长 2～5 毫米，并无疼痛感，故以抬高 $70°$以上为正常。

5. 直腿抬高加强试验：当直腿抬高下肢发生疼痛后，略降低患肢，其放射痛消失，检查者一手握住患者足部背伸，如患肢放射疼痛麻木加重为阳性。

6. 腰椎间盘突出症：主要是指腰椎，尤其是 L4～L5、L5～S1、L3～L4 的纤维环破裂和髓核组织突出压迫和刺激相应水平的一侧和双侧坐骨神经所引起的一系列症状和体征。

7. 梨状肌紧张试验：患者仰卧于检查床上，屈髋屈膝后做内收内旋动作，若坐骨神经有放射性疼痛，则迅速将患者外展外旋，如疼痛缓解，即为阳性。

8. 腰椎牵引：利用牵拉力与反牵拉力作用于腰椎，通过向相反方向牵拉来达到治疗腰椎间盘突出的目的。腰椎牵引可使腰椎间隙增大，主要是腰 3、4、5，骶 1 间隙。

9. 臀桥运动：仰卧在瑜伽垫上，双腿屈曲略宽于肩，脚跟踩地发力将臀部抬起至大腿与身体呈一条直线，臀部抬起时上背部支撑地面下落时下背部贴地，但臀部悬空。

10. 髂骨分离试验：患者仰卧，检查者双手放于患者两侧髂骨的髂前上棘处，向下外用力，检查者的上肢交叉，增加骶髂韧带的牵拉。若疼痛则为阳性。

（三）简答题

1. 答：减少腰痛的发生，应预防重于治疗。包括良好的姿势、减少背负重物，不要让腰椎及附近承受过多重力压迫，可预防肌肉、韧带、肌腱等软组织受伤。预防腰背痛要注意：在腰痛的急性发作期就应开始对患者进行健康教育，告知患者腰痛不是一种严重疾病，多数腰痛预后良好，指导患者保持活动，逐渐增加运动量，尽早恢复工作。早期指导患者克服恐惧心理及病态行为，能够减少慢性腰痛的复发率。

2. 答：急性腰痛的预后较好，大多数情况可自愈。通常 1 个月内即可自愈。但大多数时候，急性腰痛会复发。慢性腰痛患者较少能完全治愈。因此，告知患者重新恢复健康有一定的难度，适当采取合适的治疗手段是十分必要的。社会心理因素比生物医学因素对患者预后更加重要。工作、体力活动中恐惧逃避的观念，以及缺乏信心应对对疼痛的治疗都与慢性腰痛的预后有着非常密切的关系。

3. 答:佩戴腰托可以限制腰椎的活动,特别是协助背部肌肉限制一些不必要的前屈活动,以保证受损组织充分休息。此外,合理使用腰围可以减轻腰背肌肉劳损,减轻腰椎周围韧带负担,在一定程度上缓解和改善椎间隙的压力。

4. 答:

(1)俯卧维持。

目的:放松腰背部肌肉。

动作要领:俯卧于床上,双上肢放松置于身体两侧,头转向一侧。可在腹部垫一软枕。保持该姿势5分钟。可进行深呼吸,头可转向另一侧。

(2)前臂支撑伸展。

目的:放松腰背部肌肉,伸展腰椎,促进椎间盘突出物回流。

动作要领:双肘关节屈曲置于肩关节下方,前臂支撑于床面,骨盆和双下肢仍贴于床面,保持2~3分钟。保持正常呼吸。

(3)俯卧推起。

目的:伸展腰椎,促进椎间盘突出物的回纳,放松腰背部肌肉。

起始姿势:俯卧位,双上肢置于身体两侧。

动作要领:在疼痛可以忍受的情况下,反复进行推起动作,推起时尽量撑起骨盆以上部分,保持1~2秒,重复5~10次。要求每次比上一次幅度更大。

(4)站立伸展。

目的:伸展腰椎。

起始姿势:双足分开,双下肢站直,双手放在后腰部,四指靠在脊柱两侧,以作为支撑点。

动作要领:腰椎尽可能向后伸展至最大并维持,重复5~10次。

5. 答:在矢状面上的屈伸运动:脊柱腰段主要运动形式为矢状面运动,其主要原因是腰椎关节突关节大部分朝向矢状面,且屈伸运动仅由5个椎间关节完成。水平面运动学:轴向旋转。整个腰段仅能向两侧进行5°~7°的旋转,且旋转时会发生关节突关节的活动。如当第1腰椎和第2腰椎之间进行右旋运动,第1腰椎左侧的下关节面将会相对于第2腰椎左侧上关节面靠近或挤压。同时,第1腰椎右侧上关节面会相对第2腰椎右侧下关节面相对分离。额状面运动学:侧屈曲。腰段可以向两侧各进行20°左右的侧屈。侧屈运动对侧的韧带会对该运动加以限制。通常,髓核也会朝着远离运动方向的位置稍微变形。

6. 答:

ICD	ICF
腰椎小关节紊乱/腰椎退行性变	腰痛伴活动受限
腰部扭伤/腰椎不稳	腰痛伴运动协调障碍
腰肌拉伤/腰背肌筋膜炎	腰痛伴运动协调障碍
腰椎间盘病变/退变	腰痛伴下肢牵涉痛
腰椎神经根病变/椎间孔狭窄	腰痛伴下肢放射痛
骶髂关节韧带扭伤	骨盆带稳定性/活动度受限

7. 答：

（1）避免久坐，若需久坐时应借助外部辅助，如靠垫、腰托等。且久坐时姿势要端正。站立时应维持适当的腰椎前弯角度，即使调整重心。不要长时间维持同一姿势。

（2）平躺时腰椎所有压力最小，卧床休息时可选用木板床，腰部自然伸直，可膝下垫一枕头。

（3）日常生活中注意保护背部，如下腰取物，则应膝盖歪曲蹲下，保持背部平直，物品尽量靠近身体，两腿用力站直麻将物品举起。避免弯腰、旋转等危险性动作。

（4）适当的运动可改善及预防腰痛症状。

（5）避免体重过重，给腰椎造成不必要的负荷。

（6）避免风寒，潮湿。注意背部保暖。

（四）案例分析题

1. （1）病因学分析。

① 特异性腰背痛/严重脊柱疾病：由肿瘤、感染、骨折等具体的病理变化引起的腰痛。

② 非特异性腰痛：由于症状、病理变化和影像学结果之间的相关性较弱而不能得到明确诊断，涵盖了遗忘的腰肌劳损、腰背肌筋膜炎、小关节紊乱等慢性腰部病变。

③ 根性疼痛/神经根损伤/放射性疼痛：又称坐骨神经痛，由坐骨神经或神经根受压、刺激引起，多数由腰椎间盘突出引起。

上述患者属于：根性疼痛/神经根损伤。

（2）康复治疗始于评估，止于评估。

① 观察（整体观察）。

② 主观评估：通过问诊等对疾病有一个初步的分类，并筛出部分红旗征。

③ 客观评估：观察（分别从前、侧及后面观察患者的整体与关节）、关节检查（包含主被动活动度评估、关节附属活动活动评估、加压、PAIVM、PPIVM 等）、肌肉检查（肌肉长度检查、肌力评估）、神经检查（直腿抬高试验、Babinski 试验等）。

（3）俯卧推起。

目的：伸展腰椎，促进椎间盘突出物的回纳；放松腰背部肌肉。

起始姿势：俯卧位，双上肢置于身体两侧。

动作要领：在疼痛可以忍受的情况下，反复进行推起动作，推起时尽量撑起骨盆以上部分，保持 1~2 秒，重复 5~10 次。要求每次比上一次幅度更大。

① 臀桥。

目的：增强核心力量。

动作要领：患者仰卧位，屈髋屈膝，在疼痛可以忍受的情况下，抬起臀部分，保持一段时间后，重复 5~10 次。

② 平板支撑。

动作目的：增强深层核心肌群（特别是腹横肌和多裂肌）稳定性。

动作要领：收紧腹部，保持脊椎正常生理弯曲，特别是腰部不能下塌或拱起，足尖承重，上臂位于肩部正下方并垂直地面。

2. （1）初步诊断为腰椎间盘突出症患者。诊断依据：

① 腰椎慢性疲劳工作史，过度劳累发病。

② 腰痛伴左侧坐骨神经痛 5 天。

③ 直腿抬高及加强试验阳性。

（2）X 线、MRI 检查，电生理检查。

（3）麦肯基治疗包括：

① 俯卧维持。

目的：放松腰背部肌肉。

动作要领：俯卧于床上，双上肢放松置于身体两侧，头转向一侧。可在腹部垫一软枕。保持该姿势 5 分钟。可进行深呼吸，头可转向另一侧。

② 前臂支撑伸展。

目的：放松腰背部肌肉，伸展腰椎，促进椎间盘突出物回流。

动作要领：双肘关节屈曲置于肩关节下方，前臂支撑于床面，骨盆和双下肢仍贴于床面，保持 2～3 分钟。保持正常呼吸。

③ 俯卧推起。

目的：伸展腰椎，促进椎间盘突出物的回纳，放松腰背部肌肉。

起始姿势：俯卧位，双上肢置于身体两侧。

动作要领：在疼痛可以忍受的情况下，反复进行推起动作，推起时尽量撑起骨盆以上部分，保持 1～2 秒，重复 5～10 次。要求每次比上一次幅度更大。

④ 站立伸展。

目的：伸展腰椎。

起始姿势：双足分开，双下肢站直，双手放在后腰部，四指靠在脊柱两侧，以作为支撑点。

动作要领：腰椎尽可能向后伸展至最大并维持，重复 5～10 次。

3. （1）腰椎间盘膨出型：膨出之后会使纤维环隆起，从而造成局部神经根的卡压，有时候也不产生临床症状。

① 腰椎间盘突出型：突出是髓核向后压迫纤维环，破裂后从而造成髓核组织压迫神经根，造成明显的腰痛和下肢的放射性疼痛，临床非常常见。

② 脱垂、游离型：椎间盘突出的脱垂、游离，髓核组织进入到椎管内，从而造成马尾神经或其他神经的卡压，导致明显的临床症状。如果有马尾神经卡压的症状，应该急诊手术。

③ Schmorl 结节：椎间盘除向后突出外，也可以向上或向前突出，突破骺板会造成 Schmorl 结节，是另一种类型。

（2）该患者还需进行霍夫曼征评估，同时行 MRI 检查及电生理检查。

（3）训练包括：

① 俯卧推起。

目的：伸展腰椎，促进椎间盘突出物的回纳，放松腰背部肌肉。

起始姿势：俯卧位，双上肢置于身体两侧。

　　动作要领：在疼痛可以忍受的情况下，反复进行推起动作，推起时尽量撑起骨盆以上部分，保持 1～2 秒，重复 5～10 次。要求每次比上一次幅度更大。

　　② 臀桥。

　　目的：增强核心力量。

　　起始姿势：俯卧位，小臂与地面平行，肘关节屈曲 90°，踝关节屈曲 90°，对躯干进行支撑。

　　动作要领：患者仰卧位，屈髋屈膝，在疼痛可以忍受的情况下，抬起臀部分，保持一段时间后，重复 5～10 次。

第十一章　骨盆与骶髂关节

第一节　教学大纲

一、教学要求

（一）知识要求

（1）掌握骨盆和骶髂关节问题的病理生理学机制及评估。

（2）掌握骨盆和骶髂关节的康复评定。

（3）了解骨盆和骶髂关节的临床诊断。

（4）掌握骨盆和骶髂关节的健康管理。

（5）掌握骨盆和骶髂关节的物理治疗。

（二）能力要求

（1）熟悉骨盆和骶髂关节的康复评定。

（2）了解骨盆和骶髂关节的病理学机制。

（3）学会骨盆和骶髂关节的物理治疗。

（三）素养要求

（1）培养学生关心、爱护、体贴患者的意识。

（2）具有良好的沟通能力和团队精神。

二、教学内容

（一）概述

骨盆和骶髂关节问题的病理生理学机制。

（二）康复评定

（1）骨盆和骶髂关节的康复评定。

（2）骨盆和骶髂关节的临床诊断。

（三）康复治疗

（1）骨盆和骶髂关节的健康管理。

（2）骨盆和骶髂关节的物理治疗。

三、教学重点与难点

重点：骨盆和骶髂关节的康复评定及健康管理。

难点：骨盆和骶髂关节的物理治疗。

第二节　理论内容

一、相关解剖位置

（一）骶髂关节

骶髂关节四周包绕着坚韧的韧带和肌肉组织，构成一个复杂而稳定的复合体。骶髂关节由骶骨和髂骨的耳状面构成，左右各一。骶髂关节属滑膜性微动关节，成人关节软骨表层为纤维软骨，深层为透明软骨，两个关节面凹凸不平相互嵌合。其关节腔方向由后内斜向前外，关节囊虽较为薄弱，但关节周围有 6 个方向不同的韧带，组成稳定关节的坚韧结构。男女骨盆因功能不同（分娩）而有明显的差异，女性骶髂关节的活动度较男性有增加的趋势。男性骶骨耳状关节面的形状类似倒置的"L"形，女性则短小且坡度较大，呈"C"形。第 1 骶骨构成大部分的耳状关节面，第 2 和第 3 骶骨主要构成关节面长斜状部分的坡面，此处变异较多。耳状关节面覆盖有透明软骨，其厚度比对侧髂骨关节面上纤维软骨厚3 倍。

（二）骨盆

骨盆是由两块髂骨和一块骶骨构成，具有三个关节，即两个骶髂关节和一个耻骨联合，由左右髋骨与骶骨和尾骨借左右骶髂关节、耻骨联合和骶尾联合以及骶棘韧带、骶结节韧带连接成盆状，成为躯干下部的骨性结构。骶骨岬和两侧髂骨弓状线、耻骨梳和耻骨结节形成一环形线，称界线，线上部分无骨性前壁称大骨盆；线下为小骨盆，四壁均为骨性，其内外表面为肌肉和筋膜覆盖。骨盆腔内容纳泌尿、生殖和消化器官，以及血管神经等重要结构。骨盆有保护盆腔器官及传递重力的作用。

二、生物力学

骶骨呈倾斜状，底部朝向前上。由于身体重量与地面反作用力关系，使得骶髂关节紧密相接。骶骨底运动朝向前下，而骶骨内侧面的运动朝向后上。这种排列与拱桥上拱心石作用相似，所施加的压力越大，其抵抗力就越大。骶髂关节的关节面并非矢状面，而是呈螺旋状。耳状关节面的上后方较前上方宽大，而其下方的前部较后部增宽。这种解剖学上的结构特点，可增加骶骨屈伸时的稳定性，而骶骨的主要运动是屈伸。骶髂关节属微动耳状关节，是滑膜关节。骶髂关节可因腹直肌的牵拉，使得髂骨稍向前旋转；而腹后伸肌的牵拉，可使髂骨向后旋转；若外力加于骶骨下部，如突然跌倒，臀部着地，可使骶骨向前旋转；若外力加于骶骨上部，又可使骶骨向后旋转。跳跃可使外力通过下肢传至髂骨而使之向上移动。

旋前是骶骨基底向前下方的运动，而旋后则是骶骨基底向后上方的运动。旋前对单腿站立时骶髂关节的锁定非常必要。骶骨旋前障碍是单腿站立不稳的主要原因之一，也是造成经典的摇摆步态的原因之一。另一方面，为了解锁骶髂关节，完成髋骨旋前和髋关节后伸,旋后运动非常必要。无法完成解锁或骶骨旋后会导致脊柱骨盆屈曲代偿增加,从而导致持续性的腰椎不稳。

三、生理及病理机制

骶髂关节有吸收震荡,协助缓解腰椎和下腰段椎间盘向上的压力的功能。骶髂关节良好的稳定结构能让其担当重任,一旦发生错位、紊乱,向上会影响到脊柱,向下会影响下肢腿型,引起腰-臀-腿酸痛不适。

1. 骶髂关节紊乱

俗称"骶髂关节错缝""骶髂关节半脱位",是指由髂关节炎症创伤、退行性改变及妊娠等因素引起的以髂后上棘区域疼痛为主的一组临床症状。

临床表现:常表现为一侧或双侧臀部、骶尾部及大腿前后侧区域性疼痛,呈现持续性钝痛或针刺痛。多数病程时间较长,下肢负重或活动时疼痛加剧,卧床休息不能缓解,夜间疼痛较为明显。有长短腿现象,行走时呈现"歪臀跛行"的特殊姿势。

2. 骶髂关节炎

骶髂关节炎是指骶髂关节的炎性反应,可发生于单侧或双侧。骶髂关节炎属于骨科常见的炎症,主要由劳累或外伤造成。可分为原发性骶髂关节炎以及继发性骶髂关节炎。骶髂关节炎有时会由于男性的强直性脊柱炎,造成关节融合,也可以由于过度磨损,造成慢性损伤,从而出现慢性疼痛。

原发性骶髂关节炎是指关节软骨细胞活性低下、髋部肌肉等软组织支持力减弱,软骨呈退行性改变,受年龄、体质、遗传等因素影响,年龄越大,积累的损伤越大。

继发性骶髂关节炎,可产生生物力学的不平衡,使承重区范围缩小,承重区关节软骨承受压力增加,导致关节软骨磨损引起的骨关节炎,扁平髋,股骨头骨骺滑脱,关节面不平整,机械性磨损可引起骨性关节炎。

临床表现:表现为腰骶部酸胀、疼痛,可伴有骶髂关节晨僵、下肢麻木疼痛等;由骶髂关节局部骨与软组织损伤、神经压迫引起,也可由自身免疫性疾病引起;疼痛严重,休息后无缓解,或伴有晨僵、下肢麻木。

四、康复物理治疗评定

(一)主观评估

主观评估在进行骨盆及骶髂关节康复的物理治疗评定中占据重要地位,该环节专注于收集患者的病史和症状信息。

(二)客观评估

1. 盖斯伦试验

盖斯伦试验是一种常用的骨盆和下腰椎相关病变评估方法,主要用于评估骶髂关节的病变。该测试的原理是通过向后过度伸展髋关节和施加旋转力,以检查骶髂关节的稳定性和疼痛反应。患者仰卧于床沿,患侧腿垂于床边,另一条腿屈曲,并用双手抱住膝盖使其靠近胸部。与此同时,治疗师用手固定患者腿部,并施加一个反方向的扭转力,使

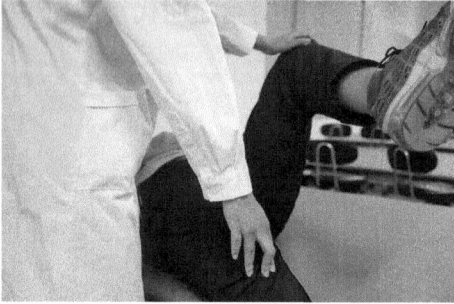

图 11-1 盖斯伦试验

患者髋关节过度伸展,并观察询问其疼痛反应。若骶髂关节出现疼痛,则该测试为阳性。若患者主诉双侧疼痛,建议双侧都要检查(见图 11-1)。

2. 费伯试验

费伯(FABER)试验通常用于筛查潜在的髋关节病变,同时,它对明确骶髂关节功能障碍也十分有效。FABER 代表的是"Flexion(屈曲)、ABduction(外展)、External Rotation(外旋)"的缩写。患者仰卧在治疗床,患侧腿屈曲置于另一条大腿上,使被测试一侧的髋部处于屈曲、外展和外旋位。治疗师一只手放在患者对侧骨盆髂前上棘处,以保持稳;另一只手置于患侧腿膝部,并向下施加一个缓慢平稳增大的压力,从而逐渐增大髋关节的活动度。若测试过程中,髋关节的活动受到限制,或者骶髂关节后部出现疼痛,则该测试为阳性,表明骶髂关节或髋关节可能存在病变(见图 11-2)。

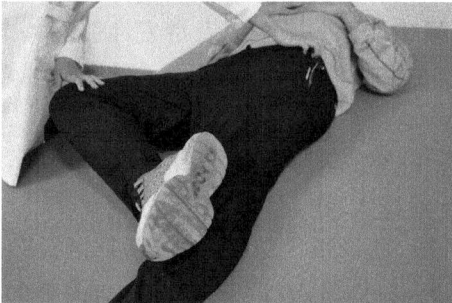

图 11-2 费伯试验

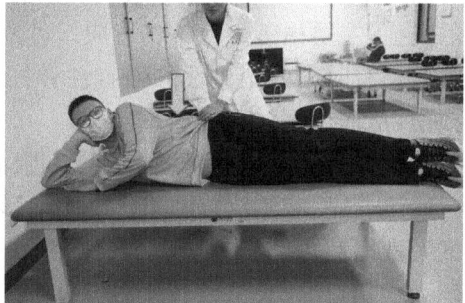

图 11-3 骨盆挤压试验

3. 骨盆挤压试验

骨盆挤压试验常用于评估骶髂关节的稳定性和疼痛反应,以帮助确定骶髂关节是否存在异常或功能障碍。患者呈侧卧姿势,背对治疗师,在双膝之间可以夹一个软枕,以保持舒适和放松。治疗师双手放在髋骨前方股骨大转子和髂骨翼之间的部位。随后治疗师逐步施加向下的压力,检查相对应的骶髂关节是否有疼痛表现。若患者在施加压力期间出现疼痛,那么该测试结果为阳性,表明可能存在骶髂关节的问题(见图 11-3)。

4. 大腿推力试验(thigh thrust test)

大腿推力试验是骶髂关节疼痛激惹试验之一,也称为后剪切试验或骨盆后激发试验。患者仰卧位,患侧腿屈曲,治疗师站在对侧床边缘。治疗师使患侧髋关节屈曲 90°,并用一只手固定膝部,另一只手放在患者的骶骨处。然后通过患者的股骨施加纵向压力,这将在骶髂关节处产生剪切力。快速施加 3~6 次的推力,并且压力逐渐增加,观察患者的疼痛反应。若施力推压过程中骶髂关节处出现疼痛,那么该测试结果为阳性,表明可能存在骶髂关节功能障碍(见图 11-4)。

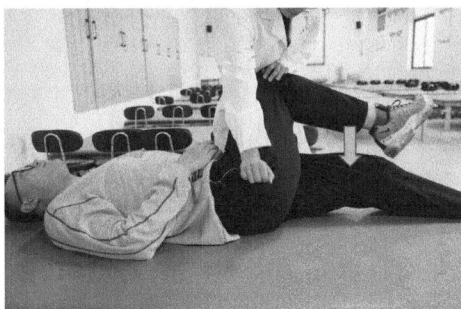

图 11-4　大腿推力试验

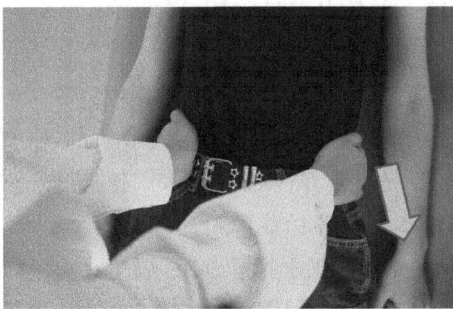

图 11-5　骨盆分离试验

5. 骨盆分离试验

骨盆分离试验(骶髂关节牵引试验)常用于评估骶髂关节的稳定性和疼痛反应,以帮助确定骶髂关节是否存在异常或功能障碍。该测试可以很好地评估骶髂前韧带的状况。患者仰卧位,在双膝下方可以垫软枕支撑,保持身体放松。治疗师双手伸直交叉,掌根置于患者骨盆髂前上棘处。治疗师双手同时向外、向后推按患者髂骨翼,并询问患者骶髂关节处是否有疼痛表现。若在分离过程中出现疼痛,那么该测试结果为阳性,表明可能存在表明骶髂关节功能障碍或骶髂前韧带扭伤(见图 11-5)。

6. 踏步试验(march test)

1997 年的一篇文献显示试验的敏感性是 43%,特异性是 68%。踏步测试用于检查站立屈髋时髂骨相对于骶骨的主动活动度,当评估左侧髂骨活动度时,触诊左侧髂后上棘下方和 S1、S2 最突出棘突的地方,允许患者接触床面或桌子来保持平衡。让患者站立,手扶住床的边缘来保持平衡,给患者的指令是:将你的左膝抬起靠近你的胸前,然后放下,做右侧。正常的情况你会感受到髂骨往下掉,如果骶髂关节活动度受限,髂骨会卡住,或者只有一点点活动(见图 11-6、图 11-7)。

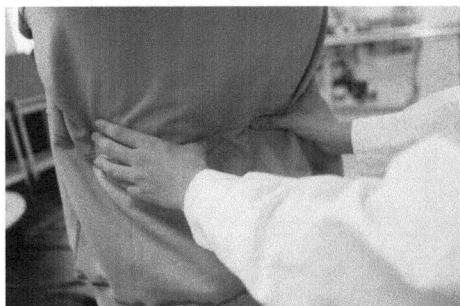

图 11-6　踏步试验(1)

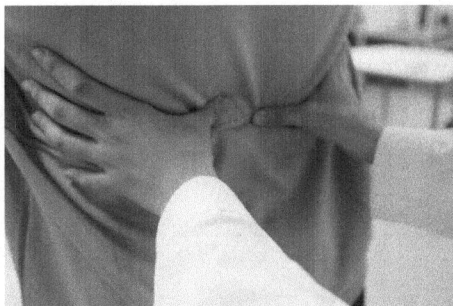

图 11-7　踏步试验(2)

7. 髂后上棘和髂前上棘对称性触诊

患者俯卧位,轻轻抬起和放下骨盆,治疗师站在治疗床的自己优势眼侧,双手手指对称地按在两侧髂后上棘下方相同的位置,看两个位置在水平面上的相对位置。之后患者仰卧位,轻轻抬起和放下骨盆,治疗师站在治疗床的自己优势眼侧,双手手指对称地按在两侧髂前上棘下方相同的位置,看两个位置在水平面上的相对位置。

五、康复物理治疗干预

（一）手法治疗

手法治疗原理:矫正骶髂关节紊乱,恢复正常生物力学结构;松解被挤压的关节面,有助于为关节提供营养;刺激关节周围的机械感受器和本体感受器,有助于放松周围的肌肉。

1. 髂骨前部功能障碍

体位:患者双手抱于胸前端坐于治疗床边,双腿自由置于床下。治疗师站在患者健侧。治疗师用一手固定患侧骶骨,另一手抓住患侧髂前上棘。

操作手法:治疗师相对骶骨,使髂骨向后内侧持续滑动。同时提示患者做激惹性运动(见图 11-8～图 11-10)。

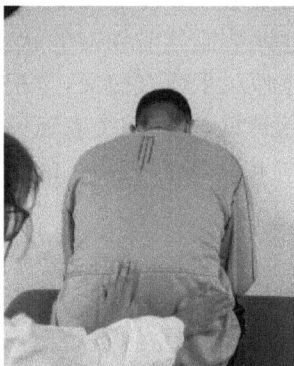

图 11-8　髂骨前部
功能障碍治疗(1)

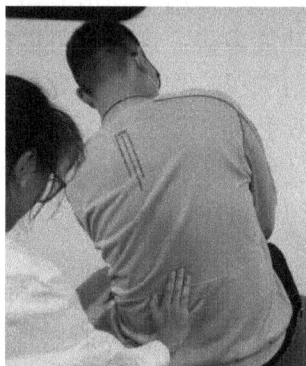

图 11-9　髂骨前部
功能障碍治疗(2)

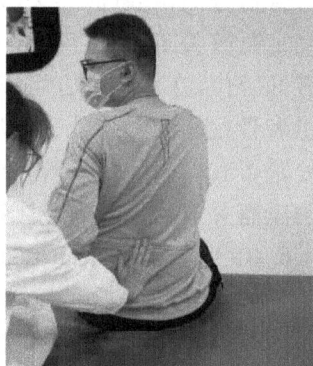

图 11-10　髂骨前部
功能障碍治疗(3)

2. 髂骨后部功能障碍

(1)体位:患者坐位下,治疗师位于患者健侧,治疗师一手固定健侧的耻骨支,一手放置患侧髂后上棘(见图 11-11)。

操作手法:治疗师持续推动髂后上棘向前外侧,提示患者做激惹性运动。

(2)体位:患者俯卧下,治疗师位于患者健侧,治疗师一手放于髂后上棘处,另一手加强(见图 11-12)。

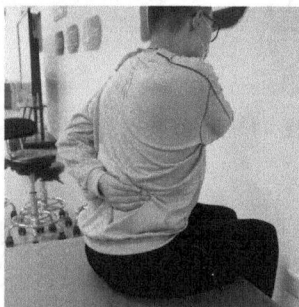

图 11-11　髂骨后部功能障碍治疗(1)

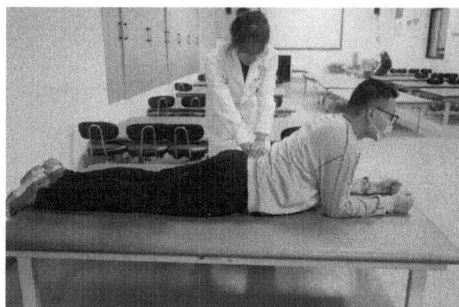

图 11-12　髂骨后部功能障碍治疗(2)

操作手法:治疗师向前外侧持续推动髂后上棘,同时提示患者伸展运动。

3. 髂骨上滑动

体位:患者无痛站立,治疗师位于患者健侧,治疗师双手交叉置于患侧髂嵴上。

操作手法:治疗师用向下滑动患侧髂嵴,同时提示患者做激惹性运动(见图 11-13)。

4. 髂骨前倾

(1)体位:患者无痛站立,双臂抱于胸前,治疗师位于患者健侧,治疗师一手放于患侧髂前上棘,一手置于患侧坐骨结节(见图 11-14)。

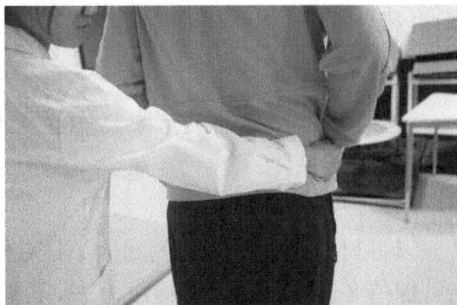

图 11-13 髂骨上滑动治疗

操作手法:治疗师推动髂前上棘向后,另一手推动坐骨结节向前,提示患者做激惹性运动。

(2)体位:患者俯卧位,治疗师位于健侧,一手固定骶骨,另一手置于患侧髂前上棘。

操作手法:治疗师将髂骨沿骶骨方向滑动,同时做伏地挺身(见图 11-15)。

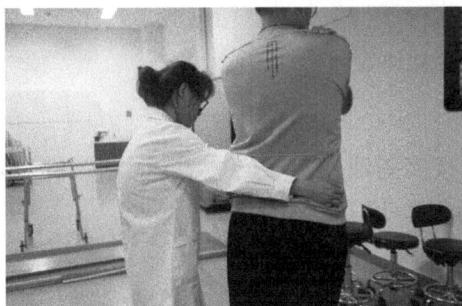

图 11-14 髂骨前倾治疗(1)

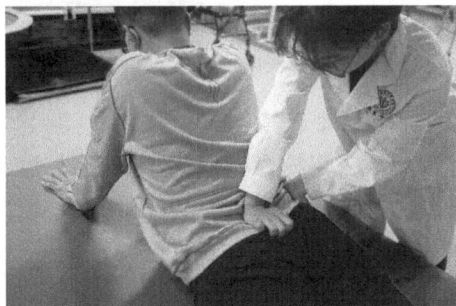

图 11-15 髂骨前倾治疗(2)

5. 髂骨后倾

(1)体位:患者无痛站立,双臂抱于胸前。治疗师位于患者健侧,一手置于患侧耻骨支,一手置于患侧坐骨结节(见图 11-16)。

操作手法:治疗师下推髂前上棘,上推坐骨结节。提示患者做激惹性运动。

(2)体位:患者俯卧位,治疗师站在健侧,治疗师用同侧手臂的鱼际肌置于髂后上棘处,另一手加强(见图 11-17)。

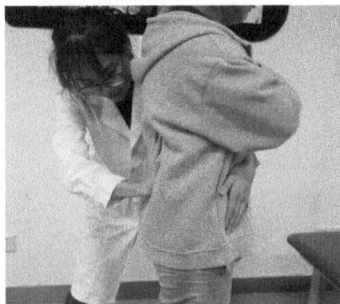

图 11-16 髂骨后倾治疗(1)

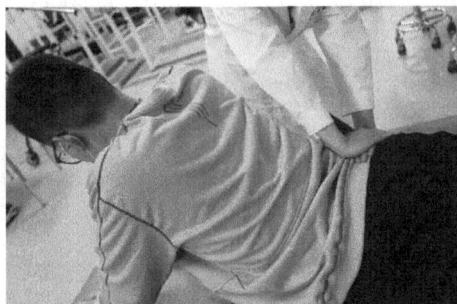

图 11-17 髂骨后倾治疗(2)

操作手法：治疗师向前推动髂后上棘，患者同时做挺身后仰。

（二）运动治疗

运动治疗是骶髂关节康复中至关重要的一部分，旨在通过特定的运动和活动来促进康复和功能恢复。

1. 仰卧抱膝伸展

仰卧位，注意伸直一侧腿向下压住地面，用手抱住另一侧膝关节向上提起至后侧有拉伸感，保持8～10秒然后慢慢放下来，重复6～8次；也可以双腿完成抱膝的动作，双手抱膝向上拉起至下背部和臀部有牵拉感，保持8～10秒然后慢慢放下来，重复6～8次（见图11-18）。

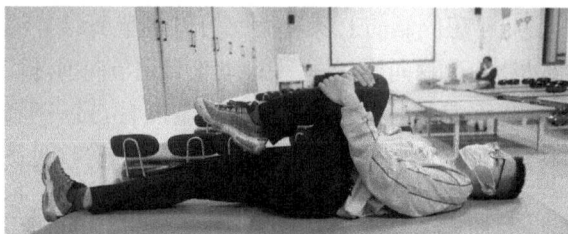

图11-18　仰卧抱膝伸展

2. 仰卧屈膝旋转

仰卧位，屈膝约90°，双脚平放在地上，缓慢有控制地左右旋转骨盆，注意腹部一定要保持收紧的状态，在无痛的情况下完成动作，每侧8～10次（见图11-19）。

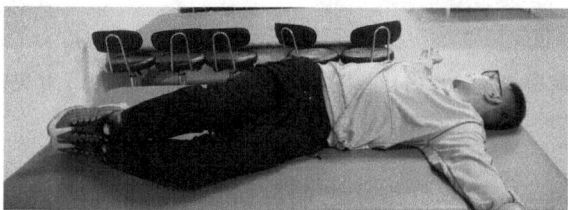

图11-19　仰卧屈膝旋转

3. 仰卧臀桥

仰卧位，屈膝双脚平放在地上，注意膝关节略小于90°，收腹抬起骨盆，用臀肌发力将骨盆抬起至与躯干平行，然后慢慢下方还原，注意避免大腿后群和腰部肌肉过度用力，抬起时呼气下方时吸气，重复15～20次（见图11-20、图11-21）。

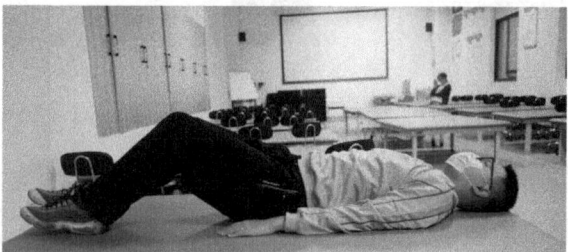

图11-20　仰卧臀桥(1)

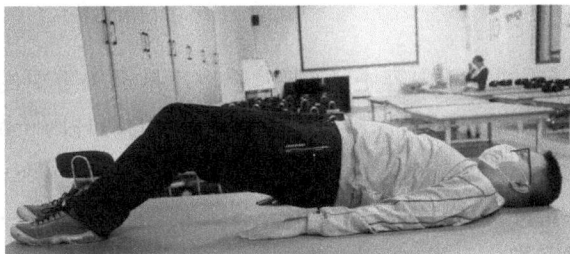

图 11 - 21　仰卧臀桥(2)

4. 眼镜蛇式伸展

俯卧位,注意用手缓慢将上身撑起,避免出现疼痛,保持 15～20 秒,然后慢慢把上半身放下来即可(见图 11 - 22、图 11 - 23)。

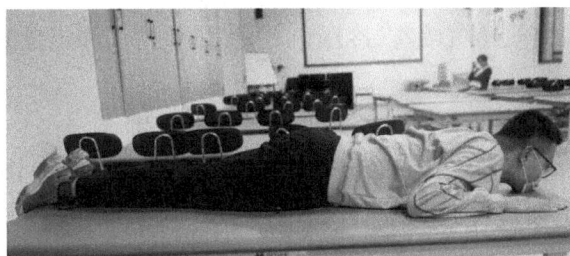

图 11 - 22　眼镜蛇式伸展(1)

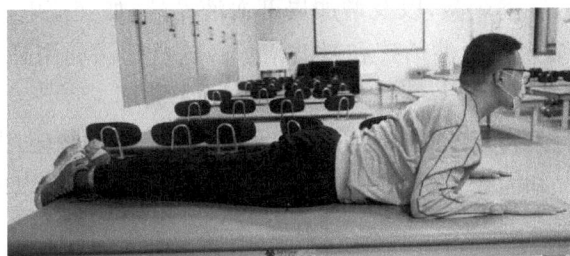

图 11 - 23　眼镜蛇式伸展(2)

5. 婴儿式伸展

俯卧位,从跪姿开始慢慢将骨盆向下坐在脚后跟上,双手充分向上伸展至最大幅度,保持 15～20 秒(见图 11 - 24)。

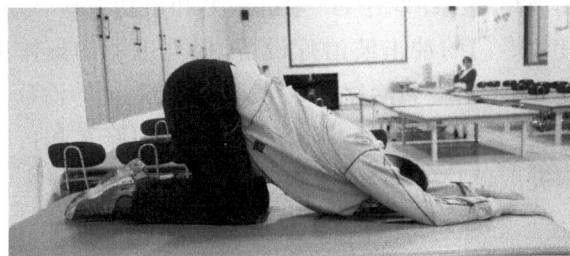

图 11 - 24　婴儿式伸展

（三）物理因子治疗

在康复物理治疗干预的教学内容中，物理因子治疗是至关重要的一环，利用各种物理因子来促进康复，缓解疼痛，改善功能。以下是一些主要的物理因子治疗技术。

1. 热疗

（1）热敷：使用热水袋、热湿敷布、热毛巾等工具，增加局部温度，以促进血液循环、代谢，从而缓解疼痛和肌肉紧张。

（2）热疗设备：如热包、热蜡疗法、热气罩等，提供持续而深层的热疗效果，促进组织恢复和舒缓疼痛。

2. 冷疗

（1）冰敷：使用冰袋、冷湿敷布、冷水浸泡等，通过降低局部温度，来减少炎症反应和肿胀，并减轻疼痛。

（2）冷疗设备：如冷包、冷气喷雾、冷压机等，提供更持久和定量的冷疗效果，有助于控制炎症和肿胀。

3. 电疗

（1）低频电疗：主要包括 TENS（经皮电神经刺激疗法）和 EMS（电肌肉刺激疗法）。这些疗法利用低频电流通过皮肤刺激肌肉和神经，以减轻疼痛、改善肌肉萎缩、增强肌肉收缩。

（2）中频电疗：可以产生深层的热效应，以及通过改变电流频率和强度来达到不同的治疗效果，如疼痛控制，肌肉刺激，以及增加局部血液循环，如交流电疗法（IFC）。

（3）高频电疗：主要包括短波治疗和微波治疗。这些疗法利用高频电磁场产生的热效应和生物物理效应，促进组织修复，缓解疼痛，增加血液循环。

每种电疗方法都有其特定的适应证和禁忌证，因此在选择和应用这些电疗方法时，必须考虑患者的具体情况和需要，遵循正确的操作方法和注意事项，以确保治疗的安全性和有效性。

4. 超声疗法

超声治疗：利用超声波的机械和热效应，促进组织修复、增加血液循环、缓解疼痛和肌肉紧张。

5. 冲击波治疗

冲击波治疗是一种机械振动波的物理治疗方法，通过高能量的机械波在治疗区域产生冲击波的效果。冲击波传递到组织中，产生机械力和生物效应，以促进膝关节的康复和治疗。康复专业人员使用专门的冲击波治疗设备，根据患者的具体情况和康复目标调整治疗参数，如波形、频率、能量密度和治疗区域等，以达到最佳的治疗效果。冲击波治疗的优势在于其非侵入性和无药物的特点，它可以刺激组织的修复和再生，促进血液循环，减轻炎症反应，缓解疼痛，并改善功能。

6. 光疗

光疗是一种物理治疗方法，利用特定的光源刺激组织修复、促进康复和缓解疼痛。在髋关节康复中，常见的光疗方法包括激光治疗和红外线治疗。激光治疗利用激光光束的能量照射受治疗区域,以促进细胞修复和血液循环,减轻疼痛和肌肉紧张。激光治疗通常由康复专业人员进行操作,他们会根据患者的具体情况和治疗目标来调整激光的参数。红外线治疗是利用红外线的热效应来促进组织修复和舒缓疼痛。红外线能够穿透皮肤达到深层组织,提供局部热疗效果,促进血液循环和新陈代谢。红外线治疗通常通过红外线灯或设备进行,由康复专业人员进行操作。

7. 水疗

(1)热水疗法:通过在温水中进行运动和康复活动,可以减轻关节压力、增加肌肉柔韧性、促进血液循环和放松身心。

(2)冷水疗法:利用冷水中的压力和温度效应,有助于控制炎症反应和肿胀,促进康复进程。

在实施上述物理因子治疗时,康复师会根据患者的具体情况和治疗目标选择适当的治疗方法,并根据患者的反应和进展进行调整,以确保治疗的安全和有效性。这些物理因子治疗应视为康复治疗计划的一部分,有助于提高患者的生活质量,减轻痛苦,提高活动能力。

六、康复宣教

(一)注意步行方式

平时走路时,要脚跟先着地然后脚掌再落地,身体重心自然转移到脚尖。注意挺胸直背,手臂自然摆动。

(二)避免久坐

造成骶髂关节灵活性下降的重要原因之一,就是臀部肌肉过度紧张。长期伏案的上班族,在工作时的姿势多表现为骨盆后倾,长此以往,会使臀部肌肉变得僵硬,臀部肌肉紧张,则会限制髋关节的活动。建议持续坐着的时间最好不要超过30分钟。

(三)锻炼周围肌肉

髋周肌群对关节起着重要的支撑作用,因此可以通过一些对应的拉伸动作,增加这些肌肉的力量。

(四)不做负重运动

骶髂关节疼痛患者,应尽量避免跑步、打球、爬山、爬楼梯等运动,较适宜的运动是散步和游泳,以每天20~30分钟为宜。

第三节　复习题

一、试题

（一）选择题

1. 骨盆的组成为以下哪项？（　　）

A. 骶骨、尾骨、髋骨　　　　　　　　B. 骶骨、尾骨、股骨

C. 骶骨、尾骨、耻骨　　　　　　　　D. 骶骨、尾骨、坐骨

2. 骨盆的入口平面是指以下哪个平面？（　　）

A. 耻骨联合上缘、两侧髂耻缘及骶岬上缘围成的平面

B. 耻骨联合下缘、两侧坐骨棘及骶骨下缘围成的平面

C. 耻骨联合上缘、两侧坐骨棘及骶骨下缘围成的平面

D. 耻骨联合下缘、两侧髂耻缘及骶岬上缘围成的平面

3. 骨盆出口平面是指以下哪个平面？（　　）

A. 两侧坐骨结节内侧缘及骶尾关节连线

B. 两侧坐骨结节内侧缘及耻骨联合下缘

C. 两侧坐骨结节内侧缘及骶骨下缘

D. 两侧坐骨结节外侧缘及骶尾关节连线

4. 关于骶髂关节的描述，正确的是（　　）

A. 关节面光滑　　　　　　　　　　B. 关节囊松弛

C. 由髂骨和骶骨的耳状面构成　　　D. 活动性大

5. 骶髂关节活动性如何？（　　）

A. 完全不动　　　B. 活动性大　　　C. 微动　　　　　D. 活动性中等

6. 骶髂关节的影像学检查中，错误的描述是（　　）

A. 中心线向足侧倾斜 $10°\sim25°$ 角　　B. 光圈需包括耻骨联合

C. 患者取俯卧位　　　　　　　　　D. 摄影距离为 100 cm

7. 骨盆的轴向是指以下哪个方向？（　　）

A. 从骶骨岬到耻骨联合下缘　　　　B. 从骶骨岬到耻骨联合上缘

C. 从骶骨岬到坐骨结节　　　　　　D. 从骶骨岬到坐骨棘

8. 骨盆最危险的并发症是（　　）

A. 盆腔内出血　　　　　　　　　　B. 膀胱破裂

C. 尿道断裂　　　　　　　　　　　D. 骶丛神经损伤

9. 诊断骨盆骨折的首选检查是（　　）

A. CT　　　　　　　　　　　　　　B. X线平片

C. MRI　　　　　　　　　　　　　D. 超声

10. 主动直腿抬高试验用于评估（　　）

A. 腰椎间盘突出 　　　　　　B. 骶髂关节稳定性

C. 股神经损伤 　　　　　　　D. 髋关节活动度

11. 骨盆关节不包括以下哪项？（　　）

A. 耻骨联合 　　　　　　　　B. 骶髂关节

C. 髋关节 　　　　　　　　　D. 骶尾关节

12. 骶髂关节的主要功能是（　　）

A. 承受下肢冲击力 　　　　　B. 增加骨盆活动度

C. 维持躯干稳定性 　　　　　D. 参与髋关节运动

13. 以下哪条是骨盆前倾的最佳表述？（　　）

A. 骨盆相对于股骨的髋关节伸展（短弧），同时躯干保持直立

B. 骨盆相对于股骨的髋关节屈曲（短弧），同时躯干保持直立

C. 开链运动的髋关节伸展

D. 长弧髋关节屈曲动作，躯干与骨盆往相同方向移动

14. 以下关于右侧骨盆抬高哪条正确？（　　）

A. 此动作是由右外展肌主动收缩而成

B. 此动作与左髋关节之间闭链运动的外展动作相关

C. 此动作与左臀中肌收缩相关

D. B 及 C

15. 当只有右脚站立时，维持左边骨盆高度不掉落的主要肌肉是（　　）

A. 左侧髋外展肌 　　　　　　B. 右侧髋外展肌

C. 左侧髋内收肌 　　　　　　D. 右侧髋内收肌

16. 以下关于骨盆后倾哪条正确？（　　）

A. 与腰椎前突增加相关 　　　B. 与髂腰肌和竖脊肌的力偶相关

C. 与腰椎前突减少相关 　　　D. A 和 B

17. 骨盆前倾与哪条相关？（　　）

A. 臀大肌和竖脊肌的力偶 　　B. 腰椎前突的增加

C. 腰椎前突的减少 　　　　　D. 腘绳肌强力的收缩

18. 以下哪个与产生骨盆后倾的力偶相关？（　　）

A. 髂腰肌 　　　　　　　　　B. 臀大肌

C. 腹直肌 　　　　　　　　　D. B 和 C

19. 当髂腰肌被牵张时，必须先稳定骨盆来避免（　　）

A. 腰椎不必要的前突 　　　　B. 腘绳肌不必要的牵张

C. 腰椎过度的平坦 　　　　　D. 股四头肌的收缩

20. 矫形器治疗的目的不包括（　　）

A. 纠正脊柱侧凸 　　　　　　B. 控制脊柱侧凸

C. 稳定脊柱 　　　　　　　　D. 促进脊柱旁肌肉发育

21. 少年型特发性脊柱侧凸的特点不包括（　　）

A. 发病年龄在 4~10 岁   B. 多为女性患儿

C. 多为左侧突   D. 侧凸加重可能较快

(二) 名词解释

1. 骶髂关节半脱位

2. 特发性脊柱侧弯

3. Risser 征

4. 骨盆相对于股骨的短弧动作

5. Cobb 角

(三) 简答题

1. 简述脊柱损伤患者恢复期的康复治疗。

2. 简述髋关节运动方向及范围。

3. 维持髋关节稳定的因素有哪些?

4. 骶髂关节的特殊检查方式有哪些?

(四) 案例分析

1. 患者,女,28 岁,初诊于 2020 年 1 月 3 日。主诉左侧腰骶部疼痛 1 天。现病史显示,患者 1 天前练习瑜伽后伸腿时听到"咯噔"一声,随后出现左腰骶部疼痛,腰部活动受限,行走呈跛行状态。患者自行腰围固定,并口服"散利痛",但今晨疼痛未见缓解,遂就诊。

问题:

(1) 基于患者的病史和体格检查,初步诊断可能是什么? 请列出可能的诊断及依据。

(2) 患者在康复期间应注意哪些事项? 请给出具体的康复建议。

2. 患者信息:男性,40 岁

病情描述:被低速卡车撞倒后压伤骨盆区,致髋部疼痛,活动受限 2 小时。查体显示体温 36.7℃,心率 95 次/分,呼吸 25 次/分,血压 100/75 mmHg。神志清楚,会阴部皮肤散在瘀斑。骨盆广泛触压痛,骨盆分离、挤压试验阳性。X 线片示左侧髂骨后部骨折、左骶髂关节分离,耻骨联合分离,右耻骨支骨折。

问题:

(1) 该患者的诊断是什么?

(2) 应采取哪些治疗措施?

二、参考答案

(一) 选择题

1~5 AAACC 6~10 CAABB 11~15 CBBDB 16~20 CBDAD 21 C

(二) 名词解释

1. 骶髂关节半脱位:是指骶髂关节因外力而造成关节的微小移动,不能自行复位,且引起疼痛和功能障碍。

2. 特发性脊柱侧弯：原因不明的脊柱侧弯。

3. Risser 征是骨骼成熟度的间接测量方法，通过 X 射线评估髂骨骨突的骨化程度来判断整体骨骼发育。

4. 当躯干维持固定，骨盆可以在相对固定的股骨上转动，这也是髋关节的闭链运动。这种动作方式和长弧动作的区别，在于躯干仍是直立的状态。为了让躯干维持固定，腰椎必须往相反方向转动。这种动作方式比如骨盆的前倾和后倾。

5. 在脊柱 X 线正位片中，选择侧弯弧度的最上端椎体（上端椎）和最下端椎体（下端椎）。沿上端椎上缘和下端椎下缘各画一条水平线，再分别作这两条线的垂线，两垂线之间的夹角即为 Cobb 角。

（三）简答题

1. 答：脊柱损伤患者经非手术或手术治疗后病情稳定者，尽早开始康复治疗。对单纯椎体骨折无脊髓及周围神经损伤者，采取非固定部位（四肢、手部等）的主动运动和抗阻练习，以保持肢体正常的关节活动度，增强肌力。对伴周围神经（如颈、腰丛）损伤者，应按周围神经损伤原则康复，对伴有脊髓损伤者按脊髓损伤患者康复程序治疗和功能锻炼，同时给予物理因子治疗和按摩治疗等。

2. 答：髋关节能绕三个基本轴运动，其基本运动方向有：屈伸、内收外展、旋内旋外及环转。髋关节屈 0°～125°，伸 0°～15°；内收范围一般只有 0°～45°，外展 0°～45°；内旋、外旋范围分别为 0°～45°且旋外运动大于旋内运动。髋关节的附加运动：向远侧牵开和外、前、后的滑动。

3. 答：关节结构；韧带、关节囊；关节腔内压力；关节周围的肌肉（横向走行的肌肉、纵向走行的肌肉，股骨颈的方向，肌肉之间的平衡）

4. 答：

（1）骶髂关节分离测试：

患者体位：仰卧位平躺。

检查者体位：双手放在患者的髂前上棘上，垂直向下做背外侧的压力。重复进行 6 次，观察是否会有疼痛。

（2）大腿推力测试：

患者体位：患者仰卧位，屈髋屈膝伴随轻度内收。

检查者体位：一手的掌根部分放在患者的骶骨，另一只手放在膝关节上给予沿着股骨长轴的压力。重复进行 3～6 次的压力。

（3）骶骨推力试验：

患者俯卧位，治疗师一只手的按压在 S2 位置，垂直向下按压 6 次左右。

（4）挤压测试：

患者侧卧位，屈髋 45°，屈膝 90°。治疗师站在背侧，双手放在髂前上棘处，给予垂直向下的压力。压力可达到 6 次左右。

（四）案例分析题

1.（1）骶髂关节错缝（前旋型）或骶髂关节损伤。

练习瑜伽后伸腿过度，有明确钝挫伤损伤史；临床表现左髂后上棘处疼痛；查体左侧髂后上棘压痛阳性，叩击痛阳性，俯卧位垂直皮肤方向左髂后上棘较右侧髂后上棘略低，"4"字实验阳性。

（2）在损伤初期使用冷敷以减轻肿胀和疼痛，48 小时后改为热敷以促进血液循环和加速损伤组织修复。超声波、电疗、超短波、红外线照射和蜡疗等物理疗法，可以改善局部血液循环，缓解疼痛，并促进损伤的愈合。康复初期以臀部肌肉训练（如桥式运动）、骨盆稳定性练习为主，逐步增加关节活动范围和强度。

2.（1）骨盆多发性骨折。

（2）在骨折初期，患者需要严格卧床休息，以减少骨折部位的活动，促进骨折愈合。根据具体情况，采用热敷或冷敷来缓解疼痛、减轻肿胀和促进血液循环，电磁疗与超声波治疗可以促进局部血液循环、缓解疼痛和促进骨折愈合；在骨折固定稳定后，尽早开始进行关节活动和肌肉收缩练习，以预防肌肉萎缩和关节僵硬。骨盆骨折可能会影响平衡能力，因此进行平衡和协调训练有助于恢复日常功能。随着骨折的愈合，逐渐增加康复训练的强度和难度，包括站立、行走等功能性锻炼，以提高生活自理能力。

第十二章　实训报告

第一节　肩关节实训报告

完成人：　　　　　　　　日期：

一、实践内容

（1）观摩实践带教老师的真实病例——肩关节疾病的康复评定和治疗的完整操作。

（2）分组互相练习肩关节康复的评定流程。

（3）分组互相练习肩关节康复的治疗流程。

二、准备

（一）准备材料

在进行肩关节的康复实训时，以下的教具和设备可能是有用的。

（1）康复治疗床：提供稳定舒适的平台进行各种康复治疗和训练。

（2）弹力带：用于进行抗阻力训练，可以提升肌肉力量和关节稳定性。

（3）沙袋：在肌力训练或稳定性训练中提供附加阻力。

（4）筋膜枪：用于深层组织按摩，有助于放松肌肉，提升血液循环，缓解疼痛。

（5）矫正枪：用于改善关节活动度和功能。

（6）皮尺、关节活动度尺：测量关节的活动度和周围软组织的长度，以评估康复进程。

（7）热敷和冷敷设备：如热水袋和冰袋，用于热疗和冷疗，改善血液循环，减少疼痛和肿胀。

（8）电疗设备：如 TENS 设备，用于缓解疼痛、刺激肌肉活动。功能性电刺激设备通过电刺激帮助改善肌肉功能。

（9）矫形器和其他康复辅具：维持关节稳定，预防进一步损伤。

（10）干针设备：如果允许的话，可以作为引入物理治疗中最新进展的教学内容。

（二）注意事项

请注意，不同的设备和教具需要不同的操作技巧和知识，因此在实训过程中，需要确保学生了解如何正确、安全地使用这些设备，并能理解它们在康复治疗中的作用。同时，还要注意根据学生的技能水平和实训的目标,适当选择和使用教具。

三、实践过程

(一)进行模拟病例的分析

1. 病史

患者刘某,16 岁,女性,高中游泳运动员,因右肩疼痛 4 个月就诊。右利手。

社会史:刘某未婚未育,无吸烟史、饮酒史。

工作与环境:她是一名擅长游泳且爱好排球和垒球的高中生。

生活环境:她和父母、弟弟同住在一栋两层楼房内。

既往史:刘某既往没有肩或颈部疾病,既往体健。

现病史:刘某是一名蝶泳选手,她一直在非赛季练习游泳和举重,为高中三年级的游泳比赛做准备。当她回到泳池练习时,发现右肩疼痛并持续加重。在过去 1 个月左右的时间内,疼痛严重影响了她的正常游泳计划。由于持续加重的疼痛和不适,她很担心这将对 3 周后即将到来的游泳季活动产生影响。

治疗史:她目前正在服用主治医生为她开具的一种非甾体抗炎药。除此之外,针对右肩她没有接受任何治疗。

2. 诊断

根据病史、体格检查结果,患者被诊断为肩峰下撞击综合征。

3. 康复评定

(1)体格检查:

视诊:体位观察示双肩胛骨外展,距胸正中线约 10 cm。此外,双侧肩胛内侧缘和肩胛下角向后突出。

(2)关节活动度

主动活动度:在冠状面上,上抬的疼痛弧在 90°～120°,全范围关节活动度。

被动活动度:全部范围内没有疼痛。附属运动试验表明,盂肱关节在各个方向均有过度活动,尤其是下方,因此在两侧产生凹陷征。

(3)压痛:触诊发现肱二头肌肌腱和肩袖肌肌腱压痛。

(4)肌肉性能:抗阻测试结果显示,外展抗阻肌力 4 级,没有疼痛。其他有测试结果显示肌肉有力,没有疼痛。然而,Joan 的双侧下斜方肌的肌力仅 3 级,双侧前锯肌的肌力为 4 级。

(5)特殊检查:Neer 和 Hawkins 撞击征阳性。水平交叉测试结果是阴性。肌张力测试、恐惧试验、复位试验均为阳性。

(6)评定分析:考虑到该年轻运动员的肩关节病史及体格检查结果,物理治疗师判断她患有因潜在不稳定因素导致的撞击综合征(撞击-不稳定复合损伤)。治疗这个问题的实践模式,针对的是与结缔组织功能障碍有关的撞击。

目前临床反应分 1 期是亚急性期,并且她出现了与慢性翼状肩胛一致的肩胛姿势的改变和肌肉无力,如前倾、外展。因此,还未处理的潜在不稳定和肩胛控制应该是康复的重点。

4. 物理治疗

(1) 最初目标是在避免加重其继发性撞击综合征的情况下增强肌力。她开始执行一个快速、小活动度训练方案：使用黄色弹力带进行肩外旋、外展和使用红色弹力带进行肩关节屈伸。所有的练习都在外展中立位进行。热身后，进行 1 组 30 s 的练习，并尝试在 30 s 内重复 30～50 次。在接下来的 1 周，治疗师要求她额外添加 1 组可耐受的 15 s 或更长时间的训练。

(2) 立即进行肩胛徒手 PNF 模式训练是为了使肩胛向后下沉以重点单独激活下斜方肌、向前上抬和独立外展（前锯肌）。阻力组强调向心和离心收缩。此外，指导患者进行家庭训练，重点在肩胛骨后缩伴下沉和肩胛骨外展（前伸）的练习，直到出现疲劳为止。

(3) 1 周后，她开始在外展 90°位下运用绿色弹力带进行水平外展和内收训练。治疗师鼓励她尝试在 30 s 内重复达到 90 次。

(4) 开始外展 90°位下进行内旋和外旋练习。第 5 次复诊时，她已经进行 PNF D2 屈曲训练和再现投掷运动。她一共练习 3 组，每组中每一动作在 30 s 内重复超过 90 次。

(二) 问题与体会

1. 问题

(1) 由于肩关节疾病患者的病情、年龄、生活习惯等因素差异较大，康复治疗方案的制订在具体实践中可能会遇到哪些难题？ 如何通过临床经验或科学研究找到解决方案？

(2) 对于肩周疾病的治疗，在康复治疗策略上是否存在明显的差异？ 具体应如何调整康复治疗方案以应对不同阶段的肩周疾病？

(3) 在膝骨关节炎的康复治疗中，各种物理因子治疗方法（如超声、微波、冲击波等）的效果如何？ 是否存在某种治疗方法对特定类型或阶段的肩关节疾病治疗效果更佳？

(4) 对于患者来说，如何正确理解和应对肩周疾病的疼痛？ 如何通过康复治疗以外的方式（如生活方式改变、药物治疗等）来缓解疼痛？

2. 体会

康复物理治疗是一门实践性很强的科学，需要康复物理治疗师具备丰富的临床经验和科学研究能力。每一位患者都是一个独特的个体，需要个性化的治疗方案。

康复治疗不仅仅是治疗患者的身体症状，更需要关注患者的心理状态和生活质量。患者的积极性和配合度对康复治疗的效果有着直接的影响。康复治疗是一个持续的过程，需要康复治疗师和患者共同努力。只有长期坚持，才能取得良好的康复效果。

肩周炎是一种常见的慢性疾病，其康复物理治疗方案的制订和实施需要不断研究和探索。不断地学习和实践，以及对患者的关爱和理解，是每一位康复物理治疗师的重要使命。

四、操作记录

根据以上内容完成康复评定和物理治疗，详细描述操作方法。
康复评定：
物理治疗：
得分：

第二节　肘关节实训报告

完成人：　　　　　　　　日期：

一、实践内容

（1）观摩实践带教老师的真实病例——肱骨外上髁炎的康复评定及治疗的完整操作。

（2）分组互相练习肱骨外上髁炎的康复评定流程。

（3）分组互相练习肱骨外上髁炎的康复治疗流程。

二、准备

（一）准备材料

在进行康复实训时，以下的教具和设备可能是有用的。

（1）康复治疗床：提供稳定舒适的平台进行各种康复治疗和训练。

（2）弹力带：用于进行抗阻力训练，可以提升肌肉力量和关节稳定性。

（3）关节活动度尺：测量关节的活动度和周围软组织的长度，以评估康复进程。

（4）理疗设备：如 TENS 设备，用于缓解疼痛，刺激肌肉活动。体外冲击波治疗用于缓解疼痛，促进炎症消退。

（5）肌内效贴：用于运动前，帮助重返运动。

（6）康复辅具：提供关节稳定，预防进一步损伤。

（二）注意事项

请注意，不同的设备和教具需要不同的操作技巧和知识，因此在实训过程中，需要确保学生了解如何正确、安全地使用这些设备，并能理解它们在康复治疗中的作用。同时，还要注意根据学生的技能水平和实训的目标，适当选择和使用教具。

三、实践过程

（一）进行模拟病例的分析

1. 病史

患者王某，男，45 岁，家政服务员。

主诉：左肘疼痛 1 个月余，加重 1 周。1 个月前过度劳累后出现左肘外侧困痛，提物或拧衣服时疼痛加重，休息后缓解，未治疗，今为求治疗来诊。发病以来，无发热及心慌、胸闷等不适，饮食、睡眠正常，二便正常。VAS 评分 5 分。

既往史：体健，否认外伤史及颈椎病病史。

主要检查：左肘无肿胀、畸形，肱骨外上髁处压痛（＋＋），屈腕、向前旋肘时左肘外侧困痛明显，Mill's 试验（＋），余未见明显异常。

2. 诊断

根据病史、体格检查结果,诊断为肱骨外上髁炎。

3. 康复评定

(1) 疼痛评估:采用视觉模拟疼痛评分(VAS)。

(2) 关节活动度评估:使用关节活动度尺进行测量屈伸及旋转范围。

(3) 肌力测试:采用徒手肌力评估方法评估屈伸肘肌肉力量。

(4) 特殊检查:前臂伸肌牵拉试验(Mills 试验)、前臂伸肌张力试验(Cozen 试验)。

4. 康复目标(短期目标或周目标)

(1) 短期目标(6 周内):缓解局部肿胀疼痛,改善关节活动度,提升肌肉力量,降低疾病对日常生活活动的影响。

(2) 长期目标(6 周以上):局部肿痛控制达到最佳,恢复日常生活活动。通过增强局部肌力,尽快使患者回归工作。若保守治疗无效,需考虑手术治疗。

5. 康复措施

(1) 休息:休息、改变或避免痛苦的活动通常会导致症状缓解。

(2) 支具:使用反力支具可以通过按压前臂伸肌,然后抑制和分散受累 ECRB 起源的压力。

6. 物理治疗

(1) 肩胛骨稳定加强:

肩胛骨稳定的主要肌群是前锯肌/前肌群和中下斜方肌/后肌群,因此肩胛前部和后部的训练是分开进行的。

① 肩胛肌强化第一阶段:神经肌肉训练。

② 肩胛肌强化第二阶段:抗阻力训练(轻至中等负荷)。

③ 肩胛肌强化第三阶段抗阻力训练(中至重负荷)。

(2) 手腕/肘部强化:

手腕和肘部力量的主要肌肉群是腕伸肌和桡侧偏肌以及肘屈肌和伸肌。

① 腕部强化训练第一阶段:活动范围/神经肌肉训练。

② 腕部强化训练第二阶段:抗阻力训练(轻至中等负荷/短力臂)。

③ 腕部强化训练第三阶段:抗阻力训练(中至重负荷/长力臂)。

(3) 关节松动技术:

关节松动技术可刺激机械感受器和本体感受器,以提供短期疼痛缓解和增加握力。

① 非甾体抗炎药:非甾体抗炎药可用于短期缓解症状,口服和局部非甾体抗炎药之间没有明显区别。

② 封闭疗法:激素注射通常用于治疗 LE,可能有助于控制局部炎症反应和疼痛调节。

③ 自体血液注射:自体血液注射被认为通过刺激炎症反应起作用,炎症反应将带来促进愈合的必要营养。

④ 富血小板血浆注射:PRP 含有高浓度的生长因子,理论上可以促进肌腱愈合。一般技术包括患者血液提取、离心和将血浆重新注入外上髁。已经报告了良好的结果。然而,PRP 和全血注射之间没有差异。

⑤ 体外冲击波疗法：体外冲击波疗法已被提议作为非手术治疗的替代方案。作用机制尚不完全清楚。

（二）问题与体会

1. 问题

（1）由于肱骨外上髁炎患者的病情、年龄、生活习惯等因素差异较大，康复治疗方案的制定在具体实践中可能会遇到哪些难题？如何通过临床经验或科学研究找到解决方案？

（2）在肱骨外上髁炎的康复治疗中，各种物理因子治疗方法（如超声、微波、冲击波等）的效果如何？是否存在某种治疗方法对特定类型或阶段的肱骨外上髁炎治疗效果更佳？

（3）对于患者来说，如何正确理解和应对肱骨外上髁炎的疼痛？如何通过康复治疗以外的方式（如生活方式改变、药物治疗等）来缓解疼痛？

2. 体会

康复物理治疗是一门实践性很强的科学，需要康复治疗师具备丰富的临床经验和科学研究能力。每一位患者都是一个独特的个体，需要个性化的治疗方案。

康复治疗不仅仅是治疗患者的身体症状，更需要关注患者的心理状态和生活质量。患者的积极性和配合度对康复治疗的效果有着直接的影响。

康复治疗是一个持续的过程，需要康复治疗师和患者共同努力。只有长期坚持，才能取得良好的康复效果。

四、操作记录

根据以上内容完成康复评定和物理治疗，详细描述操作方法。
康复评定：
物理治疗：
得分：

第三节　手及腕关节实训报告

完成人：　　　　　　日期：

一、实践内容

（1）观摩实践带教老师的真实病例——手及腕关节疾病的康复评定和治疗的完整操作。

（2）分组互相练习手及腕关节疾病康复的评定流程。

（3）分组互相练习手及腕关节疾病康复的治疗流程。

二、准备

（一）准备材料

在进行手及腕关节疾病的康复实训时，以下的教具和设备可能是有用的。

（1）康复治疗床：提供稳定舒适的平台进行各种康复治疗和训练。

（2）弹力带：用于进行抗阻力训练，可以提升肌肉力量和关节稳定性。

（3）沙袋：在肌力训练或稳定性训练中提供附加阻力。

（4）筋膜枪：用于深层组织按摩，有助于放松肌肉，促进血液循环，缓解疼痛。

（5）矫正枪：用于改善关节活动度和功能。

（6）皮尺、关节活动度尺：测量关节的活动度和周围软组织的长度，以评估康复进程。

（7）热敷和冷敷设备：如热水袋和冰袋，用于热疗和冷疗，改善血液循环，减少疼痛和肿胀。

（8）电疗设备：如 TENS 设备，用于缓解疼痛，刺激肌肉活动。功能性电刺激设备通过电刺激帮助改善肌肉功能。

（9）矫形器和其他康复辅具：提供关节稳定，预防进一步损伤。

（10）干针设备：如果允许的话，可以作为引入物理治疗中最新进展的教学内容。

（二）注意事项

请注意，不同的设备和教具需要不同的操作技巧和知识。因此，在实训过程中，需要确保学生了解如何正确、安全地使用这些设备，并能理解它们在康复治疗中的作用。同时，还要注意根据学生的技能水平和实训的目标，适当选择和使用教具。

三、实践过程

（一）进行模拟病例的分析

1. 病史

患者郑某，男，27 岁，于 2013 年 04 月 15 日，因"被风钻绞断右拇指、疼痛出血、活动障碍 5 小时"入院。

主诉：急诊入当地医院。检查示右拇指自掌指关节向远端脱套离断，仅桡背侧部分皮条相连,右拇指近节指骨粉碎性骨折。急诊行右拇指清创、骨折内固定、血管神经肌腱探查修复手术。现右手拇指及食指活动受限,为进一步康复治疗就诊于我院。

2. 康复评定

查体:右拇指背侧见两处长约 1.5 cm 手术瘢痕,愈合好。右拇指感觉麻木。ROM:右拇指桡侧外展 40°,掌侧外展 30°;右拇指 MP 主动屈曲 25°,伸展 5°,PIP 主动伸展 0°,屈曲 20°;腕主动背屈 40°,屈曲 40°,尺偏主动 30°,桡偏 10°;右肩关节主动前屈 130°,外展 70°,后伸 40°;屈腕肌肌力 4 级,伸腕肌肌力 3 级。

3. 康复目标(短期目标或周目标)

(1)早期康复治疗(0~3 周):

① 紧急处理:清创、缝合、关节复位或断指再植、相对固定、抬高患肢、减轻水肿、抗炎治疗、适当止痛。

② 24 小时后:通过活动肩关节和肘关节,改善局部血液循环,如肩关节的前屈、后伸、外展、内收和旋转,肘关节的屈伸活动。

③ 前臂和手部的肌肉有节奏地收缩和放松,如手的抓握运动(需在医生指导下进行)。

④ 局部理疗,如红外线、磁疗等。

⑤ 防止关节挛缩:主要活动手部各关节,如腕关节的屈伸、手的握拳和伸展、对指活动、手指各关节的活动等(需在医生指导下进行)。

⑥ 戴手功能位夹板、分指板,预防手指挛缩畸形。

⑦ 支具:固定位下功能性训练。

(2)中期康复治疗(4~6 周):

① 中期目标:减低或防止僵硬、软组织挛缩、增加肌腱滑动性。

② 主动训练:屈肌腱,如单独指浅屈肌练习,单独指深屈肌练习,直拳练习,勾拳练习,复合拳练习。

③ 被动活动:在物理治疗师指导下,适当行各关节活动度训练(关节松动术)。

④ 物理因子治疗:中期伤口愈合后,可在物理治疗师指导下接受各类物理疗法。

⑤ 感觉重塑:感觉过敏、脱敏技术、材质刺激、坚果刺激、温度刺激、感觉过度、感觉再教育。

(3)后期康复治疗(6~8 周):

① 最大限度地增加关节活动幅度主动运动、被动训练,利用支具牵伸挛缩组织。

② 增加肌肉力量抗阻训练。

(4)处理瘢痕,减轻新生组织敏感——同中期。

增强手功能包括:手眼协调、灵活性(作业疗法如织毛衣、写字等)、耐力(如举哑铃)。

(二) 问题与体会

在实践过程中,我们遇到了一些挑战,如何正确评估疼痛程度,以及如何选择合适的康复方法。通过团队讨论和与带教老师的交流,我们逐渐掌握了手及腕关节疾病的康复技术和方法,同时也提高了对患者的关注和沟通能力。通过实践操作和团队合作,我们能够更好地应用康复原理,提供有效的康复措施,帮助患者尽快康复。

四、操作记录

根据以上内容完成康复评定和物理治疗，详细描述操作方法。

康复评定：

物理治疗：

得分：

第四节　髋关节实训报告

完成人：　　　　　　日期：

一、实践内容

（1）观摩实践带教老师的真实病例——髋关节疾病的康复评定和治疗的完整操作。

（2）分组互相练习髋关节康复的评定流程。

（3）分组互相练习髋关节康复的治疗流程。

二、准备

（一）准备材料

在进行髋关节的康复实训时，以下教具和设备（详情可见上节）可能是有用的。

（1）治疗床。

（2）弹力带。

（3）沙袋。

（4）轮椅。

（5）拐杖。

（6）皮尺。

（7）关节活动度尺。

（8）肌内效贴。

（二）注意事项

请注意，不同的设备和教具需要不同的操作技巧和知识。因此，在实训过程中，需要确保学生了解如何正确、安全地使用这些设备，并能理解它们在康复治疗中的作用。同时，还要注意根据学生的技能水平和实训的目标，适当选择和使用教具。

三、实践过程

（一）进行模拟病例的分析

1. 病史

患者谢某，男，62岁。

主诉：因"摔伤致右髋部肿胀活动受限2小时"于急诊平车入院，入院时神志清，痛苦貌，测 T 36.1，P 72 次/分，R 20 次/分，BP 120/84 mmHg，左髋部肿胀，叩痛明显，活动受限，右下肢外旋缩短畸形，左下肢末梢血运感觉正常，患者疼痛剧烈，医嘱予曲马朵 0.1 mg 静滴后疼痛缓解。

2. 诊断

X 线提示：右股骨颈头下型骨折。入院后在局麻下行右胫骨结节牵引，5 日后在腰硬联合麻醉下行右髋关节置换术。

3. **康复评定**

(1) 前屈。

(2) 后伸。

(3) 外展。

(4) 内收。

4. **康复目标**(短期目标或周目标)

(1) 短期目标。

(2) 加强髋周肌群肌力及活动度训练。

(3) 开始患肢部分负重。

(4) 逐渐恢复步行能力。

5. **康复措施**

第一阶段:

(1) 防止髋关节脱位,在助行器下使得步态正常化。

(2) 基本独立进行日常活动。

(3) 增强平衡能力。

第二阶段:

(1) 加强腿部肌肉力量。

(2) 使用助行器在平地上独立负重行走和日常生活。

(3) 调整步态为主。

第三阶段:

(1) 独立交替性上下楼梯。

(2) 能够独立完成下身穿戴,包括穿脱鞋袜,可进行特殊功能性活动(骑自行车、游泳等,每周可进行 1～2 次),增强体质,提高整体健康水平。

(二)问题与体会

在实践过程中,我们遇到了一些挑战,如何正确评估右髋关节置换术疼痛程度,以及如何选择合适的康复方法。通过团队讨论和与带教老师的交流,我们逐渐掌握了右髋关节置换术后的康复技术和方法,同时也提高了对患者的关注和沟通能力。通过实践操作和团队合作,我们能够更好地应用康复原理,提供有效的康复措施,帮助患者尽快康复。

四、操作记录

根据以上内容完成康复评定和物理治疗,详细描述操作方法。
康复评定:
物理治疗:
得分:

第五节 膝关节实训报告

完成人：   日期：

一、实践内容

（1）观摩实践带教老师的真实病例——膝骨关节炎的康复评估和治疗的完整操作。

（2）分组互相练习膝骨关节炎康复的评定流程。

（3）分组互相练习膝骨关节炎康复的治疗流程。

二、准备

（一）准备材料

在进行膝骨关节炎的康复实训时，以下的教具和设备可能是有用的。

（1）康复治疗床：提供稳定舒适的平台进行各种康复治疗和训练。

（2）弹力带：用于进行抗阻力训练，可以提升肌肉力量和关节稳定性。

（3）沙袋：在肌力训练或稳定性训练中提供附加阻力。

（4）筋膜枪：用于深层组织按摩，有助于放松肌肉，促进血液循环，缓解疼痛。

（5）矫正枪：用于改善关节活动度和功能。

（6）皮尺、关节活动度尺：测量关节的活动度和周围软组织的长度，以评估康复进程。

（7）热敷和冷敷设备：如热水袋和冰袋，用于热疗和冷疗，改善血液循环，减少疼痛和肿胀。

（8）电疗设备：如 TENS 设备，用于缓解疼痛，刺激肌肉活动。功能性电刺激设备通过电刺激帮助改善肌肉功能。

（9）矫形器和其他康复辅具：提供关节稳定，预防进一步损伤。

（10）干针设备：如果允许的话，可以作为引入物理治疗中最新进展的教学内容。

（二）注意事项

请注意，不同的设备和教具需要不同的操作技巧和知识，因此在实训过程中，需要确保学生了解如何正确、安全地使用这些设备，并能理解它们在康复治疗中的作用。同时，还要注意根据学生的技能水平和实训的目标，适当选择和使用教具。

三、实践过程

（一）进行模拟病例的分析

1. 病史

患者邹某，男性，67 岁，已退休，体重超过标准体重。

主诉：有长期的膝关节疼痛史，近 5 年明显加重。疼痛多发生在下楼梯、久坐后起立或长时间行走后。患者反映其膝关节疼痛影响了其日常生活，如购物、散步以及与孙子玩要等。患者过去一直以止痛药和冷敷缓解疼痛,但近年来效果逐渐降低。此外,患者有轻度高血压,目前已控制在正常范围内。

体格检查发现膝关节肿胀,活动度有限,双膝走路时出现"嘎吱"声。试进行深蹲和站立时,患者反映疼痛明显,甚至影响了行走稳定性。

2. 诊断

X 线片显示两侧膝关节的骨质增生和关节间隙的狭窄。根据病史、体格检查和 X 线检查结果,患者被诊断为双侧膝关节骨关节炎。

3. 康复评定

(1) 疼痛评估:采用视觉模拟疼痛评分(VAS),患者在休息状态下的疼痛评分为 3/10,活动状态下如下楼梯、起立和行走时疼痛评分为 7/10。

(2) 关节活动度评估:使用关节活动度尺进行测量,发现患者左右膝的屈曲度为 85° 和 80°,正常屈曲度应为 135°。伸展度分别为 170° 和 175°,正常伸展度应为 180°。

(3) 肌力评估:使用手动肌力测试,评估膝和关节屈曲和伸展肌群的力量,结果均为 3/5,说明肌力中度减弱。

(4) 功能评估:使用日常生活活动评估表(ADL)和 6 分钟行走距离测试(6MWT),患者的 ADL 评分为 60/100,低于正常范围,说明患者在日常生活活动中存在明显困扰。6 分钟行走距离测试中,患者行走的距离为 320 米,正常值应超过 500 米,这说明患者的下肢功能和体力耐力明显下降。

(5) 评定分析:这些具体的评定结果表明,患者的膝关节疼痛在活动时显著增加,关节活动度和肌力明显低于正常范围,这对患者的日常活动和生活质量产生了显著影响。根据这些评定结果,接下来我们将设计具体的康复治疗计划,并在治疗过程中定期进行评估,以跟踪和评价康复的进程和效果。

4. 康复目标(短期目标或周目标)

(1) 短期目标(4～6 个月内):

① 减轻疼痛:通过物理治疗和适当的药物管理,将患者的 VAS 评分降至 3 以下,尤其是在活动状态下。

② 提高关节活动度:通过物理治疗和定期的康复运动,使患者的膝关节屈曲度增至 100° 以上,伸展度增至 180°。

③ 提升肌力:通过定向的康复运动和力量训练,将肌力评分提高至 4/5。

④ 提升日常生活活动能力:通过功能训练和生活技能训练,使患者的 ADL 评分提高至 80/100。

(2) 中长期目标(3～6 个月内):

① 疼痛控制:将患者的 VAS 评分维持在 2 以下,使疼痛管理达到最优。

进一步提高关节活动度:使患者的膝关节屈曲度增至 120°,接近正常范围。

② 肌力进一步增强:将肌力评分提高至 5/5,达到正常范围。

③ 提高行走功能和体力:通过功能训练和有氧运动,使患者在 6 分钟行走距离测试中能行走超过 500 米。

④ 提高生活质量:使患者的 ADL 评分达到 90/100 以上,使患者能够独立完成日常生

活中的大部分活动,同时提高患者的生活质量。

以上目标设置将根据患者的康复进程和响应进行适时的调整。

5. 康复措施

(1) 物理因子治疗:包括电疗、超声治疗、微波疗法和冲击波疗法,以缓解疼痛和促进组织修复。

① 电疗:使用经皮电神经刺激(TENS)和中频电疗。TENS 每日 1 次,每次 15 分钟。中频电疗每日 1 次,每次 20 分钟,每周 5 天。

② 超声治疗:使用 1 MHz,每次 10 分钟,每日 1 次,每周 5 天。

③ 微波疗法:利用微波的深部热效应,每次 15 分钟,每日 1 次,每周 5 天。

④ 冲击波疗法:利用冲击波的机械效应,每次 5 分钟,每周 2 次。

(2) 手法治疗:主要包括膝关节的膝关节软组织按摩和关节松动手法。

① 膝关节软组织按摩:主要针对膝关节周围肌肉和筋膜进行深层按摩,对特定痛点和紧绷带进行按压松解,以减少肌肉紧张和缓解疼痛,每日 1 次,每次 20 分钟。

② 关节松动手法:通过被动关节松动技术的手法,可以帮助改善关节活动度,减轻疼痛,以及促进关节功能的恢复,每日 1 次,每次 20 分钟。关节松动手法

③ 干针疗法(肌肉内手法):通过在特定的压痛点或紧绷带(激痛点)上插入细针(一般用针灸针)来帮助缓解肌肉紧张和疼痛,改善血液循环,促进肌肉功能恢复。每周 2 次,每次 30 分钟。需要注意的是,干针是一种侵入性操作,可能有一定的风险和不良反应(例如出血、瘀血、感染等),在决定是否在实训中引入干针,需要考虑到学生的操作能力和实训环境的安全性。同时,干针的使用需要遵循当地的法规和职业规范,因此在开始使用之前,需要确认是否有相应的资格和权限。在引入新的康复技术和方法时,应该始终保持开放和审慎的态度,对于新的技术,我们应该认真学习,理论与实践相结合,通过科学的方法去了解其效果和适用范围,以保证为患者提供最合适、最有效的康复治疗。

(3) 运动治疗处方:

① 肌力训练:针对膝关节的屈曲和伸展肌群,进行定向的肌力训练,每周 2~3 次,每次 30 分钟。

② 柔韧性训练:进行肌肉拉伸训练,提高肌肉和关节的柔韧性,每日 1 次,每次 15 分钟。

③ 有氧运动:如步行或骑自行车,每周 3~5 次,每次 30 分钟,以达到中等强度。

④ 平衡训练:通过站立和行走训练,提高平衡能力,预防跌倒,每周 2~3 次,每次 20 分钟。

以上治疗项目的执行,需要根据患者的具体病情和反应进行调整,治疗过程应在专业康复人员的指导下进行。

6. 注意事项

在进行膝骨关节炎患者的康复治疗过程中,有几个重要的注意事项:

(1) 个体化治疗计划:康复治疗计划需要根据患者的具体病情、年龄、身体状况、疼痛程度等因素进行个性化定制。康复治疗并非"一刀切",每个患者都需要一套适合自己的治疗方案。

（2）治疗疼痛是首要任务：膝骨关节炎的主要症状是疼痛，因此，康复治疗的首要任务是缓解患者的疼痛。如果患者在康复治疗过程中感到疼痛加重，应立即调整治疗方案。

（3）安全性和舒适性：所有的康复治疗都应在安全和舒适的条件下进行。康复治疗师应确保设备的正确使用，以及在治疗过程中注意患者的感觉反馈。如果患者在治疗过程中感到不适，应立即停止治疗并进行适当的调整。

（4）患者教育：患者教育是康复治疗的重要组成部分。康复治疗师需要教育患者了解膝骨关节炎的病因、病程、预防方法以及康复治疗的重要性，以增加患者对康复治疗的积极性和配合度。

（5）持续监测和调整：康复治疗需要定期进行效果评估，根据评估结果对治疗方案进行调整。如果治疗效果不佳，应及时更换治疗方法。

（6）长期维护和生活方式改善：膝骨关节炎是一种慢性疾病，需要长期的治疗和管理。康复治疗应与患者的生活方式改变相结合，比如健康饮食、适度运动、减轻体重等，以达到康复治疗的最佳效果。

以上注意事项应在康复治疗过程中始终牢记，并结合临床实践不断调整和改进。

（二）问题与体会

1. 问题

（1）由于膝骨关节炎患者的病情、年龄、生活习惯等因素差异较大，康复治疗方案的制订在具体实践中可能会遇到哪些难题？如何通过临床经验或科学研究找到解决方案？

（2）对于急性和慢性膝骨关节炎的治疗，在康复治疗策略上是否存在明显的差异？具体应如何调整康复治疗方案以应对不同阶段的膝骨关节炎？

在膝骨关节炎的康复治疗中，各种物理因子治疗方法（如超声、微波、冲击波等）的效果如何？是否存在某种治疗方法对特定类型或阶段的膝骨关节炎治疗效果更佳？

（3）对于患者来说，如何正确理解和应对膝骨关节炎的疼痛？如何通过康复治疗以外的方式（如生活方式改变、药物治疗等）来缓解疼痛？

2. 体会

康复物理治疗是一门实践性很强的科学，需要康复治疗师具备丰富的临床经验和科学研究能力。每一位患者都是一个独特的个体，需要个性化的治疗方案。

康复治疗不仅仅是治疗患者的身体症状，更需要关注患者的心理状态和生活质量。患者的积极性和配合度对康复治疗的效果有着直接的影响。

康复治疗是一个持续的过程，需要物理治疗师和患者共同努力。只有长期坚持，才能取得良好的康复效果。

膝骨关节炎是一种常见的慢性疾病，其康复治疗方案的制定和实施需要不断研究和探索。不断地学习和实践，以及对患者的关爱和理解，是每一位物理治疗师的重要使命。

四、操作记录

根据以上内容完成康复评定和物理治疗,详细描述操作方法。
康复评定:
物理治疗:
得分:

第六节　足及踝关节实训报告

实训一　急性踝关节扭伤

完成人：　　　　　　　日期：

一、实践内容

（1）观摩实践带教老师的真实病例——急性踝关节扭伤的完整操作。

（2）分组互相练习急性踝关节扭伤的评定流程。

（3）分组互相练习急性踝关节扭伤的治疗流程。

二、准备

（一）准备材料

在进行足及踝关节的康复实训时，以下的教具和设备可能是有用的。

（1）治疗床。

（2）弹力带。

（3）冰袋。

（4）支撑绷带。

（5）关节活动度尺。

（6）疼痛评分表等材料。

（二）注意事项

请注意，不同的设备和教具需要不同的操作技巧和知识，因此在实训过程中，需要确保学生了解如何正确、安全地使用这些设备，并能理解它们在康复治疗中的作用。同时，还要注意根据学生的技能水平和实训的目标，适当选择和使用教具。

三、实践过程

（一）进行模拟病例的分析

1. 病史

患者李某，男，28岁。

主诉：左踝关节剧痛、肿胀、左踝关节在运动时不慎扭伤。

诊断：根据病史、体格检查结果，患者被诊断为急性踝关节扭伤。

2. 康复评定

（1）结构检查。

疼痛位置：左踝关节外侧。

疼痛特点：剧痛、难以忍受，活动时疼痛加重。

肿胀：左踝关节明显肿胀。

（2）关节活动度：左踝关节活动受限，屈曲和伸展范围减少。

（3）短期目标：减轻疼痛和肿胀，恢复踝关节的正常活动度。

3. 康复措施

（1）冷敷：使用冰袋进行局部冷敷，控制炎症和减轻肿胀。

（2）支撑绷带：使用支撑绷带固定踝关节，提供稳定性和减轻负担。

（3）活动范围练习：进行被动和主动的踝关节活动范围练习，逐渐恢复关节的灵活性。

（4）肌力训练：进行肌力训练，重点加强踝关节周围的肌群，提高稳定性和支撑能力。

（5）平衡训练：进行平衡练习，帮助患者恢复踝关节的协调性和稳定性。

（6）教育：向患者提供关于保护踝关节、适当休息和渐进性活动的指导，以促进康复和预防再次扭伤。

4. 注意事项

康复过程中，注意疼痛和不适的程度，适时调整治疗强度和频率。

确保患者遵循医嘱，避免过度活动和不当使用踝关节。

定期评估康复进展，根据患者的反馈和体验进行调整。

（二）问题与体会

在实践过程中，我们遇到了一些挑战，例如，如何正确评估疼痛和肿胀程度，以及如何选择合适的康复方法。通过团队讨论和与带教老师的交流，我们逐渐掌握了急性踝关节扭伤的康复技术和方法，同时也提高了对患者的关注和沟通能力。以上是急性踝关节扭伤的实训内容。通过实践操作和团队合作，我们能够更好地应用康复原理，提供有效的康复措施，帮助患者尽快康复。

四、操作记录

根据以上内容完成康复评定和物理治疗，详细描述操作方法。
康复评定：
物理治疗：
得分：

实训二　慢性跟腱病

完成人：　　　　　　日期：

一、实践内容

（1）观摩实践带教老师的真实病例——慢性跟腱病的完整操作。

（2）分组互相练习慢性跟腱病的评定流程。

（3）分组互相练习慢性跟腱病的治疗流程。

二、准备

（一）准备材料

在进行足及踝关节的康复实训时，以下的教具和设备可能是有用的。

（1）治疗床。

（2）弹力带。

（3）沙袋。

（4）关节活动度尺。

（5）肌力测试工具等材料。

（二）注意事项

请注意，不同的设备和教具需要不同的操作技巧和知识，因此在实训过程中，需要确保学生了解如何正确、安全地使用这些设备，并能理解它们在康复治疗中的作用。同时，还要注意根据学生的技能水平和实训的目标，适当选择和使用教具。

三、实践过程

（一）进行模拟病例的分析

1. 病史

患者黄某，女，42岁。

主诉：右脚跟部疼痛、僵硬感，右脚跟部疼痛已持续半年，起初是运动时出现，现在日常活动也感到不适。

诊断：根据病史、体格检查结果，患者被诊断为慢性跟腱病。

2. 康复评定

（1）结构检查。

疼痛位置：右脚跟部。

疼痛特点：隐痛、僵硬感，活动时疼痛加重。

肌力测试：跖屈肌力减弱。

（2）柔韧性评估：跟腱周围肌肉柔韧性降低。

（3）短期目标：减轻疼痛，提高跖屈肌力，增加跟腱周围肌肉的柔韧性。

3. 康复措施

（1）疼痛管理：使用热敷、冷敷、理疗等方法控制疼痛感觉。

（2）跖屈肌力训练：进行跖屈肌群的力量训练，增强肌肉的支撑能力。

（3）柔韧性训练：进行跟腱周围肌肉的柔韧性训练，包括伸展和放松练习。

（4）抗炎治疗：根据医生建议，使用非甾体抗炎药进行适当的治疗。

（5）教育：向患者提供关于正确使用足部支撑、休息和适当活动的指导，以促进康复和预防再次损伤。

（6）注意事项：

康复过程中，密切关注疼痛的程度和变化，避免过度训练和活动。

在训练过程中，确保患者的姿势和动作正确，并根据患者的反馈进行适当调整。

鼓励患者坚持康复训练，并及时向康复团队报告任何新的症状或不适感。

（二）问题与体会

在实践过程中，我们遇到了一些挑战，如怎样正确评估跖屈肌力和柔韧性，并选择合适的康复方法。通过与带教老师的交流和团队合作，我们逐渐提高了对慢性跟腱病的康复技术和方法的理解，同时也加强了对患者的关注和沟通能力。以上是慢性跟腱病的实训内容。通过实践操作和团队合作，我们能够更好地应用康复原理，提供有效的康复措施，帮助患者尽快康复。

四、操作记录

根据以上内容完成康复评定和物理治疗,详细描述操作方法。

康复评定:

物理治疗:

得分:

实训三 慢性足底筋膜炎

完成人：　　　　　　　　日期：

一、实践内容

（1）观摩实践带教老师的真实病例——慢性足底筋膜炎的完整操作。

（2）分组互相练习慢性足底筋膜炎的评定流程。

（3）分组互相练习慢性足底筋膜炎的治疗流程。

二、准备

（一）准备材料

在进行足及踝关节的康复实训时，以下教具和设备可能是有用的。

（1）治疗床。

（2）弹力带。

（3）沙袋。

（4）关节活动度尺。

（5）肌力测试工具等材料。

（二）注意事项

请注意，不同的设备和教具需要不同的操作技巧和知识，因此在实训过程中，需要确保学生了解如何正确、安全地使用这些设备，并能理解它们在康复治疗中的作用。同时，还要注意根据学生的技能水平和实训的目标，适当选择和使用教具。

三、实践过程

（一）进行模拟病例的分析

1. 病史

患者王某，男，36岁。

主诉：右脚足底疼痛、刺痛感，右脚足底疼痛已持续1年，起初是晨起时出现，现在活动过程中也感到不适。

诊断：根据病史、体格检查结果，患者被诊断为慢性足底筋膜炎。

2. 康复评定

（1）结构检查。

疼痛位置：右脚足底。

疼痛特点：刺痛感，尤其在晨起和长时间站立后加重。

（2）柔韧性评估：足底筋膜和腓肠肌柔韧性降低。

（3）短期目标：减轻疼痛，改善足底筋膜的柔韧性。

3. 康复措施

（1）疼痛管理：使用冷敷、按摩、理疗等方法缓解足底疼痛。

（2）足底筋膜拉伸：进行足底筋膜的伸展练习，帮助改善柔韧性。

（3）肌力训练：加强足底肌肉的支撑能力，如使用弹力带进行足底肌肉的力量训练。

（4）足弓支撑：提供足弓支撑的辅助器具，如矫形鞋垫，以减轻足底筋膜的负担。

（5）教育：向患者提供正确的足部姿势和行走方式，以预防足底筋膜再次受伤。

4. 注意事项

康复过程中，控制运动和活动的强度，避免过度拉伸和应力。

在进行足底筋膜拉伸时，确保姿势正确，逐渐增加拉伸的强度和持续时间。

鼓励患者坚持康复训练，并及时向康复团队报告任何新的症状或不适感。

（二）问题与体会

在实践过程中，我们遇到了一些挑战，例如，如何正确评估足底筋膜的柔韧性，并选择合适的康复方法。通过与带教老师的交流和团队合作，我们逐渐提高了对慢性足底筋膜炎的康复技术和方法的理解，同时也加强了对患者的关注和沟通能力。

四、操作记录

根据以上内容完成康复评定和物理治疗，详细描述操作方法。
康复评定：
物理治疗：
得分：

第七节 颈椎及颞颌关节实训报告

完成人：   日期：

一、实践内容

（1）观摩实践带教老师的真实病例——颈椎及颞颌关节疾病的康复评估和治疗的完整操作。

（2）分组互相练习颈椎及颞颌关节疾病康复的评定流程。

（3）分组互相练习颈椎及颞颌关节疾病康复的治疗流程。

二、准备

（一）准备材料

在进行颈椎及颞颌关节疾病的康复实训时，以下的教具和设备可能是有用的。

（1）康复治疗床：提供稳定舒适的平台进行各种康复治疗和训练。

（2）弹力带：用于进行抗阻力训练，可以提升肌肉力量和关节稳定性。

（3）沙袋：在肌力训练或稳定性训练中提供附加阻力。

（4）筋膜枪：用于深层组织按摩，有助于放松肌肉，提升血液循环，缓解疼痛。

（5）矫正枪：用于改善关节活动度和功能。

（6）皮尺、关节活动度尺：测量关节的活动度和周围软组织的长度，以评估康复进程。

（7）热敷和冷敷设备：如热水袋和冰袋，用于热疗和冷疗，改善血液循环，减少疼痛和肿胀。

（8）电疗设备：如 TENS 设备，用于缓解疼痛，刺激肌肉活动。功能性电刺激设备通过电刺激帮助改善肌肉功能。

（9）矫形器和其他康复辅具：提供关节稳定，预防进一步损伤。

（10）干针设备：如果允许的话，可以作为引入物理治疗中最新进展的教学内容。

（二）注意事项

请注意，不同的设备和教具需要不同的操作技巧和知识，因此在实训过程中，需要确保学生了解如何正确、安全地使用这些设备，并能理解它们在物理治疗中的作用。同时，还要注意根据学生的技能水平和实训的目标，适当选择和使用教具。

三、实践过程

（一）进行模拟病例的分析

1. 病史

患者赵某，男，66 岁。

主诉：间断颈肩酸沉疼痛 2 年，加重伴头晕 10 天。患者 2 年前无明显诱因出现颈肩背部酸沉疼痛,辗转于多家医院行针灸、口服药物、贴敷膏药、推拿等多项治疗,症状时轻时重,10天前无明显诱因出现上述症状加重,伴头晕。

查体:颈肩部肌肉僵硬,颈椎生理曲度变直,颈椎椎旁压痛阳性。

查颈椎MRI示:颈椎椎间盘突出,后方硬膜囊受压,C5/C6椎间盘后方椎管变窄。

2. 诊断

根据病史、体格检查结果,患者被诊断为脊髓型颈椎病。

3. 发作期治疗

(1)休息:颈椎间盘疾病所有治疗的基础。在急性期可促使软组织损伤的修复,慢性期可减轻炎性反应。

(2)固定:颈围或颈托起到制动和保护的作用,减少神经根因摩擦而产生的水肿,有助于组织的修复、症状的缓解。方法:白天使用,夜间取下,可用到症状消失(一般2~3周),避免长期固定导致肌肉萎缩。

(3)牵引:主要作用为解除颈部的痉挛,使椎间隙和间孔增大,解除神经根刺激。牵升被嵌顿的小关节滑膜,使扭曲的椎动脉伸张,缓冲椎间盘组织向周缘外突的压力,有利外突组织的回复,减轻钩椎关节骨刺对神经根和椎动脉的刺激。牵引的方式有持续性牵引和间歇性牵引(每天1~2次,每次30分钟。)。角度大多采取微屈位(10°~30°)或垂直位,牵引过程中颈椎应保持伸直,体位可取卧式和坐式两种,椎动脉型和脊髓型颈牵要慎重,从小负荷、短时间开始,根据情况逐渐增加。

4. 物理因子治疗

(1)温热疗法:太阳灯、红外线、热敷,常与颈椎牵引配合治疗。

(2)低中频电疗:直流电离子导入法、低频、调制中频电疗。

(3)高频电疗。

(4)光疗:紫外线照射等,可与超短波同时进行。

(5)按摩、针灸、推拿、手法治疗:这种治疗方法可以疏通经络,减轻痛、麻;缓解肌肉紧张与痉挛;加宽椎间隙,扩大椎间孔(手法牵引),修复滑膜嵌顿和小关节脱位;调整颈椎椎体间或相应关节间的解剖关系(旋转、摇颈);改善关节范围,松解粘连。

5. 缓解期治疗

(1)注意合适体位:

① 站立时注意抬头、双眼平视、收下颌、松肩、挺胸、收腹,达到颈肩肌肉放松。

② 坐时使用靠背椅,颈背挺直。

③ 睡觉时使用圆枕头(颈椎枕),仰卧时将枕头置于颈后,保持颈椎正常生理角度的位置,以利颈部肌肉放松,侧卧时枕头置于肩上,使颈椎保持中间位,保持颈部肌肉的平衡。

④ 平时运动一定要先热身,避免突然转颈。

(2)医疗体操:

① 增强颈背肌力量,以保持颈椎的稳定性。

② 矫正不良姿势或脊柱畸形。如颈肩部肌肉的拉伸与抗阻训练,核心肌群力量训练等。

(二) 问题与体会

1. 问题

(1) 在康复评定过程中,如何准确评估患者的疼痛程度和影响?

(2) 在康复措施中,有哪些针对颈椎间盘疾病的特殊治疗项目?

(3) 康复过程中,如何帮助患者恢复颈椎的正常活动范围?

2. 体会

观摩带教老师的操作,对于理解颈椎间盘疾病的康复过程和技巧有很大帮助。

分组互相练习评定和治疗流程,增加了团队合作和互动的机会,提升了综合应用知识的能力。

康复实训的内容丰富多样,结合理论知识进行实际操作,更加深入了解颈椎间盘疾病患者的康复需求和个体差异。

四、操作记录

根据以上内容完成康复评定和物理治疗,详细描述操作方法。

康复评定:

物理治疗:

得分:

第八节 胸椎实训报告

实训一 T4 综合征

完成人： 日期：

一、实践内容

（1）观摩实践带教老师的真实病例——T4 综合征的完整操作。
（2）分组互相练习 T4 综合征康复的评定流程。
（3）分组互相练习 T4 综合征康复的治疗流程。

二、准备

（一）准备材料

在进行胸椎的康复实训时，以下的教具和设备可能是有用的。
（1）治疗床。
（2）心电图监测仪。
（3）运动器械。
（4）血压计。
（5）步行辅助工具等。

（二）注意事项

请注意，不同的设备和教具需要不同的操作技巧和知识，因此在实训过程中，需要确保学生了解如何正确、安全地使用这些设备，并能理解它们在康复治疗中的作用。同时，还要注意根据学生的技能水平和实训的目标，适当选择和使用教具。

三、实践过程

（一）进行模拟病例的分析

1. 病史

患者何某，男，45 岁。

主诉：胸部疼痛和呼吸困难。

病情描述：何某自述胸部疼痛位于 T4 椎骨区域，疼痛程度为 5/10，持续数周。疼痛加重时，呼吸困难也会出现。还提到何某到最近感觉胸部活动度有限，难以转身或抬高双臂。

2. 诊断

根据病史、体格检查结果，患者被诊断为 T4 综合征。

3. 康复评定

(1) 病史询问：了解何某的症状持续时间、疼痛特点、日常活动受限情况等。

(2) 疼痛评估：使用疼痛量表，评估何某的疼痛程度和影响，得分为 5/10。

(3) 功能状况评估：测量何某的胸椎活动度，发现其前屈、后伸、侧弯和旋转运动范围受限。

4. 康复目标

(1) 减轻疼痛：通过康复治疗减轻何某的胸部疼痛，提高其舒适度。

(2) 恢复胸椎活动度：通过适当的康复训练，增加何某胸椎的活动范围。

(3) 增强胸椎周围肌肉的力量和稳定性：通过肌力训练，提高何某胸椎周围肌肉的力量和稳定性。

5. 康复措施

(1) 进行热疗：使用热敷来缓解何某的胸部疼痛。

(2) 进行胸椎活动的康复训练：包括背部伸展、旋转和侧弯等运动，帮助增加胸椎的活动范围。

(3) 进行胸椎周围肌肉的力量训练：包括背部肌肉、胸大肌和腹肌等肌肉的力量训练，以提高胸椎周围肌肉的力量和稳定性。

6. 注意事项

(1) 在进行康复训练时，注意何某的舒适度和痛觉反应，适当调整治疗强度和频率。

(2) 遵循安全操作规范，确保设备的正确使用和环境的安全性。

(二) 问题与体会

1. 问题

(1) 在康复评定过程中，如何准确评估患者的疼痛程度和影响？

(2) 在康复措施中，有哪些针对 T4 综合征的特殊治疗项目？

(3) 康复过程中，如何帮助患者恢复胸椎的正常活动范围？

2. 体会

观摩带教老师的操作，对于理解 T4 综合征的康复过程和技巧有很大帮助。

分组互相练习评定和治疗流程，增加了团队合作和互动的机会，提升了综合应用知识的能力。

康复实训的内容丰富多样，结合理论知识进行实际操作，更加深入了解 T4 综合征患者的康复需求和个体差异。

四、操作记录

根据以上内容完成康复评定和物理治疗,详细描述操作方法。

康复评定:

物理治疗:

得分:

实训二　冠心病

完成人：　　　　　　日期：

一、实践内容

（1）观摩实践带教老师的真实病例——冠心病的完整操作。

（2）分组互相练习冠心病康复的评定流程。

（3）分组互相练习冠心病康复的治疗流程。

二、准备

（一）准备材料

在进行胸椎的康复实训时，以下的教具和设备可能是有用的。

（1）治疗床。

（2）心电图监测仪。

（3）运动器械。

（4）血压计。

（5）步行辅助工具等。

（二）注意事项

请注意，不同的设备和教具需要不同的操作技巧和知识，因此在实训过程中，需要确保学生了解如何正确、安全地使用这些设备，并能理解它们在康复治疗中的作用。同时，还要注意根据学生的技能水平和实训的目标，适当选择和使用教具。

三、实践过程

（一）进行模拟病例的分析

1. 病史

患者李某，女，60岁。

主诉：胸闷、气短和乏力。

病情描述：李某自述在活动过程中会出现胸闷感，伴随气短和乏力，常需要休息才能缓解症状。李某还提到最近感觉心率不稳，有时会出现心悸和头晕。

2. 诊断

根据病史、体格检查结果，患者被诊断为冠心病、二尖瓣狭窄。

3. 康复评定

进行病史询问，了解患者的症状持续时间、疼痛特点、日常活动受限情况等。进行疼痛评估，使用疼痛量表，评估李某的胸闷程度和影响，得分为7/10。进行功能状况评估，测量李某的步行距离、心率和血压，发现运动耐力较差，心率和血压出现异常波动。

4. 康复目标(短期目标或周目标)

提高李某的运动耐力和心肺功能。减轻症状,如胸闷、气短等。改善李某的生活质量。

5. 康复措施

(1) 进行心肺康复训练:包括逐渐增加的有氧运动,如步行、骑自行车等,以提高李某的心肺功能和运动耐力。

(2) 进行血压和心率监测:根据李某的情况,调节运动强度和频率,确保安全性。

(3) 提供心理支持和教育:帮助李某理解和应对心脏病的管理,包括药物的正确使用、饮食调整和生活方式的改善。

6. 注意事项

在进行康复训练时,注意李某的舒适度和心率变化,适当调整运动强度和频率。遵循安全操作规范,确保设备的正确使用和环境的安全性。

(二) 问题与体会

1. 问题

(1) 在康复评定过程中,如何准确评估患者的疼痛程度和影响?

(2) 在康复措施中,有哪些适用于心脏病患者的特殊运动项目?

(3) 康复过程中,如何调节运动强度和频率,以确保患者的安全性和舒适度?

2. 体会

观摩带教老师的操作,对于理解心脏病康复过程和技巧有很大帮助。

分组互相练习评定和治疗流程,增加了团队合作和互动的机会,提升了综合应用知识的能力。

康复实训的内容丰富多样,结合理论知识进行实际操作,更加深入了解心脏病患者的康复需求和个体差异。

四、操作记录

根据以上内容完成康复评定和物理治疗，详细描述操作方法。

康复评定：

物理治疗：

得分：

第九节 腰椎实训报告

完成人： 日期：

一、实践内容

（1）观摩实践带教老师的真实病例——腰椎间盘突出症患者的康复评估及治疗的完整操作。

（2）分组互相练习腰椎间盘突出症的康复评定流程。

（3）分组互相练习腰椎间盘突出症的康复治疗流程。

二、准备

（一）准备材料

在进行康复实训时，以下的教具和设备可能是有用的。

（1）康复治疗床：提供稳定舒适的平台进行各种康复治疗和训练。

（2）弹力带：用于进行抗阻力训练，可以提升肌肉力量和稳定性。

（3）悬吊训练系统：用于核心肌力训练。

（4）理疗设备：如 TENS 设备，用于缓解疼痛，刺激肌肉活动。牵引治疗仪，用于腰椎牵引。

（5）康复辅具：腰托提供关节稳定，预防进一步损伤。

（二）注意事项

请注意，不同的设备和教具需要不同的操作技巧和知识，因此在实训过程中，需要确保学生了解如何正确、安全地使用这些设备，并能理解它们在康复治疗中的作用。同时，还要注意根据学生的技能水平和实训的目标，适当选择和使用教具。

三、实践过程

（一）进行模拟病例的分析

1. 病史

患者朱某，男，37 岁，程序员。

主诉：下腰部疼痛反复发作半年余，加重 1 周。疼痛向下伴行至小腿部麻木。久坐加重，活动后好转。

既往史：健，否认外伤史及家族病史。

主要检查：腰椎 MRI 示：L4/L5、L5/S1 椎间盘膨出。查体发现直腿抬高试验（＋），加强试验（＋），活动度受限，弯腰难完成。

2. 诊断

根据病史、体格检查结果，患者被诊断为腰椎间盘突出症。

3. 康复评定

(1) 疼痛评估：采用视觉模拟疼痛评分(VAS)。

(2) 关节活动度评估：评估屈伸、旋转及侧屈活动范围。

(3) 肌力测试：采用徒手肌力评估方法评估躯干屈伸肌肌肉力量。

(4) 特殊检查：直腿抬高试验、直腿抬高加强试验。

4. 康复目标(短期目标或周目标)

(1) 短期目标(6周内)：缓解局部肿胀疼痛，改善关节活动度，提升肌肉力量，降低疾病对日常生活活动的影响。

(2) 长期目标(6周以上)：局部肿痛控制达到最佳，恢复日常生活活动。通过增强局部肌力，尽快使患者回归工作。若保守治疗无效，需考虑手术治疗。

5. 康复措施(附详细的治疗项目/运动处方)

(1) 卧床休息：急性期疼痛剧烈，可指导患者短时间卧床休息。一般 2～3 天为宜，一般不超过 7 天，不主张长期卧床。

(2) 支具使用：佩戴腰托分担椎间盘负荷，同时限制不必要的腰椎活动。

(3) 药物治疗：非甾体消炎药、肌肉松弛剂等。

(4) 腰椎牵引：根据患者体重，选择体重的 40%～50% 牵引重量牵引 20 分钟。

(5) 物理因子治疗：电疗、TENS、超短波、微波等。

(6) 手法治疗：放松局部肌肉，可配合 Maitland 关节松动和 McKenzie 疗法减轻疼痛，改善活动。

(7) 运动疗法：以腰椎活动和核心力量训练为主。腰椎活动包括：放松运动、爬虫运动、猫狗式伸展、仰卧双侧抱膝运动、左右腰椎伸展运动。核心力量训练包括：臀桥训练、臀中肌激活训练、平板支撑等。

6. 注意事项

急性期所有动作均以不引起剧烈疼痛为宜。训练过程中配合宣教，避免腰痛患者出现更大的社会心理问题和恐惧逃避。

(二) 问题与体会

1. 问题

(1) 在康复评定过程中，如何准确评估患者的疼痛程度和影响？

(2) 在康复措施中，有哪些针对腰椎间盘突出症的特殊治疗项目？

(3) 康复过程中，如何帮助患者恢复腰椎的正常活动范围？

2. 体会

观摩带教老师的操作，对于理解腰椎间盘突出症的康复过程和技巧有很大帮助。

分组互相练习评定和治疗流程，增加了团队合作和互动的机会，提升了综合应用知识的能力。

康复实训的内容丰富多样，结合理论知识进行实际操作，更加深入了解腰椎间盘突出症患者的康复需求和个体差异。

四、操作记录

根据以上内容完成康复评定和物理治疗，详细描述操作方法。
康复评定：
物理治疗：
得分：

第十节　骨盆及骶髂关节实训报告

完成人：　　　　　　日期：

一、实践内容

（1）观摩实践带教老师的真实病例——骶髂关节紊乱的完整操作。

（2）分组互相练习骨盆和骶髂关节康复的评定流程。

（3）分组互相练习骨盆和骶髂关节康复的治疗流程。

二、准备

（一）准备材料

在进行骨盆及骶髂关节的康复实训时，以下教具和设备可能是有用的。

（1）治疗床。

（2）弹力带。

（3）沙袋。

（4）轮椅。

（5）拐杖。

（6）皮尺。

（7）关节活动度尺。

（8）肌内效贴等。

（二）注意事项

请注意，不同的设备和教具需要不同的操作技巧和知识，因此在实训过程中，需要确保学生了解如何正确、安全地使用这些设备，并能理解它们在康复治疗中的作用。同时，还要注意根据学生的技能水平和实训的目标，适当选择和使用教具。

三、实践过程

（一）进行模拟病例的分析

1. 病史

患者杨某，男，57岁。

主诉：因"反复腰部伴双下肢疼痛20余年，再发加重20天"入住我科。患者既往20余年腰腿痛病史，起初经积极治疗后好转出院。其间病情反复发作，经休息后多能缓解，故未系统诊治。20天前患者因劳累后感腰部疼痛伴双下肢疼痛、麻木不适，自行休息及口服药物后未见好转，遂就诊行相关检查后诊断为腰椎间盘突出，并予相关治疗一周后无明显缓解。阅骨盆平片显示：左右髂嵴高低明显不等，右侧骶髂关节融合，形成假性关节，骨盆整体形态轻微偏向右、向后旋转。查体显示：右下肢较左下肢明显短约2 cm。

2. 诊断

经我科医师查看后,考虑该患者并非腰椎间盘突出所致疼痛,而考虑骶髂关节紊乱所致。门诊医师以"骶髂关节紊乱"收入我科住院治疗。

3. 康复评定

前屈、后伸、旋转。

4. 康复目标(短期目标或周目标)

(1)缓解疼痛症状,减轻双下肢麻木感。

(2)加强核心及下肢力量,提高身体稳定性。

(3)回归日常简单运动。

5. 康复措施

第一阶段:消炎止痛、理疗配合手法为主。

第二阶段:调整错位关节,使骨盆恢复其中立位,运动训练以等长或离心运动为主。

第三阶段:加强臀部及下肢力量练习,加强对步态的调整,增强骨盆稳定性训练以及核心稳定训练,恢复骶髂关节功能。

(二)问题与体会

1. 问题

(1)在康复评定过程中,如何准确评估患者的疼痛程度和影响?

(2)在康复措施中,有哪些针对骶髂关节紊乱的特殊治疗项目?

(3)康复过程中,如何帮助患者恢复骶髂关节的正常功能?

2. 体会

观摩带教老师的操作,对于理解骶髂关节紊乱的康复过程和技巧有很大帮助。

分组互相练习评定和治疗流程,增加了团队合作和互动的机会,提升了综合应用知识的能力。

康复实训的内容丰富多样,结合理论知识进行实际操作,更加深入了解骶髂关节紊乱患者的康复需求和个体差异。

四、操作记录

根据以上内容完成康复评定和物理治疗,详细描述操作方法。
康复评定:
物理治疗:
得分:

参 考 文 献

［1］ 王雪强，王于领. 治疗性运动：基础与技术［M］. 北京：北京科学技术出版社，2022.

［2］ 王雪强. 关节松动术［M］. 2 版. 北京：科学出版社，2022.

［3］ John Gibbons. 骨盆和骶髂关节功能解剖：手法操作指南［M］. 朱毅，译. 北京：北京科学技术出版社，2018.

［4］ 岳寿伟. 肌肉骨骼康复学［M］. 北京：人民卫生出版社，2022.

［5］ 岳寿伟. 肌肉骨骼康复学学习指导及习题集［M］. 北京：人民卫生出版社，2020.

［6］ 丁权威，张杰，吴泽庭，等. 外侧型弹响髋临床诊治的研究进展［J］. 中国骨伤，2018，31（5）：484 - 487.

［7］ Beomryong K, Jongeun Y. Core stability and hip exercises improve physical function and activity in patients with non-specific low back pain: a randomized controlled trial. ［J］. Tohoku J Exp Med, 2020, 251：193 - 206.

［8］ Marchisio AE, Ribeiro TA, Umpierres CSA, et al. Accelerated rehabilitation versus conventional rehabilitation in total hip arthroplasty (ARTHA): a randomized double blinded clinical trial ［J］. Rev Col Bras Cir, 2020, 47：e20202548.

［9］ Lewis CL. Extra-articular snapping hip: a literature review ［J］. Sports Health, 2010, 2(3)：186 - 190.

［10］ Shrestha A, Peng W, Ge H, et al. Clinical outcomes of arthroscopic surgery for external snapping hip ［J］. J Orthop Surg Res, 2017, 12(1)：81.

［11］ Allen WC, Cope R. Coxa saltans: the snapping hip revisited ［J］. J Am Acad Orthop Surg, 1995, 3(5)：303 - 308.

［12］ Pries E, Dreischarf M, Bashkuev M, et al. The effects of age and gender on the lumbopelvic rhythm in the sagittal plane in 309 subjects ［J］. J Biomech, 2015, 48(12)：3080 - 3087.

［13］ Zawadka M, Skublewska-Paszkowska M, Gawda P, et al. What factors can affect lumbopelvic flexion-extension motion in the sagittal plane? A literature review ［J］. Hum Mov Sci, 2018, 58：205 - 218.

［14］ Pan F, Firouzabadi A, Zander T, et al. Sex-dependent differences in lumbo-pelvic coordination for different lifting tasks: A study on asymptomatic adults ［J］. J Biomech, 2020, 102：109505.

［15］ Arshad R, Zander T, Dreischarf M, et al. Influence of lumbar spine rhythms and intra-abdominal pressure on spinal loads and trunk muscle forces during upper body inclination. ［J］. Med Eng Phys, 2016, 38(4):333-338.

［16］ Schünke M, Schulte E, Schumacher U, et al. Thieme atlas of anatomy: general anatomy and musculoskeletal system［M］. Thieme Medical Publishers, 2014.

［17］ Cioppa-Mosca JM, Cahill JB, Tucker CY. Postsurgical rehabilitation guidelines for the orthopedic clinician［M］. Elsevier Health Sciences, 2006.

［18］ Neumann DA. Kinesiology of the musculoskeletal system-e-book: foundations for rehabilitation［M］. Elsevier Health Sciences, 2016.

［19］ Frank H. Netter. 奈特人体解剖彩色图谱［M］. 王怀经, 译. 北京: 人民卫生出版社, 2005.

［20］ Vleeming A, Schuenke MD, Masi AT, et al. The sacroiliac joint: an overview of its anatomy, function and potential clinical implications［J］. J Anat, 2012, 221:537-567.

［21］ Kiapour A, Joukar A, Elgafy H, et al. Biomechanics of the sacroiliac joint: anatomy, function, biomechanics, sexual dimorphism, and causes of pain［J］. Int J Spine Surg, 2020, 14:3-13.

［22］ Buchanan P, Vodapally S, Lee DW, et al. Successful diagnosis of sacroiliac joint dysfunction［J］. J Pain Res, 2021, 14:3135-3143.

［23］ Willard FH, Vleeming A, Schuenke MD, et al. The thoracolumbar fascia: anatomy, function and clinical considerations ［J］. J Anat, 2012, 221: 507-536.

［24］ 杨桦. 运动解剖学［M］. 北京: 北京体育大学出版社, 2013.

［25］ Brockett CL, Chapman GJ. Biomechanics of the ankle［J］. Orthop Trauma, 2016, 30(3):232-238.

［26］ Golano P, Vega J, de Leeuw PA, et al. Anatomy of the ankle ligaments: a pictorial essay［J］. Knee Surg Sports Traumatol Arthrosc, 2010, 18(5):557-569.

［27］ Eble SK, Hansen OB, Ellis SJ, et al. The Virtual Foot and Ankle Physical Examination［J］. Foot & Ankle International, 2020, 41(8):1017-1026.

［28］ Kaminski TW, Hertel J, Amendola N, et al. National Athletic Trainers' Association position statement: conservative management and prevention of ankle sprains in athletes［J］. J Athl Train, 2013, 48: 528-545.

［29］ Chen ET, McInnis KC, Borg-Stein J. Ankle sprains: evaluation, rehabilitation, and prevention［J］. Curr Sports Med Rep, 2019, 18(6): 217-223.

［30］ Cleland JA, Mintken PE, McDevitt A, et al. Manual physical therapy and exercise versus supervised home exercise in the management of patients with inversion ankle sprain: a multicenter randomized clinical trial［J］. J Orthop Sports Phys Ther, 2013, 43(7):443-455.